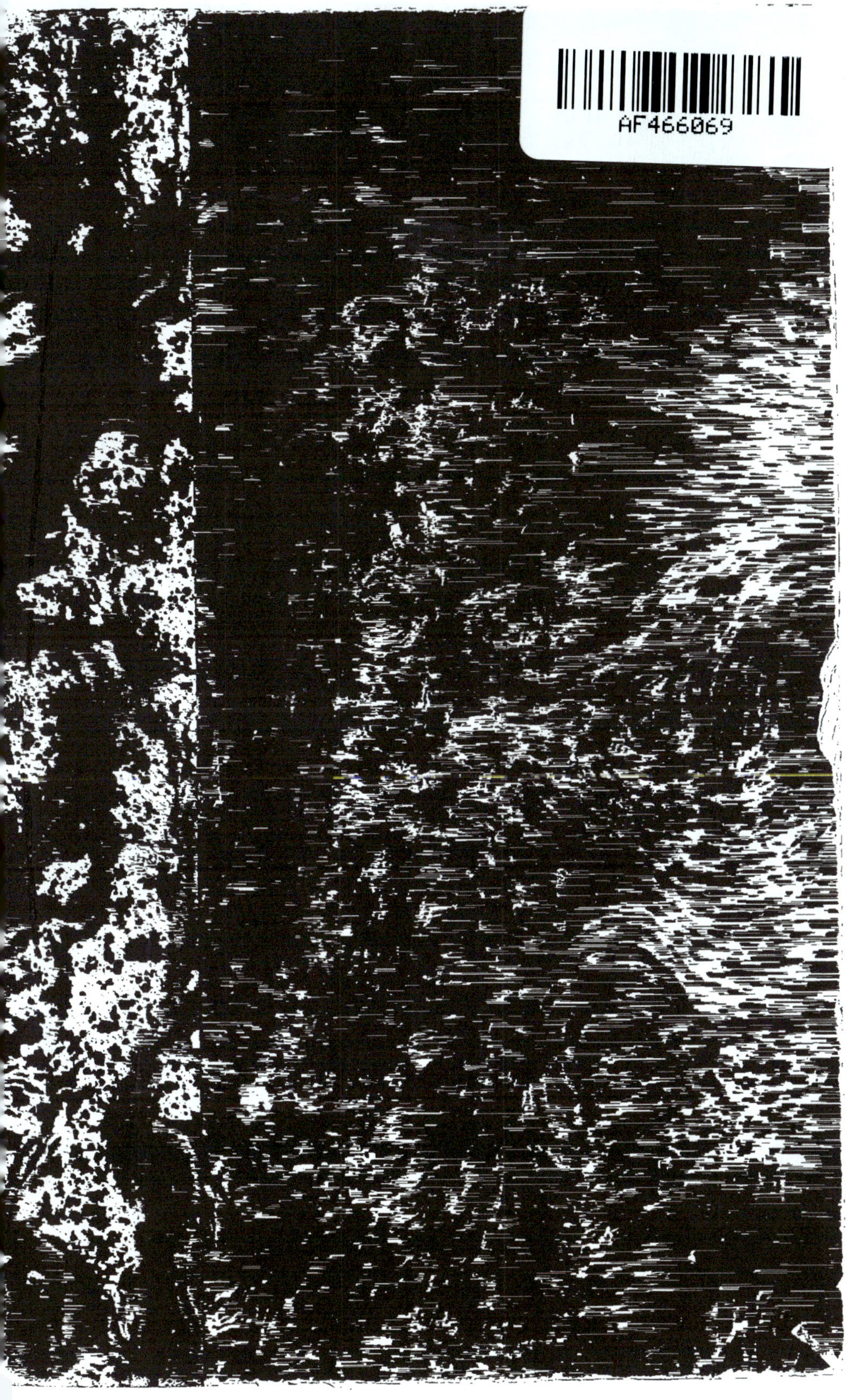

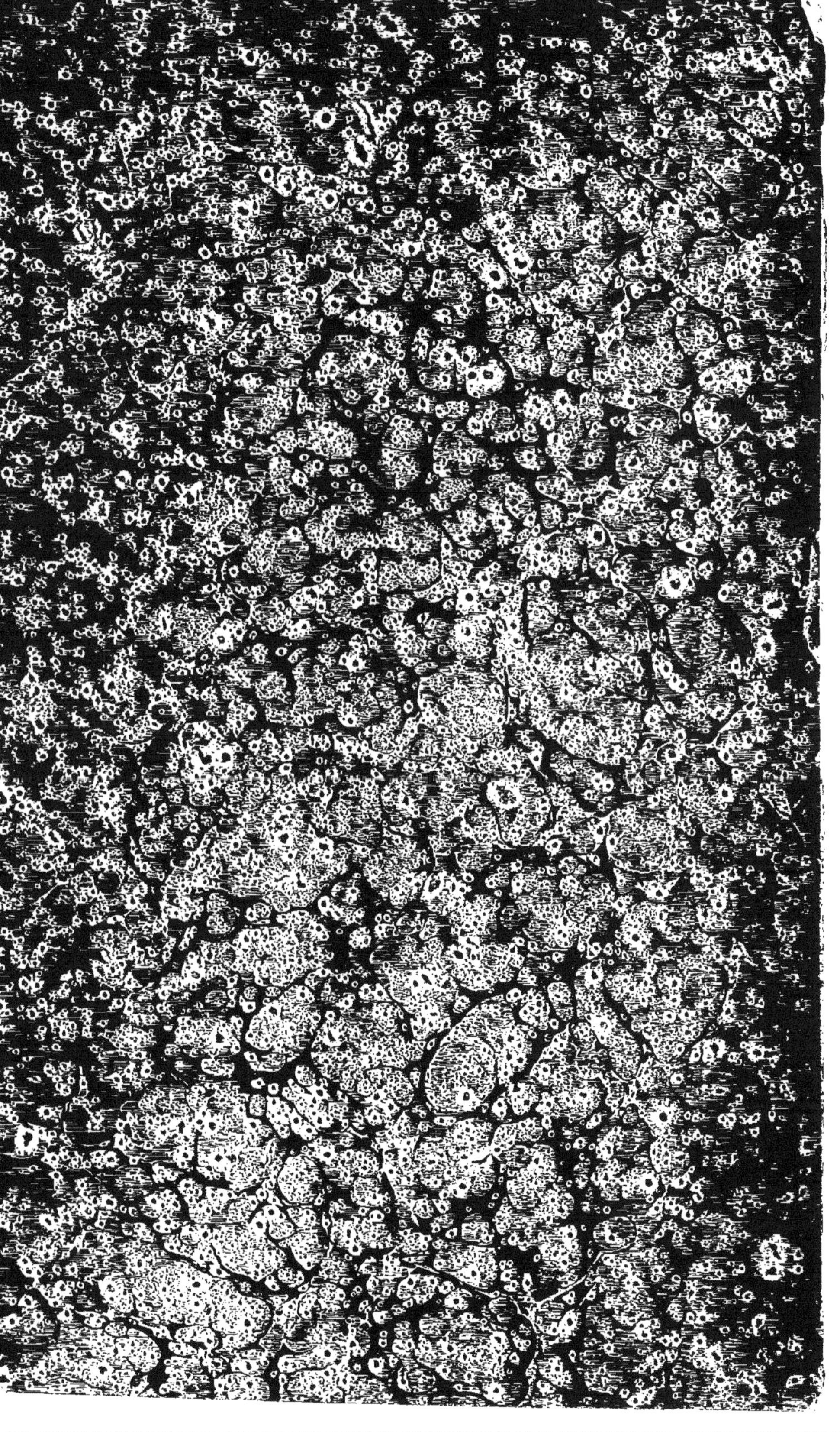

COLLECTION

DES

TRAVAUX SANITAIRES

ET HYGIÉNIQUES

PROJETÉS ET EXÉCUTÉS

DANS LES DIVERS ÉTATS DE L'EUROPE,

ET

Considérés sous le rapport des applications qu'on peut en faire ou qu'on en a faites, à la SALUBRITÉ PUBLIQUE, à celle des VILLES, des grands Établissemens, tels que Lazarets, Hôpitaux et Prisons ; à celle des Manufactures, des Ateliers, des Habitations particulières, etc., etc. ;

PUBLIÉE

PAR V. DE MOLÉON,

ANCIEN ÉLÈVE DE L'ÉCOLE POLYTECHNIQUE, CHEVALIER DE L'ORDRE ROYAL DE LA LÉGION-D'HONNEUR, ETC.

« Une telle Collection, grossie par le temps, deviendra
» une sorte de CODE où l'hygiène publique trouvera
» résolues toutes les questions qui l'intéressent, et l'in-
» dustrie incertaine, des réponses toutes faites aux
» questions qui l'embarrassent. »

(Extrait du RAPPORT DU CONSEIL DE SALUBRITÉ DE LA VILLE DE PARIS, année 1821).

Imprimerie de Madame DE LACOMBE,
rue d'Enghien, 12.

RAPPORTS GÉNÉRAUX

SUR

LA SALUBRITÉ PUBLIQUE,

RÉDIGÉS PAR LES

CONSEILS OU LES ADMINISTRATIONS,

ÉTABLIS EN FRANCE ET DANS LES AUTRES PARTIES DE L'EUROPE.

2ME PARTIE OFFICIELLE.

RAPPORTS GÉNÉRAUX

SUR

LES TRAVAUX DU CONSEIL DE SALUBRITÉ

DE LA VILLE DE PARIS ET DU DÉPARTEMENT DE LA SEINE,

Exécutés depuis l'année 1827 jusqu'à l'année 1839 inclusivement (13 ans);

PUBLIÉS SOUS LES AUSPICES DE M. LE PRÉFET DE POLICE,

ET DÉDIÉS A CE MAGISTRAT;

PAR V. DE MOLÉON,

Ancien Élève de l'École Polytechnique, — Ingénieur en chef des Domaines de la Couronne, — Directeur-Propriétaire du RECUEIL INDUSTRIEL, — Fondateur de la Société Polytechnique-pratique, — Membre du Jury central de l'exposition de 1823, — de plusieurs Sociétés Françaises et Etrangères, — Auteur de plusieurs Ouvrages sur l'Industrie, la Statistique et l'Economie publique, — Chevalier de la Légion-d'Honneur et de plusieurs Ordres étrangers, etc., etc.

TOME II.

A PARIS,

AU BUREAU DE L'ADMINISTRATION

DE LA SOCIÉTÉ POLYTECHNIQUE,

Rue de la Paix, n. 20.

Chez RENOUARD, libraire, rue de Tournon, n. 6, à Paris,

ET CHEZ TOUS LES LIBRAIRES A L'ÉTRANGER.

1841.

1843

INTRODUCTION.

Dans l'introduction du 1er volume de cette collection, nous avons énuméré les avantages qui doivent résulter de la publicité des travaux du conseil de salubrité, par le seul fait de leur réunion et de leur rapprochement. Avec ce moyen rationnel, elle devait devenir, grossie par le temps, une sorte de code où l'hygiène publique trouevrait résolues toutes les questions qui l'intéressent, et l'industrie incertaine, des réponses toutes faites aux questions qui l'embarrassent. — Tel était le langage que nous tenions de concert avec un des membres les plus éclairés du conseil (1), lorsqu'en 1828, nous mîmes au jour le 1er volume de cette publication.

L'expérience est venue confirmer nos prévisions. Tous les conseils de salubrité établis en France, un grand nombre de Préfectures, d'Intendances sanitaires, ont voulu avoir dans leurs archives ce premier recueil de travaux con-

(1) M. le docteur Pariset, secrétaire perpétuel de l'académie royale de médecine.

sciencieux *exécutés pendant* 25 *ans*, résultats pratiques d'un grand nombre d'observations fournies par toutes les classes de la société, et par l'étude d'une foule d'arts et de métiers.

La réunion des 13 derniers rapports forme la matière de ce 2e volume. Il ne comprend pas un aussi grand nombre d'années que le 1er; il reprend à l'année 1827 et finit à l'année 1839 (13 ans); mais il est aussi riche en *faits hygiéniques* et indique plus de progrès. Ces progrès s'expliquent naturellement par ceux des sciences chimiques et physiques, et surtout par les soins que le conseil prend de n'accorder des autorisations aux industriels et fabricans, aux maîtres d'ateliers, qu'en leur prescrivant de se conformer rigoureusement à la *série des conditions établies maintenant pour chaque art, pour chaque profession.* Le temps a servi à établir cette série, à tracer la voie qu'il faut suivre, à rédiger un programme clair et circonstancié pour chaque genre d'industrie, pour chaque position d'individu ou pour des localités déterminées.... Il ne s'agit maintenant que d'appliquer les règles posées; peu de cas nouveaux se présentent, et le conseil de salubrité touche au terme où son code présentera une législation aussi certaine, aussi bienfaisante que celle de tous les autres codes dûs aux lumières de nos jurisconsultes, de nos commerçans, de nos économistes.

Publiant ce volume dans le courant de l'année 1843, nous eussions bien désiré pouvoir y insérer les rapports de 1840, 1841 et 1842, mais à notre grand regret, le conseil de salubrité a perdu la fructueuse habitude de se mettre au courant, chaque année, de ses importans travaux. — Selon nous, c'est s'éloigner du but indiqué par le programme de son institution. — Nous ne voyons rien, dans la contexture de ses rapports, qui motive une telle marche. — Tous les élémens qui les composent peuvent très facilement se réunir dans le 1er trimestre de l'année qui suit celle où le rapport devrait être rédigé; ainsi, le 1er trimestre de 1842 devrait suffire pour achever la réunion des matériaux du rapport de 1841. — A l'époque où le conseil était présidé par M. Bérard, les publications se faisaient avec une rigueur scrupuleuse. — Ce qui a eu lieu pendant une longue série d'années, pourrait bien se faire encore, et le public y gagnerait, non seulement le public parisien, mais celui des départemens, où les chefs d'établissemens industriels ne sauraient être trop renseignés.

Fidèles à notre méthode, nous mettons ici les 2 tableaux analogues à ceux que nous avons donnés dans le 1er volume, savoir: celui de MM. les préfets qui ont donné leur sanction aux rapports imprimés, et celui qui renferme la biographie des membres décédés depuis notre première publication. Le nombre n'en est que trop grand; les rangs des grands travailleurs se sont éclaircis; les *Parent-Duchâtelet*, les *Huzards* les *Deyeux*, les *Leroux*, les *Marc*, les *Barruel*, ne sont plus.... Mais n'anticipons pas; nous ne tarderons pas à leur rendre les hommages qui leur sont dûs. Sur un monument que nous voulons élever à la gloire du conseil de salubrité, en publiant régulièrement ses travaux, doivent se trouver les noms de ceux qui ont contribué par leur talent et par leur zèle, à rendre ce conseil une des plus utiles et des plus belles institutions de l'empire. La reconnaissance que tout ami de son pays doit avoir pour les hommes qui fondent de pareilles institutions, nous engage à rappeler les noms des *Dubois*, des Ch. L. *Cadet de Gassicourt*... Leur mémoire sera toujours chère à ceux qui puiseront à la fois dans cette collection les leçons d'une législation et d'une pratique certaines, embrassant toute les partie de l'hygiène et de la salubrité publique, et rédigées de telle sorte que, toutes bien appliquées, elles doivent contribuer à la prospérité du royaume.

V. D. M.

Ier TABLEAU de MM. les Préfets de Police, nommés depuis la publication du 1er volume de cette collection,

10 MM. de Belleyme (1), 1828 et 1829.
11 Mangin, — Bavoux, — Cte. Treilhard, — Baude 1830.
12 Vivien, 1831.
13 Gisquet, 1832 à 1836.
14 Delessert (Gabriel), 1837.

IIme TABLEAU. — Mutations survenues dans la composition du Conseil de Salubrité, depuis le 1er janvier 1829, jusqu'à l'année 1839 inclusivement (2).

EN 1829 ET 1830,

Le Conseil est resté composé comme en 1838, à l'exception de MM. DE SAINT GENIS, TREMERY et POIRIER SAINT-BRICE, qui n'en ont plus fait partie dès l'anné 1829.

EN 1831.

M. ESQUIROL en a fait partie comme membre titulaire.

---

(1) Voir tome Ier, page xiij de cette collection.

(2) Dans le tome Ier de cett collection (IIe partie officielle), nous n'avons donné la composition de ce conseil que depuis 1828. — Il convient d'y ajouter MM. de Saint-Genis, Tremery et Poirier Saint-Brice qui doivent y figurer comme membres adjoints.

Pour les divers changemens portés sur ce tableau, nous avons pris les renseignemens dans l'almanach royal de chaque année.

MM. Vareillaud, Boutin, baron Larrey. Le Canu, Baude, Lucien de la Morlière et Legrand, y sont entrés comme membres adjoints.

en 1832,

MM. Chevallier, Villermé, entrent comme adjoints.

Et MM. baron Desgenettes et Cadet de Gassicourt fils, comme associés libres.

en 1833,

La vice-présidence passe de M. Bérard à M. Girard, membre de l'Académie des Sciences.

M. Parent-Duchatelet y entre comme membre titulaire.

MM. Andral père, Vareillaud, Boutin et Baude, cessent leurs fonctions d'adjoints.

MM. Bérard, Dupuytren, Adelon, baron Larrey, baron Desgenettes et Cadet de Gassicourt fils, prennent le titre de membres honoraires.

M. Orfila y entre comme membre honoraire.

en 1834 et 1835,

Le Conseil conserve l'organisation qu'il avait en 1833.

en 1836,

M. D'Arcet passe à la vice-présidence.

M. Labarraque devient membre titulaire.

M. Villermé cesse ses fonctions de membre adjoint.

MM. Emery, D. M., et Baude entrent comme membres adjoints.

en 1837,

M. Marc passe à la vice-présidence.

M. Baude est nommé secrétaire annuel.

MM. CHEVALLIER et HUZARD fils sont nommés membres titulaires.

MM. GUÉRARD, D. M., BUSSY, sont nommés membres adjoints.

M. le baron DESGENETTES cesse ses fonctions de membre adjoint.

EN 1838,

M. Pelletier passe à la vice-présidence.

M. EMERY, D. M., remplit les fonctions de secrétaire annuel.

MM. PARTIOL, ingénieur en chef; — EMMERY, ingénieur en chef; — ROYER-COLLARD, — BOUILLON-LAGRANGE, — ROCHAULT, architecte; — TRÉMERY, — RIEUBLANC, chef de division; — TRÉBUCHET, chef de bureau, entrent au Conseil comme membres honoraires.

EN 1839,

M. GAULTIER DE CLAUBRY est nommé vice-président.

M. BUSSY, secrétaire annuel.

M. LE CANU est nommé membre titulaire.

MM. BOUTRON-CHARLARD, Ph., — OLIVIER D'ANGERS, entrent comme membres adjoints.

M. JOLLOIS, ingénieur en chef, entre comme membre honoraire.

Telles sont les variations qu'a éprouvé le Conseil dans l'espace de 11 ans.

Si on remonte a l'origine, on verra qu'en 1802, il était composé de 6 membres, et en 1839 de douze membres titulaires; de 6 membres adjoints, de 14 membres honoraires; total, 32 membres.

Le rapprochement de ces chiffres suffit pour donner

une idée de l'accroisement considérable qu'ont pris les affaires du Conseil de salubrité, car il est naturel de supposer qu'on a proportionné le nombre de membres à la multitude des demandes et des questions que transmettent les industriels, et les chefs d'établissement, à ce tribunal scientifique. Les unes et les autres y sont toutes examinées avec soin, approfondies, et on en jugera en lisant attentivement les rapport généraux que nous avons recueillis dans ce volume.

IIIe TABLEAU. — Biographie des Membres du Conseil, décédés depuis la publication du **1er** *volume de cette Collection.*

Depuis la publication du 1er volume de cette Collection, les membres décédés sont MM. Leroux (1), Girard (2), Deyeux (3), Huzard (4), Parent-Duchatelet, Barruel, Emery et Marc.

Nous donnons la biographie de ces derniers membres seulement, le 1er volume renfermant des notices suffisantes sur les autres.

PARENT-DUCHATELET (*Economiste*).

A. J. B. Parent-Duchâtelet est né à Paris, le 29 septembre 1790. Son père était correcteur à la Chambre des comptes, charge que sa famille occupait en titre depuis

---

(1) *Voyez* tome 1er, page xxj.

(2) *Voyez* tome 1er, page xxxiv.

(3) *Voyez* tome 1er, page xvij.

(4) *Voyez* tome 1er, page xix.

300 ans ; et sa mère était la fille d'un notaire distingué. A la révolution, la fortune de cette famille, qui était considérable, fut presque totalement perdue par l'abolition des charges, et M. Parent père fut obligé de se retirer à Duchâtelet, près de Montargis, où il se livra entière ment à l'éducation de ses cinq enfans, dont le jeune Parent était l'aîné.

Reçu docteur en médecine en 1814, il fit des recherches sur la maladie dite *arachnoïde*, de concert avec M. Martinet, et il publia à cette occasion un ouvrage qui eut du succès. Nommé médecin de la Société Philanthropique et du bureau de charité, il fit la connaissance de Hallé, qui l'engagea à se livrer à la pratique de l'hygiène, et dès lors cette vocation de Parent fut fixée ; il n'a pas cessé de la suivre avec d'éclatans succès, depuis 1821 jusqu'à 1836. Il a écrit pour l'hygiène publique 9 mémoires remarquables, et son fameux ouvrage *De la Prostitution dans la ville de Paris*, dont il a chargé MM. Villermé, Gaultier de Claubry et Leuret de poursuivre la publication.

En 1821, une cargaison de poudrette ayant été expédiée pour la Guadeloupe, la moitié de l'équipage périt. On consulta Hallé sur les moyens de prévenir de nouveaux accidens de cette nature ; Hallé confia à Parent le soin d'étudier tout ce qui était relatif aux poudrettes, notamment à celles de la voirie de Montfaucon. Il résulta des recherches faites à ce sujet, que la poudrette expédiée à la Guadeloupe étant entrée en fermentation pendant la traversée, c'était là ce qui avait occasionné la mort d'une grande partie de l'équipage ; or, pour empêcher cette fermentation, il fut décidé qu'on mêlerait dorénavant à la poudrette une certaine quantité de plâtre. Ce moyen en a amené d'autres meilleurs ; mais l'honneur de l'initiative appartient néanmoins à Parent-Duchâtelet. Ce premier succès ayant attiré l'attention de l'administration, on le chargea de visiter les égouts de Paris, afin d'en constater les inconvéniens et d'y remédier. Parent signala dans son rapport que l'accident le plus à craindre, après l'asphyxie, c'était la syphilis, pour les ouvriers qui en étaient atteints; observations qui se sont réalisées depuis, à l'hôpital du Midi, où les vénériens placés dans le voisinage des fosses d'aisances ont été remarqués pour être plus vivement affectés de leur mal que les autres.

Un des travaux les plus importans de ce célèbre praticien, c'est le curage de l'égout d'Amelot, qui était obstrué depuis nombre d'années, et dont les émanations étaient si dangereuses, qu'il était devenu l'épouvante des égoutiers. Eh bien ! Parent brava tous les dangers, et au bout de six mois il rendit l'égout dans son état normal ; près de 2150 tombereaux de matières solides et autant de matières liquides furent extraits ; des 32 ouvriers qui furent employés, aucun ne tomba malade, et la dépense monta tout au plus à 33 mille francs, dont 9 à peine servirent à entretenir la santé des ouvriers.

En 1823, lors de la réorganisation de l'école de médecine, Parent fut nommé agrégé; en 1825, il fut adjoint au conseil de salubrité, dont il devint membre titulaire, en 1832. Il coopéra à la création des *Annales d'hygiène*, de concert avec MM. d'Arcet, de Villermé, Marc, Barruel et Esquirol. Le premier mémoire qui porte son nom lui est commun avec M. d'Arcet ; ce mémoire avait pour objet de déterminer les influences du tabac sur la santé des ouvriers ; la conclusion fut que le tabac ne présentait aucun danger, et qu'il n'y avait aucun inconvénient à ce qu'on établît des manufactures dans les grandes villes. Les autres mémoires remarquables qu'il écrivit concernent l'équarrissage, la construction des fosses d'aisances, l'assainissement des salles de dissection, la dessication des chevaux morts, la désinfection des matières fécales, et son rapport sur les effets et la marche du choléra. Ayant été consulté par le ministère de l'intérieur sur les inconvéniens que pouvait présenter le rouissage du chanvre pour les eaux qui alimentent les fontaines du Mans, Parent constata que cette eau est innocente à boire, et que ses émanations ne sont pas nuisibles à la respiration ; les expériences qui le conduisirent à cette conclusion furent faites sur sa famille et sur lui-même.

Enfin Parent-Duchâtelet termina sa vie, le 7 mars 1836, à l'âge de 45 ans, laissant un des plus beaux noms qui honorent la science de l'hygiène publique en France, et le conseil de salubrité de la ville de Paris.

NOMENCLATURE DES OUVRAGES QU'A PUBLIÉS M. PARENT-DUCHATELET.

1. — Recherches sur l'inflammation de l'arachnoïde. Paris, 1821.

2. — Recherches pour découvrir la cause et la nature d'accidens développés en mer, à bord d'un bâtiment chargé de poudrette. 1821.

3. — Recherches sur la rivière de Bièvre, et les moyens d'améliorer son cours. 1822.

4. — Essai sur les égouts de Paris. 1824.

5. — Mémoire sur un moyen mécanique pour respirer impunément le gaz délétère. 1829.

6. — Rapport sur le curage des égouts Amelot, etc. 1829.

7. — Mémoire sur les véritables influences que le tabac peut avoir sur la santé des ouvriers. 1829.

8. — Note sur les inhumations et exhumations qui ont eu lieu au mois de juillet 1830.

9. — Rapport sur la cuisson des tripées de bœufs. 1830.

10. — Mémoire sur les débardeurs. 1830.

11. — Recherches sur la véritable cause des ulcères qui frappent les artisans de Paris. 1830.

12. — Sur le battage des tapis 1830.

13. — Des inconvéniens que peuvent avoir les huiles pyrogénées. 1830.

14. — De l'influence et de l'assainissement des salles de dissection. 1831.

15. — Observations sur les comptoirs en étain. 1831.

16. — Recherches sur les émanations putrides provenant de la décomposition des matières animales. 1831.

17. — Penchans vicieux et criminels chez une jeune fille. (Annales d'hygiène.) 1832.

18. — Les chantiers d'équarrissage de la ville de Paris. 1832.

19. — Le rouissage du chanvre 1832.

20. — Quelques considérations sur le conseil de salubrité de Paris. 1832.

21. — Rapport au conseil de salubrité sur les nouveaux procédés de MM. Salmon et Payen, pour la dessication des chevaux morts. 1833.

22. — Notice sur l'enfouissement des animaux morts de maladies contagieuses. 1833.

23. — Des puits forés. 1833.

24. — Note sur quelques conditions que doivent présenter les hôpitaux destinés aux infirmes. 1833.

25. — Projet d'un rapport sur la construction d'un clos central d'équarrissage. 1833.

26. — Rapport au conseil de salubrité sur une épuration de sang. 1834.

27. — Rapport sur les féculeries. 1834.

28. — Des obstacles que les préjugés médicaux apportent à l'assainissement des villes.

29. — Examen de la question : Peut-on sans inconvénient permettre l'abattage et le débit des porcs engraissés avec de la chair de cheval ? 1835.

30. — De l'influence des émanations du bitume asphaltique. 1835.

31. — Rapport sur les améliorations à introduire dans les fosses d'aisance. 1835.

32. — De la prostitution dans la ville de Paris. 1836.

MARC (CH. HENRI), *Médecin et Economiste.*

Charles-Chrétien-Henri MARC naquit à Amsterdam, le 4 Novembre 1771. Son père était allemand, sa mère hollandaise. En 1772, ses parens vinrent s'établir au Hâvre, et y demeurèrent jusqu'en 1780. En 1781, il fut ramené en Allemagne, et mis à 13 ans au collège de Schepfenthal, en Saxe, où il fit ses études sous la direction du célèbre SALTZMANN. A 17 ans, ses études étaient achevées, et il possédait 4 langnes vivantes. Un de ses oncles, médecin de l'évêque de Bamberg, le décida à embrasser la même carrière dans laquelle il débuta d'une manière brillante, sous les auspices de ses maîtres, SCHREBER et ISENFLAMM. Son oncle le fit attacher au service de la princesse Lowenstein, et l'associa à la fondation d'un hôpital que l'évêque de Bamberg faisait construire.

En 1795, à 24 ans, MARC publia 3 ouvreges; le 1er sur

l'*Hygiène des Voyageurs*; le 2e sur l'*Emploi du Gaz azote dans la Phthisie pulmonaire*, et le 3e sur les *Effet des Poisons sur le Corps de l'Homme*. Ces ouvrages sont en allemand; le troisième a été traduit en italien par FERRARIS. Ce fut vers cette même époque que le jeune docteur vint à Paris; il se lie avec RICHARD, RIBES et ALIBERT, et concourut avec eux, FOURCROY, CABANIS, DESGENETTES, LARREY, DUMÉRIL et PINEL, à la formation de cette société médicale d'émulation, à laquelle on doit de si beaux mémoires.

Après la mort de son père, vers 1798, nous le voyons employer tous ses soins à relever la fortune de sa famille; il fonda une manufacture de produits chimiques, dans la direction de laquelle il apporta de hautes capacités, mais que les circonstances ne vinrent pas aider comme il le désirait, ce qui l'engagea à y renoncer et à reprendre sa carrière médicale.

En 1803, MARC publia la traduction d'un célèbre ouvrage d'Hildebrand, sur les hémorroïdes; en 1806, le docteur HERBOUER lui fit accepter la place de médecin du roi de Hollande. En 1808, à l'époque du blocus continental, le quinquina étant devenu très cher et très rare, MARC eut l'idée d'y substituer le sulfate de fer pour le traitement des fièvres intermittentes, et l'emploi de ce nouveau médicament eut un plein succès.

Ce ne fut qu'en 1811 qu'il acheva de se naturaliser, par une thèse qu'il soutint, en latin, sur les maladies simulées. L'année suivante, le préfet FROCHOT l'invita à se rendre sur le théâtre d'une épidémie de fièvres intermittentes, qui ravageait les environs de Paris; grâce aux soins du célèbre docteur, cette épidémie fut bientôt arrêtée.

Lorsque parut le *Dictionnaire des Sciences médicales*,

Marc y prit une part active dans les travaux qui concernent l'hygiène publique et la médecine légale. Parmentier le désigna comme son successeur au Conseil de salubrité. Six semaines après la création de l'Académie de médecine, les premiers membres qui la composaient l'appelèrent à siéger au milieu d'eux ; en 1833, il en fut nommé président. En 1829, il s'était entendu avec Esquirol, Parent-Duchatelet, Barruel, Villermé, D'Arcet, Orfila, Devergie, etc., pour fonder les *Annales d'Hygiène publique* qu'il a enrichi d'une introduction sur l'histoire et l'origine de la médecine légale. En 1835 parut son ouvrage remarquable sur les secours à donner aux noyés et aux asphyxiés; et en 1840, il publia un traité en 2 volumes, sur la folie, considérée dans ses rapports avec les questions médico-judiciaires. Ce livre a été comme le dernier soupir de Marc, « il a fini comme il a vécu, en servant les hommes, » dit le docteur Pariset, dans un éloge qu'il a fait de son collègue, à l'Académie de médecine.

Le docteur Marc mourut en 1842. Il était premier médecin du Roi, Membre du Conseil supérieur de santé et du Conseil de salubrité, Officier de la Légion-d'Honneur et de l'Ordre royal de Léopold, Membre de l'Académie royale de médecine, Directeur des Secours aux noyés et asphyxiés, Membre de plusieurs Sociétés savantes nationales et étrangères.

LISTE DES OUVRAGES QU'A PUBLIÉS M. MARC.

1. — Diss. inauguralis medica sistens historiam morbi rarioris spasmodici cum brevi epicrisi. Erlangen 1792.

2. — Allgmeine Bermerkungen über die Giste und itere wirkunger in menschlider Korper. Erlangen 1795.

3. — De bonis Pædagogi schnepfenthaliani oratiuncula. Lenz 1797.

4. — De la fièvre et de son

traitement, trad. de l'allemand de Reich (*Mémoire de la Société médicale d'émulation. An 9. t. 4. p. 159.*)

5. — Sur les hémorroïdes fermées, trad. d'Ildebraud. Paris, 1804.

6. — Considérations sur une tympanite observée à St-Louis. (*Mémoire de la Société médicale d'émulation, t. 6, p. 342.* — 1806.)

7. — Manuel d'autopsie cadavérique médico-légale. Paris, 1808.

8. — Recherches sur l'emploi du sulfate de fer dans le traitement des fièvres intermittentes. Paris, 1810.

9. — La vaccine soumise aux simples lumières de la raison. Paris, 1810 et 1836.

10. — Fragmenta de morbarum simulatione. Paris, 1811.

11. — Commentaires sur la loi de Numa, relative à l'ouverture des femmes mortes enceintes. (*Mémoire de la Société médicale d'émulation, t. 7, p. 247.*)

12. — Consultation médico-légale, pour H. Cormier, femme Berton. Paris, 1826.

13. — Introduction aux *Annales d'hygiène.* 1839. t. 1er. p. 9.

14. — Rapport sur une blessure simulée. (*Annales d'hygiène. p. 257.*)

15. — Consultation sur des questions de salubrité relatives au rouissage. (*Annales d'hygiène, t. 1er, p. 335.*)

16. — Rapport de médecine légale dans deux cas de fratricide. (*Annales d'hygiène, t. 1er, p. 464.*)

17. — Rapport sur une proposition d'empêcher les chiens de propager la rage. (*Annales d'hygiène, t. 3, p. 346, et t. 9, p. 256*).

18. — Matériaux pour l'histoire médico-légale de l'aliénation mentale (*Annales d'hygiène, t. 2, p. 353.*)

19. — Rapport sur une accusation d'empoisonnement par l'arsénic. (*Annales d'hygiène, t. 2, p. 417.*)

20. — Rapport sur la mort d'une fille enceinte. (*Annales d'hygiène, t. 2, p. 447.*)

21. — Commentaire médico-légal sur l'art. 1795 du Code civ. (*Annales d'hygiène, t. 3, p. 164.*)

22. — Réflexions médico-légales sur l'art. 304 du Code pénal. (*Annales d'hygiène, t. 3, p. 365.*)

23. — Rapport sur quelques cas contestés d'aliénation mentale. (*Annales d'hygiène, t. 4, p. 383.*)

24. — Suicide simulant l'homicide. (*Annales d'hygiène, t. 4, p. 408.*)

25. — Examen des causes de la mort du prince de Condé. (*Annales d'hygiène, t. 5, p. 156.*)

26. — Recherches sur la mort des nouveau-nés par hémorrhagie. (*Annales d'hygiène, t. 6, p. 128.*)

27. — Relation médico-légale du procès de Rispal et Galland. (*Annales d'hygiène, t. 7, p. 568.*

28. — Cas de suspicion d'infanticide. (*Annales d'hygiène, t. 8, p. 209, t. 13, p. 193.*)

29. — Suspicion d'infanticide. (*Annales d'hygiène, t. 9, p. 20.*)

30. — Considération sur la monomanie (*Annales d'hygiène, t. 10, p, 357; et Mémoires de l'Académie de Méd. 1833. t. 3, p. 29.*

31. — Des moyens de prévenir l'asphyxie. (*Annales d'hyhiène, t. 13, p. 353*).

32. — Nouvelles recherches sur les secours à donner aux noyés et aux asphyxiés. Paris, 1835.

33. — Rapport sur le cadavre

d'un nouveau-né. (*Annales d'hygiène, t. 16, p. 362.*)

34. — Rapport sur l'établissement des conseils de salubrité. (*Annales d'hygiène, t. 18, p. 5 ; et Bulletin de l'Académie, t. 1, p.* 564).

35. — Question médico-légale de vie et de viabilité. (*Annales d'hygiène, t. 19, p.* 98).

36. — Consultation sur un cas de suspicion de folie. (*Annales d'hygiène, t. 20, p.* 455).

37. — De la folie considérée dans ses rapports avec les questions médico-légales. Paris, 1840.)

M. Marc a rédigé un grand nombre d'articles insérés dans le *Dictionnaire des Sciences médicales*, le *Dictionnaire de Médecine*, en 21 vol., la *Bibliothèque médicale*, et divers autres recueils.

EMMERY (H. Ch.), *Ingénieur.*

H. Ch. Emmery est né à Calais le 19 avril 1789. Il entra à l'école polytechnique à 16 ans. M. Bruyère, inspecteur de l'école royale des ponts-et-chaussées, l'attacha près de lui, en qualité de secrétaire, et lui confia la tâche d'exécuter, sous sa direction, le canal de Saint-Maur, qui ne fut terminé qu'en 1825. Emmery ne s'est éloigné qu'un seul moment de ses travaux, ce fut à l'époque de l'invasion étrangère, où il fut appelé à se rendre à la grande armée, pour y remplir les fonctions de capitaine d'état-major du génie. Deux mois après, il fut renvoyé à ses travaux, décoré de la croix de la Légion-d'Honneur. Arrivé comme élève à l'entreprise du canal de Saint-Maur, il en sortit ingénieur en chef.

Après l'achèvement de ce canal, Emmery fut chargé de la navigation de la Marne, et souvent il dirigea l'ensemble des services, pendant les absences ou les maladies de l'ingénieur-directeur du département. Pendant le même temps, il fut chargé, par des compagnies particulières, de deux ouvrages importans, l'établissement de la gare de Charenton, et la construction du pont d'Ivry. La gare, par sa position en amont de Paris, forme un port et un abri utile pour la navigation de la haute Seine. Le pont d'Ivry et la chaussée qui y conduit mettent la route de Bourgogne en communication avec la rive gauche de la Seine, et permettent au roulage et aux voyageurs d'arriver à Paris, en évitant le passage de la Marne et les pentes rapides de Charenton et de la Grand'Pinte.

En 1832, la ville de Paris chargea EMMERY de l'entreprise difficile et périlleuse de la construction des égouts, et de la distribution de l'eau. C'était à l'époque du choléra; l'ingénieur en chef, M. DULEAU, venait d'être la victime de son zèle; il fallait donc quelque courage pour venir occuper cette place. Son successeur s'efforça d'abord de concilier l'écoulement souterrain des eaux mal saines, avec le lavage de la voie publique, en combinant heureusement l'ensemble des travaux que ces deux points essentiels exigeaient. Le canal de l'Ourcq amenait, à la porte de Paris, un cours d'eau soutenu à vingt-cinq mètres au-dessus de la Seine, arrêté dans le bassin de La Villette, et développé ensuite au moyen d'une rigole de ceinture qui contourne la ville au nord. Cette disposition permettait de laver tout Paris, excepté le plateau de l'Estrapade; EMMERY parvint, secondé par l'administration, à régler convenablement la pose des conduits, afin de pouvoir ouvrir des bornes-fontaines sur tous les points élevés de chaque îlot de maisons, en même temps que des bouches d'égouts recevraient les eaux dans tous les points bas.

EMMERY a dirigé en 6 années, de 1832 à 1837, la construction de 80 mille mètres (20 lieues) d'égouts, de 100 mille mètres (25 lieues) de conduits, ainsi que de vastes réservoirs pour la distribution des eaux. Il a été puissamment secondé par M. l'ingénieur MARY, qui lui a succédé comme chef du service municipal. Les bassins qui ont été construits sous sa direction, sont, sur les points les plus élevés de la rive gauche, à la rue Saint-Victor, à la rue Racine, à la rue de Vaugirard, lesquels ont été mis en rapport avec le bassin de La Villette, au moyen des conduites principales de distribution.

Absorbé par tant de travaux importans, EMMERY n'a pas eu le temps de rédiger et de publier aucun corps d'ouvrage; mais, fondateur et secrétaire pendant 10 ans des *Annales des ponts-et-chaussées*, il a enrichi ce recueil de nombreux et intéressans rapports. Il a rédigé en outre deux statistiques complètes des égouts et des eaux; il a levé et fait graver des plans précieux de la ville de Paris. Le Conseil municipal s'est montré reconnaissant du dévouement de son ingénieur; au moment où il fut appelé à d'autres fonctions, celles d'inspecteur divisionnaire des ponts-et-chaussées, la ville prit, le 21 février 1840, une délibération par laquelle on invitait le préfet à offrir à EMMERY, un vase en argent du prix de 3.000 francs.

EMMERY avait épousé Mademoiselle PÉRIER, le 28 février 1815. — Il mourut le 26 mai 1842. — Il était Chevalier de la Légion-d'Honneur, Inspecteur divisionnaire des Ponts-et-Chaussées, et Membre du Conseil de salubrité de la ville de Paris.

OUVRAGES PUBLIÉS PAR M. EMMERY.

1. — Amélioration du sort des ouvriers dans les travaux publics, avec cette épigraphe : *Expérience et Conviction*. Paris, 1837.

2. — Notice abrégée sur l'histoire, l'organisation et l'utilité sociale des Ponts-et-chaussées. (*Dictionnaire de l'Industrie*).

3. — Divers rapports dans les *Annales des Ponts-et-Chaussées* (depuis sa fondation jusqu'en 1842).

BARRUEL (Jean-Pierre).

La vie de M. Barruel père était toute d'intérieur, les veilles et le travail absorbaient son temps. Il a rendu de grands services à la médecine légale, à la chimie, à la thérapeutique, mais il n'a rien publié en corps d'ouvrage. Ses travaux sont en grande partie consignés dans les *Annales d'hygiène*, dont il fut l'un des fondateurs.

Barruel (Jean-Pierre) est né à Autun (Saône-et-Loire), le 21 janvier 1780.

Il a été successivement préparateur à l'Ecole de médecine de Paris, puis pharmacien militaire à l'armée de Hanôvre. De retour à Paris, il fut nommé préparateur en chef à la Faculté de médecine de Paris, pharmacien en chef de la clinique de l'Ecole de médecine, expert assermenté auprès des tribunaux. Il fut chargé, en 1814, par l'Empereur, de diriger les fabriques de sucre de betterave.

Barruel père est mort en août 1838. — Il était membre de l'Academie royale de médecine; membre-adjoint du Conseil de salubrité, Chevalier de la Légion-d'Honneur, et Membre de plusieurs Sociétés savantes.

LISTE DES ARTICLES PUBLIÉS PAR M. BARRUEL PÈRE, DANS LES *Annales d'hygiène*.

1. — Mémoire sur un principe propre à caractériser le sang de l'homme et des animaux. 1829. t. 1er, p. 267.

2. — Considérations hygiéniques sur le lait vendu à Paris. 1829. t. 1er, p. 404.

3. — Des dangers que l'on court en mangeant certains bonbons colorés. 1829. t. 1er, p. 420.

4. — Rapports de médecine légale, conjointement avec MM. Orfila, Rostan et Marc. 1829. t. 2, p. 417-467.

5. — Sur la cuisson des tripées.

de bœuf. 1830. t. 3, p. 352.

6. — Sur une prétendue falsification de pain, par les sulfates de cuivre et de zinc. 1830. t. 3, p. 342.

7. — Suspicion d'empoisonnement par l'oxide d'arsénic. 1830. t. 3, p. 381.

8. — Note sur la formation de l'acide acétique dans l'eau de fleur d'oranger. 1830. t. 4. p. 60.

9. — Rapport sur une inculpation d'empoisonnement par l'arsénic. 1831, t. 5, p. 385.

10. — Rapport sur un pain falsifié avec de la sciure de bois et de la fécule de pomme de terre. 1832. t. 6, p. 98.

11. — Rapport sur l'insecto-mortifère de Leperdriel. 1832. t. 6, p. 196.

12. — Présomption d'empoisonnement par l'alun. 1832. t. 8, p. 180.

13. — Analyse d'une tasse de café contenant de l'acide sulfurique. 1833. t. 9, p 392.

14. — Rapports sur des cas de choléra-morbus, conjointement avec MM. Orfila et Devergie. 1833. t. 9.

15. — Analyse d'une bière falsifiée. 1833. t. 10, p. 75.

16. — Analyse d'une pièce d'or arguée de faux. 1833. t. 10, p. 154.

17. — Rapports sur des blessures à la tête, à la poitrine, et sur un avortement. 1834. t. 11, p. 173.

18. — Suspicion d'empoisonnement par une substance vénéneuse mêlée au pain. 1834. t. 12, p. 179.

19. — Sur des cantharides mêlées au chocolat. Procédé pour reconnaître le mélange. 1835. t. 13, p. 455.

20. — Note sur les inconvéniens des vases de cuivre et de plomb dans la préparation des alimens. 1835. t. 14, p. 131.

21. — Empoisonnement par l'arsénic, découvert sur un cadavre, après 3 années. 1837. t. 18, p. 466.

Nous ne tarderons pas à publier le 1er volume de la 4me partie de cette collection consacrée à recueillir les mémoires et notices des savans, des économistes, des praticiens qui se sont occupés spécialement de la salubrité et de l'hygiène publiques. C'est un complément indispensable qui doublera l'utilité de l'ouvrage, et qui a toujours fait partie de notre plan. Ce plan n'a pas encore été exposé, et avant que la collection soit plus avancée, nous nous proposons de le développer dans une *introductions péciale*. Nos lecteurs pourront juger des efforts que nous avons déjà faits et que nous ferons encore afin d'atteindre le but indiqué dès l'origine, celui de réunir de précieux matérieaux devant servir à rédiger un *traité complet de salubrité et d'hygiène publiques*, traité qui ne pourrait satisfaire les hommes de l'art, si les élémens n'étaient pas puisés dans les documens que renferme notre collection.

V. DE M.

RECUEIL

DES TRAVAUX

DU CONSEIL DE SALUBRITÉ

DE LA VILLE DE PARIS

ET DU DÉPARTEMENT DE LA SEINE.

N° 26. RAPPORT GÉNÉRAL

Sur les travaux du Conseil de Salubrité pendant l'année 1827, adressé à M. de Belleyme, préfet de police.

MONSIEUR LE PRÉFET,

Nous avons fait remarquer, dans notre précédent rapport, que la marche de l'industrie, toujours croissante depuis la restauration, a paru se ralentir dans le cours de l'année 1826 (1). A cette époque, des établissemens projetés restèrent sans exécution, et d'autres établissemens, déjà en activité, furent obligés de suspendre leurs travaux; la paix néanmoins n'était point troublée, mais

---

(1) Rapport général des travaux du Conseil, page 5, tome IV, n° 10 du Recueil Industriel, ou page 345 du tome premier de cet ouvrage.

des inquiétudes vagues, un état de malaise se glissaient dans toutes les classes de la société; ces inquiétudes et ce malaise ne firent que s'accroître durant l'année 1827, et contribuèrent avec d'autres causes, sans doute, à porter une atteinte notable aux progrès de l'industrie; aussi, les travaux du Conseil ont-ils été moins nombreux, et les sujets sur lesquels il a été appelé à donner son avis ont-ils, en général, présenté beaucoup moins d'intérêt.

Travaux du Conseil.

Le Conseil, dans le cours de l'année 1827, n'a eu que deux cent quarante rapports à discuter, ce qui présente une diminution de cinquante-un rapports comparativement à ceux de l'année 1826; et encore de ce nombre il en est beaucoup qui n'ont été relatifs qu'à des plaintes portées contre certains établissemens, ou à de simples déplacemens d'ateliers.

Vacheries.

Les vacheries ont donné lieu à vingt-un rapports. Cette branche d'industrie, régulièrement surveillée par l'administration, est parvenue, sous le rapport de la salubrité publique, au point de laisser peu de choses à désirer pour la bonne tenue des étables et l'écoulement facile des eaux; aussi les plaintes contre ces sortes d'établissemens sont-elles chaque jour plus rares; cependant, M. le Préfet, comme le lait, depuis quelques années, est devenu, pour ainsi dire, à la fois un aliment et un médicament de première nécessité, la consommation en est, par cela même, beaucoup plus grande et ne paraît point en rapport avec les établissemens destinés à fournir à cette consommation ; il résulte de ce défaut de proportion entre le produit et le besoin, que le lait est presque partout altéré, soit avec de l'eau seulement, soit avec des substances étrangères, destinées à lui donner la couleur et la consistance qu'on lui fait perdre en l'étendant d'eau. Mais le lait n'est pas seulement mauvais parce qu'on l'altère ; souvent il l'est encore, parce que les vacheries qui se forment hors de Paris ne se trouvant pas sous la surveillance de l'administration, manquent pour l'ordinaire des conditions de salubrité nécessaires à ces sortes d'établissemens. Ainsi, on entasse quelquefois dans des étables peu spacieuses, peu élevées de plafond et très mal aérées, un nombre de vaches que l'on ne devrait pas même admettre dans des étables plus grandes, qui se trouveraient dans des conditions de salubrité plus avantageuses. Or, on conçoit aisément que des vaches qui ne sortent jamais du cloaque où on les place, ne respirant qu'un air impur, souvent mal nourries et encore plus mal soignées, ne peuvent pas fournir un lait de bonne qualité. Pour obvier en partie à cet inconvénient grave, le Conseil pense qu'il faudrait, d'une part, encourager dans Paris la formation de plus grandes et plus nombreuses vacheries, et, de l'autre, soumettre toutes celles qui existent dans les communes rurales du département à la surveillance que l'administration exerce sur celles de Paris. En favorisant les établissemens de nourrisseurs, on parviendrait, avec le temps, à obtenir à un prix raisonnable, assez de lait de bonne qualité pour la consommation, et la concurrence seule suffirait bientôt pour éteindre la fraude qui va tous les jours croissant.

Machines à vapeur et fonte de métaux.

Onze rapports seulement, relatifs à des machines à vapeur, et huit à la fonte des métaux, attestent plus que tout ce que nous pourrions dire, combien l'industrie s'est ralentie dans le cours de l'année qui vient de s'écouler. En effet, comme nous l'avons déjà dit (1), rien ne prouve plus les progrès de toutes les branches de l'industrie que l'établissement de ces grands moteurs applicables, pour ainsi dire, à toutes les localités comme à tous les genres de fabrications, et la création de ces produits métalliques destinés à servir d'élémens de construction à toutes les machines employées dans les manufactures.

Assainissement des boulevards extérieurs.

Parmi les rapports sur lesquels nous croyons devoir fixer plus particulièrement votre attention, se présente en première ligne celui qui est relatif à l'assainissement des boulevards extérieurs. Ce travail,

(1) Rapport général des travaux du Conseil, année 1825, *Voyez* Recueil industriel, tome Ier, page 11, n° 1.

qui a été fait avec beaucoup de soin par une commission nombreuse, prise dans le sein du Conseil, a eu pour résultat de proposer des moyens d'écoulement pour les eaux ménagères et pluviales qui, descendant des communes ou sortant des maisons voisines du boulevard extérieur, se répandent sur la chaussée ou dans les fossés qui se trouvent entre les arbres, et là, séjournent, s'altèrent et se transforment bientôt en autant de foyers d'infection. La commission a dû aussi remarquer que sur quelques points, dans le cas d'orages ou de grandes pluies continues, les eaux, après avoir rempli les fossés ou couvert la chaussée, pénétraient dans l'intérieur de Paris par diverses barrières, et se rendaient au grand égout qui, par ce surcroît, non seulement ne pouvait bientôt plus recevoir les eaux de l'intérieur des murs d'enceinte, mais même, dans certains cas, se déchargeait dans les rues qu'il longe d'une partie de son trop plein, à travers les bouches qui y sont pratiquées. Elle n'a pas pu se dissimuler qu'il résultait d'un pareil état de choses, que les caves des habitations qui se trouvent sur ces rues étaient souvent inondées, ce qui provoquait, de la part des propriétaires intéressés, de fréquentes réclamations, d'autant mieux fondées, que ces eaux, toujours plus ou moins impures, se corrompent rapidement, et deviennent une cause évidente d'insalubrité. Ainsi, deux circonstances devaient fixer d'une manière particulière l'attention de la commission, savoir : la nécessité de fournir un écoulement aux eaux ménagères et pluviales qui séjournent et se corrompent sur divers points des boulevards extérieurs, objet particulier de sa mission, et celle de ramener le grand égout à sa destination primitive, en détournant les eaux qui pénètrent dans Paris à travers plusieurs barrières.

Écoulement des eaux pluviales dans les communes.

Comme l'assainissement des boulevards extérieurs dépend, en grande partie, de l'écoulement plus ou moins facile des eaux pluviales dans les communes rurales limitrophes, la commission a cru devoir visiter ces communes, à l'effet de rattacher le système d'écoulement de leurs eaux à celui qui devient nécessaire pour le dessèchement des boulevards extérieurs. La création de puisards fut unanimement repoussée par les membres de la commission, comme ressource précaire et essentiellement nuisible à la salubrité, partout où les habitations se multiplient; ils ont pensé que l'administration ne devait pas seulement avoir en vue de remédier au mal actuel, mais qu'elle devait préparer pour l'avenir des ressources qui ne tarderont peut-être pas long-temps à être d'une absolue nécessité. A voir l'extension que prend la ville de Paris, qui ne prévoit, en effet, qu'elle renfermera bientôt dans son enceinte tous les villages qui l'environnent? C'est dans cette vue que la commission, après avoir visité toutes les localités, après avoir constaté tous les points culminans et toutes les pentes, a cru devoir proposer de ceindre en quelque sorte les boulevards extérieurs d'un vaste fossé pavé dans son fond, en affectant des directions variées, suivant des pentes naturelles, prises des divers points culminans. De cette manière, toutes les eaux des communes voisines de Paris auraient un écoulement facile vers la Seine, les boulevards extérieurs seraient assainis ; plusieurs égouts, et particulièrement le grand égout, ne seraient plus surchargés d'eaux étrangères, et un nouveau grand égout se trouverait tout préparé pour le besoin.

C'est surtout par des travaux utiles, entrepris dans des vues d'une sage prévoyance, que se distingue une bonne administration ; remédier au mal lorsqu'il est patent, caractérise sa moralité ; mais prévoir le mal, et prendre de longue main des mesures pour le prévenir, caractérise son génie protecteur des grands intérêts sociaux. Le Conseil ne doute pas, M. le Préfet, qu'avec une volonté aussi décidée pour le bien que celle que vous avez montrée, vous ne parveniez à obtenir avant peu l'exécution de ces travaux dont l'urgente nécessité se fait de plus en plus sentir.

Fabriques de noir d'os et appareil fumivore qu'on peut leur appliquer.

Mme Duchemin de Texada ayant demandé la permission d'établir dans sa boyauderie, située à la Petite-Villette, une fabrique de noir d'os, et l'enquête de *commodo* et *incommodo* présentant de nombreuses oppositions, le Conseil a cru devoir profiter de cette occasion pour faire établir sur un plan régulier l'appareil fumivore qu'un de ses membres avait déjà fait adapter avec un plein succès, il y a environ dix à douze ans, dans la fabrique de noir d'os de M. Lecerf. En conséquence, les plans furent fournis à Mme de Texada, qui ne négligea rien pour les faire mettre le mieux possible à exécution. Les appareils étant terminés, la commission nommée par le Conseil pour suivre cette affaire, demanda que l'on fît, en sa présence, une fournée de noir d'os suivant l'ancien procédé, et sans faire usage de l'appareil fumivore.

Cette opération avait pour but : 1° d'étudier la marche du fourneau et de le bien faire sécher ;

2° De faire remarquer à M. le maire de la Villette et aux opposans les inconvéniens de ce genre de fabrication, afin de les mettre en état de juger des avantages que devait présenter l'emploi de l'appareil fumivore.

L'opération terminée, la commission s'ajourna pour mettre cet appareil en activité.

Cette seconde opération eut lieu, et a donné le bon résultat auquel on devait s'attendre. Le maire de la Villette, persuadé de l'excellence du nouveau procédé, leva immédiatement son opposition ; et, convaincu qu'il n'y avait, au moyen de l'appareil fumivore, rien à craindre de la fabrication dont il s'agit, tant sous le rapport de la sûreté que sous celui de la salubrité publique, d'accord avec la commission, autorisa provisoirement Mme Texada à continuer la fabrication du noir d'os, en se servant du nouvel appareil. Depuis cette époque, le succès de cet appareil ne s'est point démenti toutes les fois que Mme Texada s'est livrée à sa fabrication en en faisant usage.

L'appareil fumivore dont il s'agit pouvant être applicable à plusieurs genres d'industrie, le Conseil a pensé qu'il serait utile d'en publier la description avec un plan exact pouvant servir de modèle; mais il attend, pour vous transmettre ce travail, que les opérations commencées pour l'incinération des côtes de tabac de la manufacture royale soient achevées; car c'est d'après ce travail et les résultats qui auront été obtenus, que l'appareil recevra toutes les améliorations dont il est susceptible, et qu'on pourra le présenter avec un avantage incontestable comme un moyen bien propre à améliorer divers genres particuliers d'industrie.

Sur les causes d'un incendie occasionné par l'entassement du cobalt.

Un incendie qui a éclaté spontanément au centre d'un magasin de drogueries, situé rue des Singes, n° 1, a donné lieu à des recherches sur les causes qui avaient pu le produire. La commission nommée par le Conseil pour se livrer à ces recherches, crut devoir l'attribuer à la propriété phosphorique de la substance connue sous le nom de *cobalt*, qui se trouvait entassée dans cette partie du magasin. En effet, plusieurs substances métalliques très oxidables, telles que le fer en limaille et le soufre mélangés, les pyrites sulfureuses et arsenicales, etc., jouissent de la propriété d'absorber l'oxigène de l'air et de l'eau. Réduites en poudre, et entassées dans un lieu humide, et surtout légèrement mouillées, elles ne tardent pas à s'échauffer à tel point, que souvent elles s'enflamment spontanément, et brûlent d'une manière plus ou moins active, suivant certaines circonstances. L'expérience bien ancienne, connue sous le nom de *volcan de Lémeri*, en est une preuve irrécusable, et cet effet est même provoqué à dessein dans plusieurs travaux métallurgiques.

D'après les renseignemens pris par la commission, le cobalt, ou *poudre aux mouches*, avait été pulvérisé à la mécanique, et comme sa poussière est fort dangereuse à respirer, on l'avait légèrement humectée pendant la pulvérisation. Cette circonstance, jointe à l'entassement, a pu suffire pour donner lieu à l'inflammation de cette poudre, qui, au fond, n'est véritablement qu'un minerai arsenical et souvent sulfureux. La commission a donc cru pouvoir s'arrêter à cette cause comme la seule probable de l'incendie qui a éclaté dans le magasin dont il s'agit, et, pour mettre en garde les épiciers et droguistes contre un pareil accident, elle a pensé qu'il serait convenable de faire insérer dans le *Recueil industriel* et dans quelques-uns des journaux quotidiens les plus accrédités, une note pour faire connaître l'inconvénient d'avoir en magasin une trop grande quantité de cobalt en poudre, et la nécessité de tenir cette poudre, le plus possible, à l'abri de l'humidité.

Sur les fabriques de sel ammoniac.

La fabrique de sel ammoniac, extrait des eaux d'épuration du gaz qui sert à l'éclairage, établie aux Thernes, commune de Neuilly, par MM. Boensch et Tourasse, avait éprouvé de vives oppositions à son établissement, et des plaintes signalèrent les premières opérations auxquelles ces fabricans s'étaient livrés. Une commission prise dans le sein du Conseil, pour examiner cette affaire, reconnut que les plaintes étaient fondées. En effet, il se dégageait, soit durant la saturation de l'ammoniaque par l'acide hydro-chlorique, soit pendant l'évaporation des liqueurs, une odeur très désagréable, provenant de l'hydrogène sulfuré et du goudron minéral, dont l'un se produisait par la saturation des eaux, et l'autre était entraîné par la buée inséparable de l'évaporation. La précaution que l'on avait prise de diriger dans le foyer de la chaudière le gaz qui s'échappait durant cette double opération, ce qui aurait pu remédier à une partie des inconvéniens signalés par les plaignans, ne donnait pas le résultat qu'on avait cru obtenir, parce que le gaz hydrogène sulfuré était mêlé d'une trop grande quantité d'acide carbonique et d'eau en vapeur pour pouvoir brûler; et quand cette opération aurait complètement réussi, il serait toujours resté par le procédé de fabrication adopté, les inconvéniens qui étaient inhérens à l'évaporation de la liqueur. Les sieurs Boensch et Tourasse reconnurent eux-mêmes que, pour pouvoir continuer leurs travaux dans un local aussi rapproché des habitations, il était nécessaire d'avoir recours à des procédés qui seraient exempts des inconvéniens signalés. En conséquence, ils s'adressèrent à M. Barruel jeune, qui changea totalement leur mode de fabrication. La saturation de l'ammoniaque par l'acide hydrochlorique ne se fit plus d'une manière directe dans l'eau de condensation, au contraire, l'ammoniaque, dégagée de cette eau par un moyen fort simple, et dégagée à l'état pur, est reçue dans un appareil de Wolf, où, rencontrant l'acide, elle se combine avec lui pour former le sel ammoniac. Par ce procédé, bien simple, les fabricans ont obtenu une plus grande quantité de sel, toutes les substances étrangères contenues dans les eaux d'épuration du gaz hydrogène ont été retenues dans la chaudière, et il a fallu moins de temps et moins de combustible pour rapprocher les parties salines par l'évaporation de l'eau, qui passe en petite quantité avec l'ammoniaque, ou qui se trouve exister dans l'acide hydrochlorique qui sert à la saturer. Cette évaporation qui, par le premier procédé employé, fournissait une buée abondante et d'une odeur désagréable fort pénétrante, n'a plus donné lieu qu'à une faible buée, très légèrement odorante, qui ne se répandait pas même au dehors de l'atelier.

L'espèce de fabrication dont nous venons de vous entretenir, M. le Préfet, peut être regardée comme une industrie nouvelle ; car les eaux d'épuration du gaz servant à l'éclairage étaient non seulement perdues pour les propriétaires des usines, mais encore l'obligation où ils se trouvaient de les porter à Montfaucon, pour les verser avec les vidanges, formait pour eux une charge réelle. Aujourd'hui, au lieu de perdre ces eaux, ils les recueillent avec soin, et les vendent aux fabricans de sel ammoniac. Ainsi, d'une substance reconnue, sinon insalubre, du moins très incommode par la mauvaise odeur qu'elle répand, on est parvenu à obtenir un produit utile, en même temps que l'on a fait disparaître les inconvéniens qui sont attachés à sa nature.

Mesures à prendre au sujet des autorisations accordées pour l'établissement de quelques industries.

M. le Préfet, le Conseil a toujours cru qu'il était de son devoir de favoriser l'industrie, et, guidé par le désir d'être utile aux industriels, il leur a souvent indiqué des modifications avantageuses à faire à leurs procédés, quelquefois même il leur a donné des procédés nouveaux, et dans beaucoup de cas il leur a prescrit des précautions salutaires à prendre pour les mettre à l'abri des vapeurs nuisibles qui se développent dans les opérations auxquelles ils se livrent, ou pour ne point incommoder leur voisinage; mais nous devons avouer que, par une habitude de routine, et quelquefois par une économie mal entendue, il arrive trop souvent que les propriétaires des fabriques abandonnent le procédé qu'on leur indique pour reprendre l'ancien, malgré les inconvéniens qu'il présente. Une contravention aussi patente aux conditions qui ont été imposées dans l'autorisation qui leur est délivrée devrait être punie par le retrait immédiat de l'autorisation. En conséquence, pour prévenir dorénavant de semblables contraventions, le Conseil a l'honneur de vous proposer que, dans le cas où une permission sera accordée sous des conditions, l'acte d'autorisation délivré porte, en termes exprès, qu'elle sera retirée immédiatement et sans autre formalité, lorsque ces conditions ne seront pas exécutées.

Gaz hydrogène employé à l'éclairage.

Le gaz hydrogène employé pour l'éclairage a donné lieu à quatre rapports, dont deux méritent plus particulièrement de fixer votre attention. L'un de ces rapports est relatif à l'incendie qui s'est manifesté, le 21 septembre dernier, dans un magasin de parfumerie. Cet incendie, occasionné par une fuite accidentelle de gaz, auquel un ouvrier avait mis le feu, a déterminé le Conseil à vous proposer des mesures dont l'exécution préviendra sûrement la reproduction de tout accident de cette nature.

Ces mesures sont :

1° Que les tuyaux intérieurs, destinés à recevoir et à conduire le gaz, lorsqu'ils seront cachés par de la boiserie ou toute autre matière qui les dérobera à la vue, devront être entourés d'une gaîne, ainsi que le prescrit le règlement sur cette matière;

2° Qu'il devra être établi dans chaque local éclairé un robinet de sûreté, au moyen duquel on pourra empêcher, à volonté, l'arrivée du gaz à l'intérieur du local;

3° Que ce robinet devra être construit de manière à pouvoir être manœuvré à l'instant même où il deviendra nécessaire de le faire agir, sans qu'il soit besoin de clef ou de tout autre moyen détaché de lui.

On conçoit que, par ces mesures bien simples et d'une facile exécution, on pourra toujours reconnaître où se trouve le point du tuyau qui fournit à la fuite du gaz, et empêcher, en fermant le robinet, l'introduction d'une nouvelle quantité de gaz dans la pièce qu'il est destiné à éclairer.

Le second rapport sur lequel nous croyons devoir appeler un moment votre attention, est relatif à la production du gaz portatif pour l'éclairage, et à sa transmission immédiate dans le vase même qui doit lui servir de réservoir à l'état d'une haute compression. Cette manière ingénieuse de recueillir le gaz peut être en quelque sorte regardée comme une industrie nouvelle. L'appareil de M. Rillieu, exécuté par MM. Roches et Davessens, consiste en une ou plusieurs cornues de fer battu, cylindriques et ouvertes par les deux extrémités, que l'on ferme au moyen de deux plaques et de boulons. La plaque de l'extrémité opposée au foyer porte un tube en cuivre qui conduit le gaz dans le réservoir. Ce tuyau est entouré d'un autre plus gros, dans lequel on fait couler de l'eau pour refroidir le gaz. Un réservoir en cuivre, placé sur le fourneau, contient l'huile destinée à la décomposition ; cette huile est conduite dans la cornue par un tube en cuivre, présentant, dans une de ses parties, deux ouvertures opposées, fermées par des oculaires, afin de pouvoir juger facilement de l'écoulement de l'huile. Un robinet en ferme, à volonté, la communication. Le réservoir destiné à contenir le gaz qui s'échappe de la cornue, à mesure qu'il se produit, est muni d'un manomètre et de tuyaux garnis de robinets, pour transmettre le gaz dans les récipiens portatifs que l'on veut remplir.

Pour éviter l'action directe de la flamme sur les cornues, on les enveloppe de fortes feuilles de tôle, entre lesquelles et la cornue, on place un revêtement de briques ou de porcelaine, et pour les garantir de l'oxidation, on les enduit d'un lut convenable à cet effet. De cette manière, on a fait disparaître l'un des dangers les plus grands que pouvait présenter l'appareil tel que M. Rillieu l'avait conçu.

Pour faciliter la décomposition de l'huile, au lieu du coke employé ordinairement pour multiplier les surfaces intérieures des cornues, MM. Roches et Davessens se servent de chaînes de fer, qui paraissent offrir des avantages.

Rien n'est plus simple que la production du gaz et son exploitation, si l'on peut ainsi dire, au moyen de l'appareil dont il s'agit. Voici en effet ce que la commission nommée dans le sein du Conseil observa durant le cours d'une expérience qui fut faite en sa présence, le 2 septembre 1827. La température de la cornue étant suffisamment élevée, on ouvrit le robinet du réservoir d'huile, et bientôt le dégagement du gaz commença ; un manomètre placé en communication directe avec le réservoir du gaz marqua successivement des pressions croissantes, et parvint, au bout d'une heure environ, à 30 atmosphères. A ce point, on mit le réservoir en communication avec le récipient portatif, le gaz s'y introduisit avec un vif sifflement, et la pression, dans le réservoir, baissa jusqu'à 15 atmosphères environ ; elle remonta bientôt, et quand les commissaires sortirent de l'établissement, elle avait dépassé 20 atmosphères.

Pendant l'opération, les délégués du Conseil remarquèrent que l'huile qui, en arrivant dans la cornue, donnait d'abord d'épaisses vapeurs qui empêchaient de voir à travers les oculaires du tuyau de transmission, cessa bientôt d'en produire, quand la température devint plus élevée. Il résulterait de ce fait très remarquable, que la décomposition de l'huile s'opérerait ainsi plus complètement sous une plus haute pression, en donnant beaucoup moins de goudron et beaucoup plus de gaz éclairant. Ce procédé de M. Rillieu pour produire le gaz, exécuté par MM. Roches et Davessens, est d'autant plus ingénieux, que, d'après des expériences faites par ces messieurs, sur la pression que le fer dont ils se servent peut supporter à diverses températures, il en résulterait que les deux cornues qu'ils avaient fait fabriquer, la plus grande ayant :

Longueur.	2^m,33
Diamètre.	0 ,20
Épaisseur.	0 ,024

Supporterait :

A froid.	1394	atmosph.
Rouge à décomposer l'huile.	435	
Plus grande chaleur rouge.	261	
Rouge blanc.	174	

La petite ayant :

Longueur. . . . . . :	2m,33
Diamètre. . . , . .	0 ,15
Épaisseur.	0 ,029

Supporterait :

A froid.	1582	atmosph.
Rouge à décomposer l'huile.	494	
Plus grande chaleur rouge.	296	
Rouge-blanc.	198	

Expériences faites dans la vue de diminuer, sur les rivières et les fleuves, l'effet de la débâcle des glaces occasionnée par le dégel.

Parmi les dangers que fait courir la navigation sur les rivières et les fleuves, on doit, sans contredit, compter au premier rang les désastres souvent considérables qu'entraîne la débâcle des glaces à l'époque du dégel. Rien jusqu'ici n'a pu prévenir des effets aussi fâcheux : bien que l'on ait pu prévoir, et en quelque sorte calculer d'avance les pertes presque inévitables qui résultent d'une cause de destruction aussi puissante, on n'est point encore parvenu, nous ne disons pas à annihiler cette cause, ce qui est impossible, mais seulement à en affaiblir l'action de manière à la rendre moins active et moins désastreuse.

Cependant, M. Gluck, de Mulhausen, a pensé qu'en brisant la glace avant la débâcle, on parviendrait à rendre celle-ci beaucoup moins funeste; et, pour arriver à ce résultat, il se servit, en 1788, de marrons d'artifice, qui, placés au-dessus de la glace, la soulevèrent par leur détonation et la brisèrent dans une grande étendue en une infinité de petites parties. Par ce moyen, il sauva les établissemens hydrauliques de cette ville manufacturière, qui, témoin et reconnaissante d'un pareil bienfait, lui accorda une gratification de 1000 fr., et voulut faire frapper en son honneur une médaille qu'il eut la modestie de refuser. En 1823, le maire de Mulhausen, dans une lettre de remercîmens aux habitans, pour le dévouement qu'ils avaient montré au moment du danger, rappelle le succès obtenu dans cette circonstance par l'emploi du procédé dont il s'agit. « L'excellence du moyen » employé par M. Gluck pour briser la glace, dit- » il, vient de subir une nouvelle épreuve, et toute » son efficacité a été de nouveau démontrée. »

A cette époque, la Société d'Encouragement ayant eu connaissance de ces heureux résultats, se fit faire, sur cet objet, un rapport qui fut imprimé dans son Bulletin d'avril 1823. Par suite de ce rapport, une médaille d'argent fut décernée à M. Gluck, et la Société communiqua à votre prédécesseur le dossier de cette affaire et les marrons qu'elle avait à sa disposition. Ces marrons, avec les instrumens propres à en faire usage, et toutes les pièces relatives à cette affaire, furent renvoyés au Conseil de salubrité, qui nomma aussitôt une commission composée de trois de ses membres, et dont M. Guibourt, inspecteur du canal Saint-Martin, et MM. Guyrard et d'Yonnet, commissaires de police, firent aussi partie.

Cette commission n'ayant reçu que trois marrons, et ayant été obligée d'en détruire deux pour en connaître la composition, et pouvoir en faire fabriquer de semblables, demanda que M. Ruggieri fût appelé, tant pour confectionner ces nouveaux marrons que pour diriger en personne les opérations délicates que la commission aurait à faire.

Après avoir arrêté que le premier bief du canal Saint-Martin, qui se trouve près de la barrière de Pantin, serait le lieu où l'on ferait les expériences, la commission commanda à M. Ruggieri douze marrons à peu près pareils à ceux qu'elle avait reçus, et deux plus gros, contenant chacun 250 grammes de poudre fine.

Le 10 février, à midi, eut lieu la première expérience. Le vent d'est soufflait, le thermomètre marquait 0, et était descendu à 7 degrés pendant la nuit. La glace sur laquelle la commission devait opérer avait de $0^{m},12$ à $0^{m},23$ d'épaisseur ; elle était très compacte. On perça cette couche de glace avec une tarrière, et l'on y ouvrit ainsi un trou rond d'environ $0^{m},15$ de diamètre, et assez profond pour pouvoir y enfoncer aisément les marrons que l'on devait essayer. On se servit d'abord du marron qui avait été envoyé de Mulhausen, et qui ne contenait que $89^{gr},6$ de poudre. Ce marron, fixé à l'extrémité du fil de fer qui terminait la perche envoyée par M. Gluck, on alluma la mèche et on l'enfonça dans l'eau, en tâchant de l'approcher le plus près possible de la partie inférieure de la glace; la détonation eut bientôt lieu, la glace fut soulevée d'environ 1 décimètre à 1 décimètre 5; elle fut fendillée au loin, et suivant des lignes dont les unes formaient des rayons, en partant du point où s'était faite l'explosion, et les autres coupaient les premières sous différens angles, et composaient, pour ainsi dire, entre elles, une infinité de polygones concentriques, ayant tous pour centre l'emplacement où le marron avait détoné. Cette opération terminée, on examina la glace avec beaucoup de soin; on reconnut qu'elle n'était que fendillée, qu'elle avait conservé beaucoup de solidité, et ce dernier fait fut bientôt mis hors de doute par l'affluence des spectateurs qui vinrent couvrir l'emplacement au-dessous duquel la détonation avait eu lieu.

La commission se décida alors à employer les marrons qu'elle avait fait fabriquer, qui contenaient environ 107 grammes de poudre fine; elle reconnut que les marrons dont il s'agit étaient plus légers que l'eau, et qu'étant immergés, ils venaient, par le seul fait de leur légèreté spécifique, s'appliquer à la partie inférieure de la glace, et cela beaucoup mieux qu'on ne pouvait y parvenir en employant la perche pour les y placer. En conséquence, on se décida à abandonner l'usage de cette perche, et à plonger à la main les marrons sous la glace, après avoir allumé leur mèche. Les résultats de la détonation furent à peu près les mêmes que ceux décrits précédemment, et la glace conserva, après les différens essais, assez de solidité pour porter les nombreux spectateurs qui entouraient souvent de très près l'endroit où chaque marron avait été placé.

La commission fit ensuite *éclater* successivement deux marrons à la même place. A la seconde explosion, la glace, qui avait été fendue et ébranlée au loin en tous sens, lors de la première, fut enlevée en morceaux de peu de grosseur et projetée jusqu'à 4 à 5 mètres de hauteur; mais cet effet fut très limité, et l'ouverture qui en résulta n'avait guère que 1 mètre à $1^m,5$ de diamètre. Les deux gros marrons, employés sur deux points différens, produisirent un grand effet, mais cependant peu supérieur à celui qui était résulté de la détonation successive des deux marrons ordinaires.

Des diverses expériences qui ont été faites, la commission a cru pouvoir conclure que le peu de succès obtenu devait être attribué à ce qu'on avait opéré sur une glace très épaisse, fortement appuyée sur les murs des quais du canal, et qui, ayant été promptement rétablie de son ébranlement à l'état primitif, par l'effet du froid, sous l'influence duquel on avait fait les expériences, n'a pas pu permettre de voir quels avantages en seraient résultés s'il était survenu immédiatement un véritable dégel. Néanmoins, elle a pensé qu'elle aurait obtenu des résultats aussi satisfaisans que ceux qui ont été constatés par les autorités de Mulhausen, si elle avait attendu le moment du dégel pour faire les expériences, et si la glace sur laquelle on a opéré avait couvert une eau courante, et n'avait été appuyée que sur des rives inclinées comme le sont celles des rivières.

A la première occasion favorable, la commission se propose de renouveler ses expériences, en choisissant pour cela, autant qu'il lui sera possible, le temps et le lieu convenables, afin d'arriver à des données positives sur l'emploi d'un moyen que tout annonce devoir remplir complètement le but que l'on désire atteindre.

Conservation des viandes fraîches et du poisson par la glace.

Nous ne rappellerons pas, M. le Préfet, la série des expériences qui ont été faites durant l'été dernier, en présence d'une commission du Conseil, à la glacière de Saint-Ouen, chez M. Lenoir, dans la vue de constater les avantages que l'on pouvait retirer de l'emploi de la glace pour la conservation des viandes fraîches et du poisson. Ces expériences ont été très variées, tant pour la nature des substances alimentaires qui y ont été soumises, que pour le temps pendant lequel on a laissé séjourner ces substances au milieu de la glace. Nous nous bornerons à exposer les résultats observés. Ces résultats sont :

1° Que les viandes fraîches de toute nature, ainsi que le poisson, peuvent être long-temps conservés dans la glace, sans éprouver la moindre altération ;

2° Que l'immersion de ces substances dans la glace, à un état de putréfaction commençante, arrête ce mouvement de décomposition ;

3° Que ces substances, plongées à l'état frais dans la glace, et conservées ainsi pendant un temps plus ou moins long, lorsqu'elles sont retirées et exposées à l'air libre, se putréfient avec une très grande rapidité, au point que, si la température de l'atmosphère est un peu élevée, quelques heures suffisent pour avancer la putréfaction, de manière à les altérer et à les rendre incapables de servir à l'alimentation ;

4° Que ces substances soumises à la cuisson, au sortir de la glace, non seulement ne perdent rien de leur saveur ni des qualités qui les distinguent comme substances alimentaires, mais encore qu'elles paraissent plus tendres et plus délicates, comme on l'a observé dans certains cas, où elles avaient été accidentellement congelées.

Nous savons que, dans les marchés, plusieurs marchandes conservent le poisson d'un jour à l'autre, en le tenant plongé dans la glace. Ce moyen de conservation, dont nous venons de faire connaître les avantages, est néanmoins sujet à de graves inconvéniens, lorsqu'on l'emploie dans le cas dont il s'agit ; car le poisson, qui est à la vérité bien frais au moment où la marchande le livre au consommateur, se putréfiant avec rapidité dès qu'il est à l'air libre, n'est déjà souvent plus mangeable lorsque le moment arrive de le soumettre à la cuisson. Le consommateur est alors dupe de son inexpérience. Cet inconvénient serait peut-être bon à signaler, afin de mettre l'acheteur sur ses gardes, et d'engager les marchandes qui se servent de ce moyen de conservation, à prévenir les personnes auxquelles elles vendent leur poisson qu'elles doivent le faire cuire le plus promptement possible. Cet avertissement sera sans doute difficile à obtenir de leur part; cependant, il est nécessaire qu'elles y soient assujetties par les inspecteurs chargés de surveiller cette branche importante de la consommation.

Complément des travaux du Conseil.

Outre les différens objets dont nous venons de présenter l'analyse, et sur lesquels nous avons cru devoir fixer plus particulièrement votre attention, le Conseil a encore été appelé à donner son avis et a fait des rapports sur

13 établissemens de teinturier-dégraisseur;
10 tanneries et corroieries;
6 raffineries de sucre;
9 fabriques de chandelles;
7 fabriques de produits chimiques;
10 distilleries d'eau-de-vie;
12 dépôts de chiffonniers;
5 buanderies;
6 fabriques de casquettes et feutres imperméables;

2 fabriques de bleu de Prusse;
2 fabriques de sirop de fécule;
2 teintureries en peau;
4 brasseries.

Les autres rapports sont relatifs à des fabriques de vernis, de planches de bitume, de maroquin, d'eaux minérales, d'allumettes et briquets oxigénés, de carbonisation de bois, d'épuration d'huile, et à des fonderies de plomb, de suif d'os, etc.

Tableaux de mortalité.

Le tableau de mortalité, exécuté avec beaucoup de soin dans les bureaux de votre 3me division, présente, après la classification des décès, suivant la cause qui les a produits, un relevé exact de la mortalité par arrondissemens et par quartiers, pour le nombre total des décès qui ont eu lieu, tant dans la ville que dans les divers hôpitaux et hospices situés dans son enceinte. Pour avoir des données plus exactes relativement à l'influence que les causes locales peuvent exercer sur la mortalité, on a cru, pour la première fois, devoir écarter du tableau tous les décès d'individus qui, arrivés malades à Paris ou ne l'habitant que depuis peu de jours, n'avaient pas pu subir l'influence de ces causes. Pour la première fois aussi on y a joint un relevé par quartiers des décès produits par la phthisie pulmonaire. Comme le catarrhe pulmonaire, bien qu'il sévisse à une époque beaucoup plus reculée de la vie, paraît se confondre, par sa marche et ses symptômes, avec la phthsie, nous pensons qu'il sera utile d'en faire également un relevé par quartiers, afin de pouvoir juger si son existence, ainsi que nous paraît être celle de la phthisie pulmonaire, n'est pas due surtout à des causes locales, parmi lesquelles le genre d'habitation semblerait tenir le premier rang.

Nous ne tirerons aucune induction de ce premier relevé des décès causés par la phthisie pulmonaire, car, bien qu'il présente des différences remarquables d'un quartier à l'autre dans le même arrondissement et dans les douze arrondissemens, on sent qu'il faut nécessairement avoir ce travail pendant une série d'années, avant de pouvoir juger des causes présumables qui font que cette maladie, si commune dans les villes et si rare dans la campagne, exerce plus de ravages dans tel quartier que dans tel autre.

Dans le classement des maladies, suivant l'ordre dans lequel elles ont été causes plus fréquentes de décès, nous retrouvons encore la phthisie pulmonaire en première ligne. Cette maladie a fait périr 1086 hommes et 1444 femmes, et c'est dans l'âge de 15 à 45 ans chez les femmes, et de 20 à 35 ans chez les hommes qu'elle a fait le plus de victimes. Le catarrhe pulmonaire, que l'on peut en quelque sorte regarder comme la phthisie des vieillards, a causé le décès de 855 hommes et de 1027 femmes; c'est particulièrement depuis l'âge de 40 ans jusqu'à celui de 90 ans qu'il a exercé sa funeste influence. La gastrite a moissonné 838 individus du sexe masculin et 993 du sexe féminin, et c'est dans les trois premiers mois de la vie et dans l'âge de 1 à 2 ans qu'elle en a fait périr le plus. Il en est de même pour l'antérite, qui a enlevé 1018 individus du sexe masculin et 1033 du sexe féminin. La péritonite a été funeste à 129 hommes et à 421 femmes; elle a sévi plus particulièrement de 15 ans et au-dessus pour les hommes, et de 15 à 45 ans chez les femmes. 191 hommes et 197 femmes ont succombé à l'inflammation du cerveau ; le plus grand nombre dans les trois premiers mois de la vie, et depuis l'âge de 15 ans jusqu'à celui de 70. L'inflammation du poumon a moissonné 869 hommes et un nombre égal de femmes, de l'âge de 15 ans et au-dessus, et surtout aussi dans les trois premiers mois de la naissance. L'apoplexie 512 hommes et 403 femmes, de l'âge de 35 à 80 ans. Le cancer et le squirrhe, 107 hommes et 417 femmes, de l'âge de 30 ans et au-dessus chez les hommes, et de celui de 20 ans chez les femmes. L'anévrisme du cœur, 220 hommes et 393 femmes, de l'âge de 20 ans et au-dessus. Les fièvres, considérées comme causes de mortalité, se présentent dans l'ordre suivant : La fièvre cérébrale a enlevé 293 individus du sexe masculin et 252 du sexe féminin ; elle a sévi plus spécialement dans l'enfance et la première jeunesse. La fièvre dite putride, 87 hommes et 93 femmes ; la fièvre dite *maligne*, 84 hommes et 73 femmes, de l'âge de 10 ans et au-dessus d'une manière à peu près égale ; la fièvre dite *bilieuse*, 60 hommes et 38 femmes.

Parmi les enfans, les convulsions ont fait périr 756 garçons et 736 filles, le plus grand nombre dans les 3 premiers mois de la vie, et de 1 an à 3 ans ; la dentition, 108 garçons et 114 filles, la coqueluche, 54 garçons et 64 filles ; le croup, 85 garçons et 86 filles ; la petite-vérole, 97 garçons et 63 filles ; la rougeole, 47 garçons et 39 filles. Les enfans morts-nés ou venus avant terme, sont au nombre de 799 garçons et 655 filles, et ceux qui ont succombé par faiblesse de naissance dans les 3 premiers mois de la vie, s'élèvent à 339 garçons et 332 filles.

Ce relevé succinct, que nous venons de faire des principales causes de la mortalité, nous montre au premier rang, comme l'année dernière, la phthisie, le catarrhe pulmonaire, la gastrite et l'entérite. En effet, ces maladies ont produit à elles seules plus des deux cinquièmes des décès. Relativement à la phthisie et au catarrhe pulmonaire, nous observerons encore qu'elles ont fait plus de victimes parmi les femmes, dans une proportion assez remarquable, puisqu'elle s'élève à un quart en sus. Quelle est la cause de cette différence ? Ne doit-on pas l'attribuer à la vie plus sédentaire des femmes, qui les rend, par cela même, plus exposées à l'influence des causes locales, et particulièrement à celle que l'habitation exerce sur l'économie.

La fréquence de la péritonite chez les femmes, s'explique suffisamment par la nature des fonctions départies à l'organe utérin, et l'influence qu'elles exercent sur la production de cette maladie. L'habitude d'une évacuation sanguine facile à se déranger, la vie sédentaire, une plus grande susceptibilité morale, et surtout des causes plus fréquentes de chagrins profonds, peuvent encore expliquer pourquoi les maladies organiques du cœur sont beaucoup plus communes parmi les femmes que chez les hommes ; mais d'où peut venir, chez elles, la fréquence des affections cancéreuses ? Certes, si ces maladies dépendaient d'un virus, il n'y aurait pas de raison pour qu'elles fussent moins communes chez les hommes. Cette différence nous paraît surtout venir de la négligence qu'une pudeur mal entendue leur fait souvent apporter au traitement des inflammations chroniques, auxquelles les organes chargés des fonctions de la maternité sont très exposés ; car, ces inflammations négligées, amènent à la longue la dégénérescence de tissus, qui caractérise le squirrhe et le cancer.

Le nombre des enfans qui a péri des convulsions est encore trop considérable, quoique cette maladie ait fait moins de victimes que dans le cours de l'année 1826. Nous ne saurions trop le répéter, les convulsions ne sont que le syptôme d'une irritation cérébrale, presque toujours consécutive à l'irritation des voies digestives, si fréquentes dans les premiers mois de la vie et à l'époque de la première dentition. C'est donc surtout en cherchant à prévenir et en combattant l'affection des voies digestives, que l'on parviendra à diminuer la fréquence des convulsions, et dans cette double vue, on ne saurait trop recommander l'usage fréquent des bains, des cataplasmes émolliens et des boissons mucilagineuses, etc.

Noyés.

Les submersions, quoique trop nombreuses encore, ont cependant un chiffre total moindre que celui de l'année dernière, et l'on peut raisonnablement espérer que ce chiffre diminuera d'une manière remarquable lorsque les abords du canal Saint-Martin seront complètement garantis par les chaînes qui déjà ont été placées sur beaucoup de points (1). Nous ne saurions nous dissimuler, M. le Préfet, que l'administration des secours aux noyés a été extrêmement négligée. En effet, sur 94 indi-

---

(1) *Récapitulation générale des cas de submersion pendant l'année* 1827.

Nombre total des individus retirés de l'eau. . . .		370
1° Dans ce nombre se trouvent, enfans au-dessous de seize ans.		38
Individus repêchés vivans.	51	89
Id. rappelés à la vie.	38	
2° Il a été administré des secours à.		66
Utilement à.	38	66
Inutilement à.	28	
3° Individus repêchés morts et restés morts. . . .		281
Restés moins de 12 heures dans l'eau.		56
Restés plus de 12 heures dans l'eau.		225
4° Noyés volontairement.		187
Noyés accidentellement.		223

vidus qui sont restés moins de 12 heures dans l'eau, 66 seulement ont été secourus, et les secours n'ont été utiles qu'à 38; il résulte évidemment de ces chiffres que près d'un tiers des noyés, auxquels on aurait dû donner des secours, n'en ont point reçu, et que ceux qui ont été administrés ne l'ont été ni d'une manière convenable, ni avec la persévérance nécessaire, puisqu'ils n'ont été fructueux qu'à un très petit nombre d'individus. Ne doit-on pas s'étonner d'une pareille négligence, et peut-on trop déplorer le malheur d'un passage aussi rapide du bien qui s'était opéré, les deux années dernières, dans cette partie de l'administration publique, au mal que le devoir nous oblige de vous signaler aujourd'hui (1). Nous savons, M. le Préfet, que vous montrer le mal où il existe, c'est dire qu'il sera réparé et prévenu autant que vous en aurez le pouvoir et les moyens; aussi osons-nous espérer que votre sollicitude pour le bien de vos administrés ne manquera pas de diriger votre attention d'une manière spéciale sur un objet aussi important, et qui touche de si près aux intérêts de la société qui vous sont confiés.

Filles publiques.

Toujours guidé par la noble pensée que l'administration confiée à vos soins doit être essen-

(1) *Voir* le Rapport général des travaux du Conseil de Salubrité, année 1826, page 5, tome Ier, n° 1, du *Recueil industriel.*

tiellement protectrice, vous avez cru devoir fixer votre attention d'une manière spéciale sur un mal que l'on peut à la rigueur regarder comme nécessaire, dans une ville aussi peuplée que Paris, où affluent tant d'étrangers de toutes les parties du monde, et où le luxe ainsi que la misère obligent tant d'hommes à vivre dans le célibat; nous voulons parler de l'existence des filles publiques. Pour mieux vous éclairer sur cette plaie inévitable de la société, vous avez créé une commission qui, sous votre présidence, a cherché à sonder toute la profondeur du mal, afin d'en connaître les limites, et de pouvoir lui opposer les moyens les plus propres à l'atténuer.

Les vices qui se sont glissés dans cette partie de l'administration, trop négligée depuis plusieurs années, ont eu des résultats bien fâcheux. Le nombre des femmes malades s'est accru d'une manière remarquable. En effet, depuis 1814, où tant de causes se réunissaient pour propager la maladie syphilitique, les mesures sanitaires qui avaient été prises avaient diminué assez rapidement le nombre des femmes malades, pour faire espérer qu'on arriverait bientôt à éteindre ce fléau, qui, en portant parfois le trouble dans les familles, punit trop souvent dans plusieurs générations innocentes la faute d'un seul coupable. En 1814, on comptait une femme malade sur 18; en 1822, on n'en comptait plus qu'une sur 54, et le relevé pour 1827 donne pour résultat une sur 32.

Dans l'examen auquel vous vous êtes livré,

vous n'avez pas pu voir, sans peine, l'arbitraire d'une perception qui, s'exerçant sur ces malheureuses, les met souvent dans le cas d'échapper à la surveillance de l'administration, pour se soustraire à l'impôt qu'on exige d'elles à titre de frais de visites. Aussi, le premier objet, sur lequel vous avez voulu que la commission délibérât, a-t-il été la question de savoir s'il y avait lieu de conserver ou de supprimer la rétribution exigée des filles publiques et des maîtresses de maisons. La commission a répondu à l'unanimité : *Que cette suppression était non seulement réclamée par les motifs les plus graves d'ordre et de convenance publique, mais encore qu'elle était indispensable dans l'intérêt même du Dispensaire, dont cette perception entrave continuellement les opérations.*

« Considérant en outre que la rétribution dont » il s'agit est illégale dans son principe, réprou- » vée par l'opinion publique, préjudiciable à » l'administration, contre laquelle elle accrédite » une foule de bruits injurieux et mensongers, » la commission a exprimé l'avis de transmettre » à M. le Préfet de la Seine un rapport motivé, » à l'effet de demander qu'il soit proposé au Con- » seil municipal de remplacer cette rétribution » *par une allocation spéciale sur les fonds com-* » *munaux* destinés à subvenir à l'entretien du » Dispensaire. »

Vous avez, en effet, adressé à votre collègue l'état détaillé des dépenses pour l'exercice 1829, et la demande des fonds nécessaires. Ainsi, il faut l'espérer, disparaîtront peu à peu, sous votre administration paternelle, les abus et les illégalités qui ont rendu jusqu'à ce jour la Police plus ou moins odieuse aux générations qui se sont succédé; ainsi vous saurez, avec le temps, rendre le pouvoir qui vous a été légué à sa première et noble destination, celle de le faire servir tout entier à protéger l'ordre social et à procurer le bien-être de vos administrés.

La commission délibérant ensuite sur l'âge auquel il convient d'enregistrer les filles publiques qui se présentent, « a reconnu que, pour ne pas » tomber dans l'inconvénient grave de laisser les » jeunes filles se prostituer clandestinement, » sans être assujetties à aucun des règlemens du » Dispensaire, toute fille entrée dans sa 17me an- » née devait être enregistrée, et qu'il était même » des cas d'exception qui pouvaient nécessiter » l'enregistrement avant cet âge. »

Sur un projet d'une maison de refuge pour les filles publiques.

Qu'il nous soit permis, M. le Préfet, de vous exprimer combien il serait utile d'avoir une maison de refuge qui ne serait pas seulement destinée à retirer du monde les filles déjà prostituées, qu'un retour à la vertu détermine à renoncer à une vie ignominieuse, mais qui offrirait surtout un asile à ces jeunes filles, qu'une dépravation anticipée amènerait à se faire inscrire sur le fatal régistre. Là, traitées avec douceur, elles y seraient retenues le temps que l'on jugerait convenable pour prendre à leur égard les renseignemens qui pourraient éclairer l'administration sur la cause d'une aussi fâcheuse détermination, dans un âge si tendre. Huit ou dix jours suffiraient sans doute pour obtenir ces renseignemens. Pendant cet espace de temps, le travail, les exhortations, le bon exemple, pourraient décider la plupart de ces jeunes filles à abandonner un projet formé souvent par le besoin, quelquefois par suite de mauvais traitemens, et plus fréquemment encore par les funestes conseils de femmes livrées à la débauche.

Ne serait-il pas possible, pour une œuvre de charité aussi louable, de faire un appel à la générosité publique?

Dispensaire.

Parmi les améliorations introduites dans l'administration du Dispensaire, nous avons dû remarquer celle qui résulte du mode d'inspection qui a été mis en pratique depuis le 1er janvier de l'année qui vient de s'écouler; avant cette époque on se bornait à faire rechercher les filles isolées qui avaient manqué à la visite après l'expiration du mois, de là il résultait qu'il y avait habituellement 450 à 500 retardataires sur environ 1,800 femmes; une partie des retardataires n'allait jamais au Dispensaire que lorsqu'elles y étaient contraintes par les inspecteurs, et d'autres ayant changé de demeure, ce qui souvent faisait perdre leurs traces et les rendaient difficiles à retrouver, il en résultait que beaucoup d'entre elles ne passaient à la visite qu'une fois au plus tous les deux mois.

A compter du 1er janvier de l'année qui vient de s'écouler, les inspecteurs ont été chargés de rechercher la totalité des isolées. Ce mode a eu sur l'ancien l'avantage de réduire le nombre des retardataires à environ 250 par mois, et tout fait espérer qu'il sera moindre encore dans le cours de 1828.

En réfléchissant sur les visites auxquelles les filles publiques sont assujetties, on est frappé de voir que les visites faites aux filles isolées sont aussi rares; en effet, il suffit qu'elles se présentent tous les mois au Dispensaire, tandis que celles qui sont en maison sont visitées tous les huit jours. Cependant, leur nombre et leur isolement les rendent plus dangereuses. Il faudrait, il nous semble, aviser aux moyens de les obliger à être aussi visitées tous les huit jours, et à faire rechercher la totalité des retardataires au moins deux fois par mois; de cette manière, on saisirait presque toujours la maladie syphilitique au moment de son invasion, en sorte qu'elle serait bien plus rarement transmise. Cette mesure nous paraît une des plus propres à conduire au but de l'institution du Dispensaire, qui est de faire enfin disparaître cette affection contagieuse, souvent si redoutable par les funestes ravages qu'elle produit dans l'organisation.

Maisons de sevrage.

Le Conseil, dans plusieurs de ses rapports généraux, a cru devoir appeler l'attention de vos prédécesseurs sur la nécessité de connaître les maisons de sevrage, de les inspecter, et de les assujettir à un règlement sanitaire. Nous avons fait ressortir les avantages qui résulteraient pour une classe nombreuse de la population de Paris, de la surveillance de ces établissemens, où plus d'une raison l'oblige à placer ses enfans pendant les deux ou trois premières années qui suivent l'alaitement. L'extrême influence que l'air, le soleil, l'habitation, l'exercice, les soins de propreté et la nourriture exercent sur l'économie dans le premier âge, et les dispositions organiques qui en résultent pour le reste de la vie, prouvent suffisamment combien il est important que l'administration s'occupe enfin de cet objet. Nous savons, M. le Préfet, qu'il suffit de vous indiquer le bien qu'il est possible de faire pour vous donner le désir de le procurer; aussi, nous ne doutons pas que, par vos soins, la première enfance ne soit bientôt plus abandonnée à la merci du premier venu, qui, pour l'ordinaire, ignorant et sans fortune, spécule sur ces malheureux petits êtres, et dans bien des cas leur prépare, sans le savoir, une mort précoce, ou, ce qui est pis encore, une vie maladive et languissante (1).

---

(1) Dans les communications particulières que le Conseil

Maisons de bains publics. — Dépôts d'eaux minérales.

Depuis assez long-temps le Conseil a demandé la liste des maisons de bains, et celle des dépôts d'eaux minérales, naturelles et factices, afin d'en faire la visite. Vous pensez sans doute avec nous, M. le Préfet, que cette visite est d'autant plus nécessaire, que les maisons de bains et les dépôts d'eaux minérales se sont beaucoup multipliés depuis quelques années.

Prisons.

Déjà vous nous avez autorisés à recommencer nos visites annuelles des prisons, et vous avez bien voulu faire la première avec nous. Partout le Conseil a pu constater une amélioration remarquable sous le rapport de la tenue et de la bonne qualité des alimens; mais il a vu avec douleur que, dans les prisons de Saint-Lazare et de Sainte-Pélagie, où l'on a fait de grandes constructions, on n'a que trop réalisé les craintes que, dans ses prévisions, il avait manifestées sous le rapport de la salubrité (1). L'administration ne saurait trop

---

a eues avec M. le Préfet, ce magistrat l'avait assuré qu'il s'occuperait des maisons de sevrage. Cette promesse n'a pas été vaine; une ordonnance de police, en date du 9 août 1828, a été publiée sur cet objet.

(1) Rapport général des travaux du Conseil de Salubrité, année 1825. (*Voy.* Annales de l'industrie, page 11, tom Ier, n° 1.).

se mettre en garde contre la disposition qu'ont en général MM. les architectes à vouloir élever des monumens jusque dans des lieux où tout doit être, nous ne dirons pas sévère, mais simple et utile, où la sûreté, la commodité et la salubrité doivent présider à toutes les constructions, et où le luxe d'architecture est un contraste et conséquemment un défaut de goût, pour ne pas dire de jugement. Mais nous serions injuste, M. le Préfet, si, en vous exprimant la peine que nous avons éprouvée en visitant les deux prisons que nous venons de nommer, nous ne disions pas tout ce que mérite d'éloges M. l'architecte qui a été chargé des constructions de la conciergerie et du dépôt : ici, tout a été fait pour le bien-être des prisonniers, et avec une simplicité et une économie de dispositions locales que l'exiguité de l'emplacement et les constructions existantes pouvaient à peine laisser espérer.

Nettoiement des rues de Paris et enlèvement des boues.

Il y a quelques années que votre prédécesseur, d'accord avec M. le Préfet de la Seine, adoptant les avis du Conseil de Salubrité sur la nécessité d'établir un meilleur système de nétoiement des rues et des dépôts de boues connus sous le nom de *voiries*, le chargea de rédiger le programme d'un prix à accorder au meilleur projet qui serait présenté sur cet objet important d'administration publique. Une commission formée de plusieurs membres du Conseil, de MM. Molinos, architecte de la Ville, Eustache, ingénieur en chef du département de la Seine, et de M. Parton, inspecteur général de la salubrité, après s'être réunie plusieurs fois, s'ajourna pour un temps qui, par des causes qu'il est inutile de rappeler, n'est jamais venu. Cependant, persuadé qu'il était possible d'arriver à un meilleur système, et convaincu que l'agrandissement progressif de la ville le rendait de plus en plus nécessaire, le Conseil a cru devoir charger l'un des membres de la commission prise dans son sein, de rédiger le programme, qui, après une mûre discussion, fut adopté et adressé à votre prédécesseur. Ce programme, en indiquant les conditions que les concurrens auraient à remplir, et les sources où ils pourraient puiser des lumières utiles, laissait pressentir l'opinion où était le Conseil, que l'évacuation des boues au moyen d'embarcadères sur la Seine, lui paraissait le système le plus simple, le plus facile, le moins onéreux pour l'administration, le plus utile pour l'agriculture, et surtout le plus avantageux pour la salubrité publique.

Vous devez penser, M. le Préfet, quelle fut la surprise du Conseil, lorsqu'il apprit qu'effrayée par une évaluation exagérée, sans mesure, des frais qu'entraînerait l'adoption d'un pareil système, l'administration avait cru non seulement devoir le rejeter, mais encore pouvoir renoncer aux voiries actuelles, en permettant des dépôts partiels des boues, à une distance plus ou moins grande, sur le territoire qui environne Paris, c'est-à-dire que ce territoire, qu'il est si important de tenir dans l'état le plus favorable à la salubrité, depuis surtout qu'on a fait disparaître les jardins de l'intérieur de la ville, serait devenu une vaste voirie, un foyer perpétuel d'infection. D'un autre côté, quels frais de transport, quel embarras de voitures dégoûtantes, et que de difficultés pour obtenir un prompt enlèvement des boues! En éloignant les distances des dépôts, ne fallait-il pas multiplier les voitures? Aussi, sortez aujourd'hui de Paris et choisissez la route que vous voudrez, vous ne manquerez pas de rencontrer bon nombre de tombereaux de boueurs, et de vous trouver à chaque instant sous le vent d'une véritable voierie. Déjà, de tous côtés, les abords de la capitale s'annoncent par les vapeurs putrides qu'on y respire, et pour peu qu'un pareil état de choses continue, on sera bientôt averti par l'odorat que l'on approche de la première ville du monde, avant que la vue ait pu apercevoir la cime de ses monumens.

En adoptant le système proposé par le Conseil, les boues de Paris, embarquées sur la Seine, iront féconder au loin des terres ingrates. On se débarrassera ainsi d'une multitude de foyers d'infection qui s'étendent à plus d'une lieue de rayon de la ville; on ne verra plus de tombereaux de boueurs sur les routes, le service sera plus prompt, plus facile, et non seulement il sera moins onéreux pour l'administration, mais encore, nous ne doutons pas qu'il arriverait bientôt que le prix des boues solderait au moins la dépense de ce service.

Charlatans.

Bien que le charlatanisme soit, pour ainsi dire, hors des attributions du Conseil de salubrité, depuis que l'Académie de Médecine a été appelée à juger de la valeur des remèdes secrets, nous croyons néanmoins qu'il est de notre devoir d'appeler votre attention sur la multiplication toujours croissante des charlatans de toute espèce : ces hommes, en général, aussi avides qu'ils sont ignorans, exploitent de tous côtés la crédulité publique; et il n'est pas jusqu'à la chimère du magnétisme, que le rusé *aveugle* ou la *soubrette* convulsive ne mette à contribution pour tirer profit des pauvres malades, dont la faiblesse rend l'imagination facile à ébranler, et que le désir bien naturel de recouvrer la santé porte à croire comme vrai tout ce qu'on raconte d'extraordinaire et de merveilleux des prétendus effets de ce prétendu principe, qui ne saurait être mis en jeu si l'on n'est pénétré d'une foi des plus robustes.

Parmi les moyens d'arrêter la marche du charlatanisme, nous regardons comme un des plus efficaces celui de faire défense aux journaux d'annoncer les arcanes, *sous quelque forme que ce soit.*

Nécessité de soumettre la construction des habitations à des règlemens sanitaires.

Enfin, M. le Préfet, nous ne terminerons pas notre rapport, sans rappeler la nécessité urgente de soumettre les constructions des habitations à des règlemens sanitaires, qui soient plus en rapport avec les connaissances acquises sur l'influence que les habitations exercent sur la santé et la vie des citoyens (1), et avec les besoins qui ressortent d'une grande population accumulée sur une petite étendue du sol. Partout, dans les anciennes rues comme dans les nouvelles, on élève les maisons à des hauteurs qui sont hors de toute proportion avec la largeur des rues, et tendent ainsi à priver les habitans de l'action bienfaisante du soleil, et d'une ventilation convenable. Dans tous les quartiers nouveaux, les places ont été tracées avec une telle parcimonie, qu'il n'en est aucune d'assez vaste pour être plantée d'arbres, et qui puisse offrir un abri salutaire à l'enfance et à la vieillesse. Cependant, ce qu'il y aurait de plus utile pour la salubrité de Paris et pour le bien-être de la classe la plus nombreuse et la moins

(1) Des observations multipliées, faites par les médecins les plus recommandables, prouvent que tous les appartemens bas de plafond sont, sans exception, extrêmement malsains. Nous pourrions en assigner ici les causes matérielles, si ce n'était pas sortir des bornes qui nous sont prescrites par la nature de ce rapport.

fortunée, ce serait que l'on établît au centre de chaque quartier une place spacieuse, plantée d'arbres et entourée d'une grille, où les enfans de toutes les classes puissent se livrer sans crainte à l'exercice que comporte leur âge, et où les habitans de tous les âges pourraient aller jouir de l'influence solaire, et respirer un air plus pur. Cette détermination nous paraît d'autant plus urgente à prendre, que presque tous les jardins ont fait place à des maisons, à des rues ou à des passages, et que la plupart de ceux qui ont été conservés sont entourés de maisons si élevées que la végétation y languit faute d'air et de lumière, ce qui rend leur existence plutôt nuisible qu'utile à la salubrité.

Nous sommes avec respect,

MONSIEUR LE PRÉFET,

Vos très humbles et très obéissans serviteurs,

S. BÉRARD, *vice-président.*

DEYEUX, D'ARCET, HUSARD fils, PARENT-DUCHATELET, J. JUGE, DUPUYTREN, HUZARD père, LEROUX, MARC, GIRARD, PELLETIER, GAUTHIER DE CLAUBRY, BARRUEL, LABARRAQUE.

PETIT, *secrétaire rapporteur.*

N° 27. RAPPORT GÉNÉRAL

SUR

LES TRAVAUX DU CONSEIL DE SALUBRITÉ

De la ville de Paris,

Pour l'année 1828 (présenté à M. le préfet de police).

MONSIEUR LE PRÉFET,

Le Conseil a l'honneur de vous présenter le résumé des travaux auxquels il s'est livré pendant le cours de l'année 1828.

Trois cents rapports, c'est-à-dire cinquante de plus que dans l'année 1827, ont été faits pendant l'année qui vient de s'écouler. Un pareil accroissement dans les travaux du Conseil atteste, plus que tout ce qu'on pourrait dire, la bienfaisante influence qu'une administration protectrice de tous les intérêts exerce sur le développement de l'industrie, et la garantie qu'elle offre sous le rapport de la salubrité publique, dont presque toutes les parties confiées à ses soins nécessitent une surveillance aussi active qu'éclairée.

Vacheries.

Les établissemens de nourrisseurs ont été l'objet de vingt rapports, la plupart relatifs à de simples translations d'une localité dans une autre, ou à des transmissions d'un propriétaire à un autre propriétaire.

Depuis que l'administration surveille ces établissemens avec soin, il est rare qu'ils donnent lieu à des plaintes, et c'est à cette circonstance, autant peut-être qu'au parti que divers nourrisseurs ont pris de s'établir dans la banlieue, que l'on doit la diminution remarquable qu'offre cette partie des travaux du Conseil : cependant, bien que l'on puisse s'applaudir d'un pareil résultat, le Conseil pense que la surveillance des vacheries devrait être étendue à toutes les communes rurales du département ; car la disposition des étables a une si grande influence sur la santé des vaches et sur la nature du lait qu'elles fournissent, que l'on ne saurait trop prendre de précautions pour que ces animaux se trouvent constamment placés dans les conditions de salubrité les plus favorables. Peut-être même serait-il convenable de revoir l'ordonnance qui règle ces conditions afin de la mettre en harmonie avec les connaissances acquises sur cet objet important depuis l'époque où elle a été rendue.

Falsification du lait.

Des plaintes nombreuses et réitérées sur la falsification du lait qui est livré à la consommation, ont déterminé votre prédécesseur à demander au Conseil par quels moyens il serait possible de reconnaître cette falsification, et de déterminer la nature des substances que l'on emploie pour la produire. Un travail fort étendu et fait avec le plus grand soin a eu pour but l'analyse d'un grand nombre d'échantillons de lait pris chez autant de marchands divers. Cette manière de procéder pouvait seule, comme on le conçoit aisément, conduire à un résultat utile; aussi fut-elle adoptée; mais après avoir reconnu les variations que le lait pouvait éprouver dans la proportion de ses élémens et la nature des substances communément employées pour le falsifier, le Conseil, après discussion, a pensé que ces substances ne pouvant point nuire à la santé par leur injection comme alimens, l'administration devait abandonner au consommateur le soin de faire justice du marchand de mauvaise foi, en lui retirant sa confiance, comme cela ne manque jamais d'arriver.

Fabriques de produits chimiques.

Des plaintes portées contre M. Payen, fabricant de sels ammoniacaux et autres produits chimiques, par les proches voisins de sa fabrique, ont donné lieu à deux visites de cet établissement. A leur première visite, les délégués du Conseil ont invité ce fabricant distingué à perfectionner ses appareils de condensation; à leur seconde visite, ils ont trouvé qu'il était parvenu à obtenir la condensation de tous ses produits, aussi bien qu'on pouvait l'attendre d'un appareil aussi vaste; mais ils ont dû faire remarquer, M. le Préfet, que, d'une part, lorsque M. Payen père a formé son établissement à Javelle, il n'existait autour de lui aucune habitation ; que celles qui existent aujourd'hui ont été élevées sur des terrains dont il était propriétaire; qu'en conséquence, les habitans de ces maisons ne sauraient être écoutés dans leurs plaintes contre un établissement dont ils connaissaient tous les inconvéniens lorsqu'ils sont venus s'établir dans le voisinage; qu'ils sont d'autant moins recevables dans leurs plaintes, que M. Payen a diminué de beaucoup les inconvéniens de sa fabrication au moyen de ses nouveaux appareils, et que la mauvaise odeur que répand aujourd'hui son établissement est presque entièrement due à la présence de l'huile *pyrogénie* qui imbibe le terrain sur lequel il existe; cette huile, qu'on utilise depuis quelque temps dans les usines d'éclairage par le gaz, a été jusqu'alors abandonnée. Cette cause permanente d'infection peut être regardée comme la cause principale de la mauvaise odeur qui se fait sentir autour de l'établissement dont il s'agit; en sorte que quand même cet établissement serait supprimé, elle existerait encore pendant longtemps presque au même degré d'intensité.

Fours à chaux.

Le sieur Lefèvre, fabricant de produits chimiques, ayant demandé à joindre à son établissement la fabrication de la chaux à vase clos, et ce procédé n'étant point encore classé, vous avez chargé le Conseil d'examiner la nature des opérations qu'il nécessitait, et de vous indiquer la classe dans laquelle il convenait de ranger cette industrie. On a placé les fours à chaux dans la seconde ou la troisième classe de l'ordonnance du 14 janvier 1815, suivant qu'ils sont en activité permanente, ou seulement pendant un mois chaque année, et ils ont été ainsi classés par rapport à la fumée qu'ils répandent, et à la grande quantité d'acide carbonique qu'ils déversent dans leurs environs; mais ce double inconvénient disparaît lorsque la chaux se fabrique *à vase clos*, en employant *le coke* comme combustible et en absorbant l'acide carbonique produit ; en conséquence, le Conseil a cru devoir considérer le procédé dont il s'agit comme une industrie nouvelle, qui, à raison de son innocuité, devait être rangée dans la troisième classe.

Fabrication du gaz hydrogène.

Jusqu'ici le gaz hydrogène destiné à l'éclairage ne pouvait être employé qu'en l'accumulant dans des réservoirs d'une capacité plus ou moins grande, et cette nécessité en rendait l'usage difficile dans l'intérieur des maisons particulières. Le sieur Lépine, après avoir pris un brevet d'importation pour un appareil propre à fabriquer le gaz sur une petite échelle, a perfectionné cet appareil en simplifiant son mécanisme, de manière qu'il est facile, par son emploi, de produire le gaz hydrogène dans le lieu même où on le consomme.

Dans l'appareil dont il s'agit, le gaz est produit par la décomposition de l'huile dans une cornue remplie de *coke* ou de tournure de fer, que l'on place dans un poêle, qui peut être celui d'une salle à manger, d'un café, etc.

La cornue est un cylindre de fer divisé par un diaphragme, qui oblige le gaz produit à traverser toute la colonne de *coke* ou de tournure de fer, et à se rendre par un tuyau afférent dans un serpentin, pour passer de là, après s'être refroidi, à la partie supérieure d'un régulateur qui se trouve placé au-dessus de la cornue; ce régulateur se compose d'une cuve remplie d'huile et d'une cloche qui s'enfonce dans ce liquide, lorsque l'appareil n'est pas en activité. Dans l'intérieur de la cloche se trouve un levier brisé, qui par son mouvement ouvre et ferme un robinet, lequel donne passage à l'huile qui doit arriver dans la cornue pour y être transformée en gaz.

On voit, d'après la description que nous venons de faire de l'appareil du sieur Lépine, que la production du gaz ne peut être opérée qu'au fur et à mesure de l'introduction de l'huile dans la cornue, puisqu'elle ne peut pénétrer dans cette partie de l'appareil que par le mouvement du régulateur. De cette disposition, il résulte que le gaz ne peut se produire en quantité suffisante pour qu'il y soit jamais soumis à une autre pression qu'à celle de l'atmosphère et de la colonne d'huile renfermée dans l'appareil, et par conséquent il ne peut jamais y avoir à craindre que l'appareil soit dans le cas de crever ou de présenter des fuites considérables.

Une autre considération importante que nous devons signaler résulte de la disposition du régulateur, dont le guide est toujours de quatre pouces et demi au moins dans le point de la plus grande élévation, et conséquemment lorsqu'il est rempli de gaz ; il est maintenu dans cette position par une tige qui fait mouvoir le levier brisé dont nous avons parlé, et qui ne peut permettre au régulateur de s'élever au-delà de ce point.

Il résulte de cette disposition que la quantité de gaz renfermé dans l'appareil ne peut jamais outre-passer la capacité du régulateur à la pression ordinaire, et que celui-ci ne pourrait se *déverser* pour donner lieu à l'introduction de l'air atmosphérique.

On voit facilement, d'après ce qui vient d'être exposé, que le gaz se répand, pour ainsi dire, à mesure qu'il se produit, dans les tuyaux de communication et dans les becs où il se consomme immédiatement, en sorte que le régulateur, par ses oscillations, fournit à la fois du gaz à la dépense des becs et de l'huile à la cornue, et donne ainsi lieu à une production constante de lumière, sans qu'il soit nécessaire de réunir une grande quantité de gaz dans un réservoir.

Dangers des vapeurs de la braise.

A l'occasion d'une contestation qui s'est élevée entre les sieurs Millet et Lhomond, fabricans de cheminées, ce dernier a signalé le mode prétendu de perfectionnement introduit dans ses appareils par le sieur Millet, comme très dangereux, en ce qu'il consiste dans l'addition d'une soupape, qui aurait pour objet d'*intercepter le passage de l'air par le tuyau de la cheminée*, et de conserver ainsi toute la chaleur dans l'appartement, lorsqu'il n'existe plus que de la *braise*.

Le Conseil, consulté sur cette affaire, fut d'avis qu'il ne devait point s'immiscer dans les contestations qui divisaient ces deux fabricans, mais s'occuper seulement de la question de salubrité; et sous ce rapport il a dû reproduire une opinion qu'il a déjà eu occasion de manifester plus d'une fois, c'est-à-dire qu'il regarde les vapeurs de la *braise* comme très dangereuses et capables de donner lieu à des accidens analogues à ceux de l'asphyxie par le charbon, si elles n'ont aucune issue au dehors, et c'est ce qui arriverait infailliblement avec les cheminées du sieur Millet, si l'on venait à fermer complètement la soupape avant que la braise fût éteinte ou entièrement consumée.

Comptoirs en marbre à l'usage des marchands de vin.

La demande faite par un marchand de vin de conserver chez lui un comptoir en marbre, que les agens de l'administration voulaient l'obliger à changer, en s'appuyant sur la lettre des règlemens, a mis le Conseil dans le cas d'examiner si cette substance pouvait convenir à un semblable usage.

Une contestation, qui s'était élevée l'année dernière entre le sieur Lenoir et un potier d'étain, ayant donné lieu à des recherches sur le titre de l'étain des comptoirs de marchands de vin, on a pu s'assurer qu'il n'existait aucun titre exigé par les règlemens pour l'étain des comptoirs, et que même la déclaration de 1777 en prohibe entièrement l'emploi pour ce genre de construction ; en sorte qu'une tolérance s'étant établie à cet égard, l'usage seul règle aujourd'hui la quantité de plomb que le fabricant introduit dans l'étain.

La question soumise au Conseil à l'occasion de la demande dont il s'agit, se liait donc naturellement à celle du titre des étains des comptoirs qu'il avait traitée l'année dernière avec une certaine étendue; et il devait, en examinant si le marbre employé à la construction des comptoirs pourrait présenter des inconvéniens, comparer l'usage de cette matière avec celui de l'étain plus ou moins allié.

L'étain fin, en supposant qu'il fût employé, ne présenterait aucun inconvénient ; quant à son alliage avec le plomb, les expériences de MM. Vauquelin et Proust ont prouvé que, dans les limites d'usage les plus exagérées, il ne saurait être nuisible ; en conséquence, l'administration peut sans crainte continuer à tolérer l'emploi de l'étain allié.

Mais par cela même qu'il n'existe aucun règlement positif qui oblige les marchands de vin à se servir d'étain fin ou allié pour la construction de leurs comptoirs, un particulier pourrait en faire construire avec toute autre matière. En pareil cas, l'administration serait sans doute coupable si elle négligeait de veiller à ce que des matières nuisibles ne pussent être mises en usage, et c'est sous ce rapport que le Conseil a dû examiner les comptoirs en marbre des marchands de vins, ou, en d'autres termes, quelle est l'action du vin sur le marbre.

La question n'était pas difficile à résoudre : il suffisait pour cela de se rappeler quels principes sont contenus dans le vin et quelle est la nature chimique du marbre.

Les vins de bonne qualité ne contiennent qu'une petite quantité d'un sel acide (le bitartrate de potasse, vulgairement tartre) dont l'action, même par un contact prolongé du vin avec le marbre, serait à peine sensible et donnerait lieu à la formation d'une matière insoluble sans action sur l'économie animale, et conséquemment incapable d'altérer la nature du vin. Les vins de mauvaise qualité, ou avariés par leur séjour dans de mauvaises caves ou dans des tonneaux en vidange, renferment souvent de l'acide acétique ou vinaigre à l'état libre; par un contact prolongé de ces vins avec le marbre, cet acide agirait sur lui et donnerait lieu à la formation d'un sel soluble, dont la saveur est désagréable, mais qui n'a aucune action malfaisante.

Il résulte donc de ce double fait, que dans aucun cas le contact prolongé du vin avec le marbre ne peut lui faire acquérir des qualités nuisibles à la santé des consommateurs.

Quant à l'altération du marbre et au mauvais goût que son contact pourrait imprimer aux vins qui contiennent de l'acide acétique libre, il serait facile de les prévenir en couvrant le marbre destiné à servir de comptoir, du mastic hydrofuge de MM. Thénard et Darcet; car l'expérience a prouvé que, couvert de ce mastic, le marbre, comme toute autre substance, se trouve inaltérable au contact des acides les plus actifs. Cependant, comme le vin acquiert une légère saveur désagréable lorsqu'il séjourne sur du marbre fraîchement enduit, le Conseil, en proposant à l'administration de propager l'emploi du marbre pour la construction des comptoirs de marchands de vin, a cru devoir recommander de ne permettre l'usage des comptoirs enduits du mastic hydrofuge que lorsque l'application en aurait été faite depuis quelque temps.

BUANDERIES.

Inconvéniens des Buanderies ordinaires.—Avantages des Buanderies à la vapeur.

La demande d'établir aux Thernes, commune de Neuilly, sur le chemin de la Révolte, une buanderie à la vapeur, a fait naître de nombreuses oppositions de la part des habitans de la commune, qui, ne connaissant pas la nature de cet établissement, le regardaient comme devant être un foyer d'infection; le Conseil a dû en juger autrement, après avoir examiné avec soin et en détail les opérations successives qui constituent le blanchissage à la vapeur.

Comme il serait à désirer que les buanderies à la vapeur fussent partout substituées aux buanderies ordinaires, soit parce que le linge est plus ménagé, soit parce que la quantité d'eau employée étant beaucoup moindre et moins chargée de savon, leur existence dans le voisinage des habitations n'offre pas les inconvéniens graves qu'entraîne avec elle celle des buanderies ordinaires, dans les cas surtout où les eaux qui en proviennent n'ont pas d'écoulement, le Conseil a pensé qu'il serait utile de donner ici la description du procédé qui est suivi dans l'établissement dont il s'agit, tant pour rassurer les personnes qui pourraient craindre le voisinage de pareils établissemens, que pour encourager les blanchisseurs à adopter ce nouveau système nécessairement plus économique.

Une chaudière à vapeur, un cuvier à double fond, que l'on peut fermer hermétiquement par sa partie supérieure, une espèce d'auge garnie de deux machines de bois à bords arrondis placés verticalement qui font l'office de *va-et-vient*, et sont mues par une roue qu'un ouvrier fait tourner sans beaucoup d'efforts, enfin une chaudière ordinaire constituent l'ensemble de l'appareil qui est nécessaire pour blanchir le linge à la vapeur.

Des deux fonds inférieurs du cuvier, le supérieur est percé de trous à la manière d'un crible; c'est entre ce fond et celui qui sert de couvercle au cuvier qu'est placé le linge, préalablement imbibé d'une solution alkaline marquant 3 à 4 degrés.

La vapeur de l'eau, mise en ébullition dans la chaudière à vapeur, est introduite par un tuyau recourbé dans la partie inférieure du cuvier ; là divisée par les trous du fond criblé, elle pénètre rapidement le linge, et en peu de temps la lessive est complète. La petite quantité d'eau qui se condense pendant cette opération est reçue dans un vase placé à côté du cuvier pour être enfouie dans la terre ou portée à un égoût (1).

Le linge retiré du cuvier est transporté dans l'auge et arrosé d'une solution savonneuse ; là il est foulé par les deux machines, pressé entre elles et les parois de l'auge, tourné et retourné en tous sens, de manière qu'en cinq à six minutes l'opération du savonnage est terminée.

Alors on soutire l'eau de savon qu'on transporte dans une chaudière ; on la remplace par de l'eau chaude, dans laquelle on agite encore le linge pour le dépouiller des parties savonneuses qu'il pourrait contenir ; on soutire également ce nouveau liquide, que l'on mêle dans la chaudière avec le premier ; on fait bouillir ces eaux savonneuses, on écume avec soin toute la crasse qui s'élève à la surface du liquide en ébullition, et, lorsqu'elles sont dépurées et suffisamment réduites par l'évaporation, on les fait servir à de nouvelles opérations.

Le linge est ensuite transporté dans un grand

---

(1) Deux mille pièces de linge ainsi lessivées donnent au plus un seau ordinaire d'eau sale.

bassin d'eau claire, ou à une eau courante, pour y être rincé à la manière ordinaire.

On voit que dans la suite des opérations que nécessite le blanchissage à la vapeur, il y a très peu d'eau employée ; des résidus provenant de l'ébullition des eaux de savon, en petite quantité et faciles à faire disparaître en les enfouissant dans la terre ; enfin, point d'eau de savon répandue. Cette dernière circonstance est surtout de la plus haute importance sous le rapport de la salubrité publique : car, ce qui rend les buanderies ordinaires si insalubres, partout où il n'y a pas un écoulement prompt et facile pour les eaux qui en proviennent, c'est la présence du savon dans ces eaux, qui jointe à celle des sulfates décomposés et aux substances animales qu'elles entraînent, les rend putrescibles au plus haut degré et susceptibles, conséquemment, de fournir des émanations dangereuses, parmi lesquelles on peut placer au premier rang le gaz hydrogène sulfuré.

Assainissement de la ville de Vincennes.

Lorsqu'on réfléchit sur la marche de la civilisation considérée dans son ensemble, on ne peut trop s'étonner de voir à côté du développement rapide de l'industrie et des progrès toujours croissans des sciences physiques, morales et politiques, l'hygiène publique encore dans l'enfance, et l'administration presque partout étrangère aux notions les plus simples de salubrité générale. Des lois nombreuses règlent la vie des citoyens dans leurs rapports sociaux; elles consacrent leurs droits et prescrivent leurs devoirs; aucune jusqu'à ce jour n'a eu pour but spécial la conservation de la santé, ce premier des biens, car à peine peut-on regarder comme des lois sanitaires celles qui règlent l'exercice de la médecine et de la pharmacie, lois d'ailleurs entachées dans leur essence et tout à fait incapables de servir à réprimer le charlatanisme.

Cependant que de causes générales et locales agissent sur l'organisation de l'homme, et tendent sans cesse à la détériorer! Ces causes, qui naissent pour la plupart de son état social, faibles, mais continues dans leur action, parviennent par degrés insensibles à produire des altérations profondes dont on ignore la source; ainsi se perd la santé, ainsi s'abrège la vie, et, tranquille au milieu de causes permanentes de maladies et de destruction, on vit sans se douter de leur funeste influence.

Depuis long-temps, sans doute, on a reconnu que la vie moyenne avait une durée moindre dans les villes qu'à la campagne, mais presque toujours jusqu'ici on attribuait cette différence à l'influence du régime, des habitudes, du genre d'occupations et du développement des passions; on était loin de penser que ces causes n'étaient pas les seules; que des causes plus puissantes, plus générales, agissaient à notre insu, et nous enveloppaient pour ainsi dire et le jour et la nuit dans leur action destructive.

Déjà diverses statistiques, et particulièrement

la statistique de Paris, ont pu faire pressentir la nature de ces causes. Un fait irrévocable vient de la mettre hors de doute pour une des communes rurales du département de la Seine.

Le maire de Vincennes, frappé du mauvais état dans lequel se trouvaient les rues de ce village, après être parvenu à les assainir par un pavage général, crut n'avoir point assez fait pour le bien de sa commune s'il ne parvenait à donner un écoulement convenable aux eaux pluviales et ménagères, qui, dans l'état actuel, se dirigent vers trois rues où elles se réunissent pour se rendre, par un ruisseau commun et découvert, à une mare d'évaporation située dans l'intérieur du parc : en conséquence, il a adressé à votre prédécesseur une lettre dans laquelle il propose des moyens généraux d'assainissement ; et, pour prouver l'urgente nécessité de les mettre à exécution, il a joint à sa lettre un relevé de la population des diverses rues de sa commune, qu'il a comparée avec la mortalité de chacune.

Cette lettre, M. le Préfet, qui a été renvoyée au Conseil de salubrité, avec invitation de donner son avis sur son contenu, a été l'objet d'un rapport étendu et détaillé, duquel il résulte :

1° Que, d'après le relevé comparatif de la mortalité avec la population des diverses rues de Vincennes, on voit que dans les trois rues vers lesquelles les eaux pluviales et ménagères se réunissent, pour de là se rendre à la mare d'évaporation, la mortalité présente pour dix ans une moyenne proportionnelle d'un mort sur trente individus, tandis que cette moyenne n'est que d'un sur cinquante dans les autres rues;

2° Que ces rues étant généralement habitées par des personnes qui jouissent de plus d'aisance, et ne se trouvent soumises à aucune cause particulière d'insalubrité autre que celle qui résulte des émanations qui s'élèvent des ruisseaux qui reçoivent les eaux ménagères, et de la mare d'évaporation où elles se rendent, il est impossible d'attribuer cette énorme différence dans la mortalité à une autre cause;

3° Qu'il est urgent de remédier à un inconvénient aussi grave en supprimant la mare d'évaporation, et en donnant un écoulement plus facile et plus convenable aux eaux ménagères et pluviales;

4° Que pour arriver à ce but, le système proposé dans la lettre de M. le maire, et adopté par le Conseil municipal de la commune, est essentiellement vicieux, en ce qu'il ne peut remédier qu'en partie aux inconvéniens signalés; qu'il serait d'une exécution onéreuse, et qu'enfin il ne présente point, pour l'avenir, des ressources qu'une bonne administration doit toujours savoir se ménager. En effet, par ce système, qui consiste à supprimer la mare et à diriger les eaux par un égout dans la Marne, toutes les eaux de la commune affecteraient toujours la même direction vers les rues du *Terrier*, de *la Pissotte* et de *la Charité*; et l'on ne pourrait pas recueillir les eaux des habitations, qui tous les jours s'élèvent au couchant et au nord de la commune;

5° Que le ru de Montreuil, dont le niveau est très inférieur aux parties les plus basses de Vincennes, offrait un moyen naturel d'écoulement aux eaux pluviales et ménagères de cette commune, qui pourraient être dirigées vers le ru au moyen d'un égout couvert; que ce même cours d'eau, traversant la partie inférieure et la plus déclive de la commune de Saint-Mandé, offrait aussi un écoulement facile aux eaux de cette commune, et qu'enfin, parcourant dans toute sa longueur le fond de la vallée de Fécamp, il devenait un égout naturel pour les eaux des habitations, qui ne tarderont pas à couvrir toute la vallée, et pour celles du boulevart extérieur qui longe cette vallée, disposition que la commission d'assainissement des boulevarts extérieurs a déjà signalée dans son rapport, et qu'elle indique comme devant servir à faire partie du grand égout de ceinture.

Ainsi en prévoyant pour l'avenir ce que les faits autorisent à prévoir, c'est-à-dire l'agrandissement illimité de Vincennes, de Saint-Mandé, et la transformation de la vallée de Fécamp en un village, le ru de Montreuil doit devenir l'égout général de ces diverses communes. Comme il parcourt depuis Montreuil jusqu'à la Seine, la partie la plus basse de tout le territoire, et qu'il suit une ligne droite dans presque toute son étendue, en le chargeant de transmettre à la Seine les eaux ménagères, pluviales et autres, non seulement on assainira Vincennes, mais encore on réunira dans un seul système l'écoulement des eaux qui se répandent sur une vaste étendue de terrain, qui avec le temps ne manquera pas de se couvrir de maisons.

Assainissement de la commune de Clichy.

Si les émanations putrides qui s'élèvent d'une mare éloignée, entourée d'une grande végétation hors du vent dominant du village, si les émanations de même nature qui s'élèvent des ruisseaux, espèce d'égouts découverts, chargés de lui transmettre les eaux pluviales et ménagères, suffisent pour exercer une grande influence sur la mortalité, et conséquemment sur la durée de la vie moyenne des habitans soumis à leur action, que ne devront point produire des foyers multipliés de pure infection ! Telle est, en effet, la situation de la commune de Clichy-la-Garenne, où la multiplicité des établissemens de buanderie sur des points qui, pour la plupart, n'offrent aucun moyen d'écoulement pour les eaux qui en proviennent, a donné lieu à la formation d'un grand nombre de mares destinées plus particulièrement à recevoir des eaux lessivielles et savonneuses, qui de toutes les eaux ménagères sont les plus dangereuses, tant par la quantité que par la nature délétère des émanations qu'elles fournissent.

Ce triste état de choses, M. le Préfet, a particulièrement excité l'attention de vos prédécesseurs, et une commission composée de plusieurs membres du Conseil de salubrité, à laquelle a été adjoint M. Rohault, architecte de la petite voirie, a été chargée de prendre connaissance des faits, de visiter les localités, de discuter les moyens d'assainissement, et en définitive de faire un rapport sur cet objet.

La commission, après avoir visité plusieurs fois Clichy et ses environs, et s'être réunie dans la salle de la mairie, où elle a appelé et consulté les membres du Conseil municipal, a déclaré reconnaître la gravité du mal et l'urgence d'y apporter remède; elle a pensé que la santé publique pouvait être fortement compromise dans la commune de Clichy d'abord, et que de grandes chaleurs permanentes, certaines constitutions atmosphériques et autres circonstances qu'on ne peut prévoir, en développant dans cette commune des maladies endémiques et peut-être contagieuses, pourraient en favoriser la propagation aux hameaux voisins, et ainsi, de proche en proche, compromettre la salubrité de la capitale (1).

L'assainissement de la commune de Clichy lui a donc paru d'un intérêt général pour le département, et, sous ce point de vue, elle a pensé que l'administration du département de la Seine, même

(1) Sans même supposer la propagation des maladies par voie de contact, ne sait-on pas que les vents peuvent porter à de grandes distances les émanations putrides, marécageuses et autres, et que ces émanations, ainsi transportées loin du foyer qui leur a donné naissance, n'en produisent pas moins des maladies dangereuses.

dans l'intérêt particulier de la ville de Paris, pourrait peut-être trouver convenable de coopérer aux mesures à prendre et de contribuer aux dépenses que ces mesures devront nécessairement entraîner.

Pour parvenir au résultat désiré, la commission a proposé trois moyens, entre lesquels il faut opter. Le premier, qui lui a paru le plus convenable parce qu'il lèserait moins d'intérêts particuliers et qu'il contribuerait au développement de l'industrie et à la prospérité de la commune, consisterait à établir dans Clichy un système complet d'écoulement à la rivière, au moyen du pavage des rues et de la construction de plusieurs égouts dont elle a indiqué la position, l'étendue et la direction.

Le second moyen consisterait à entourer Clichy d'un fossé de ceinture ou canal d'écoulement, qui aurait la forme d'un grand fer à cheval, dont les extrémités communiqueraient avec la rivière ; des ruisseaux pavés, qui suivraient les pentes naturelles, recevraient les eaux des différentes rues de Clichy, et les transmettraient à ce fossé.

En adoptant ce système d'écoulement, le fossé de ceinture pourrait par la suite être transformé en égout, et servir à recevoir les eaux des habitations qui ne manqueront pas, avec le temps, d'être élevées sur les terrains encore livrés à l'agriculture, et qui se trouvent placés soit en dedans du fossé projeté, soit en dehors, entre Clichy, Monceau et les Batignoles.

Le troisième moyen serait de supprimer la cause du mal, et par conséquent de détruire les établissemens du plus grand nombre des blanchisseurs de la commune; mais une pareille mesure serait désastreuse et d'une exécution difficile. Il existe à Clichy plus de cent cinquante buanderies, dont cinquante sont antérieures, pour leur établissement, à l'année 1811, et ont droit aux bénéfices des décrets et ordonnances qui ont paru depuis cette époque; trente et une ont été autorisées, à la condition de faire perdre leurs eaux dans leurs jardins, parce qu'on ne pouvait pas prévoir le grand nombre de fossés ou puisards qui s'établiraient successivement, et par conséquent les inconvéniens qui, par la suite, résulteraient de tous ces fossés ou puisards devenus *étanches*. Enfin, comme depuis cette époque un grand nombre de buanderies s'étaient établies sans permission, l'autorité en a prescrit la visite, et, au lieu de les faire fermer, on s'est contenté, par une sorte de mesure banale, de leur prescrire la condition de conduire leurs eaux à la rivière, à l'aide de ruisseaux pavés, sans faire attention que cette mesure était, dans la plupart des cas, impraticable.

Ce qui est arrivé à Clichy, M. le Préfet, doit déterminer l'administration à prendre une mesure générale tendant à empêcher l'établissement des mares ou puisards dans les communes rurales du département, en exceptant seulement les mares nécessaires à l'exploitation d'une ferme, qui pour l'ordinaire ne reçoivent que des eaux de pluie; dans les cas d'une absolue nécessité, on pourrait autoriser la formation de puisards couverts, à la condition de les soumettre au curage, ou de les supprimer chaque fois qu'ils seraient *étanches*.

Cette mesure, que le Conseil propose, est déjà mise à exécution dans Paris depuis plusieurs années; en l'étendant aux communes rurales du département, on agira non seulement dans l'intérêt de la salubrité des communes, mais encore dans l'intérêt de la salubrité de Paris; car il est essentiel que, de quelque côté que le vent souffle sur Paris, l'air lui arrive pur et non chargé de miasmes délétères.

Plusieurs fois déjà le Conseil, en parlant des établissemens insalubres par les eaux qu'ils fournissent, a fait sentir la nécessité de les réunir sur des points où ces eaux pourraient avoir un écoulement prompt et facile vers la Seine; aujourd'hui il croit devoir indiquer comme très propres à recevoir ces établissemens Choisy-le-Roi, Clichy-la-Garenne sur son versant qui longe la Seine, et tout le territoire qui s'étend depuis le pont de Grenelle ou le lieu dit le Point du Jour jusqu'à la commune de Sèvres, et qui se trouve compris entre la Seine et l'ancienne route de Versailles. Là se trouveraient réunies les conditions les plus favorables à l'exploitation des établissemens dont il s'agit, proximité de Paris, proximité de la rivière, pente rapide pour l'écoulement des eaux et facilités d'arrivages par la Seine d'une part, et par les grandes routes de l'autre.

Pour atteindre le but désiré sans nuire aux intérêts particuliers, il faudrait que, par une ordonnance fondée sur des considérations de salubrité publique, on prévînt l'industrie qu'à l'avenir il ne serait délivré dans le département de la Seine aucune autorisation pour former des établissemens de nature à fournir des eaux insalubres, si ces eaux ne pouvaient avoir un écoulement facile vers la Seine ; et à cette ordonnance devrait se trouver annexée la nomenclature de tous les établissemens connus qui se trouvent dans cette catégorie.

Charlatanisme.

Le Conseil a déjà été dans le cas de signaler à l'administration le danger d'un genre particulier de charlatanisme qui consiste à vendre des préparations chimiques ou pharmaceutiques, et même des matières premières sous de fausses dénominations. Ainsi, dans le commerce, des soudes sont vendues pour de la potasse, du sulfate de soude pour du sulfate de magnésie, sous le nom de sel d'Epsum ; de la potasse impure, mais blanchie, est vendue pour du sel de tartre, et la crême de tartre pour du sel d'oseille ; du minium pour du cinabre, etc., etc.

Dans la vente des médicamens il existe encore de plus graves abus : tous les jours un grand nombre de pharmaciens annoncent par des affiches ou par la voie des journaux des médicamens particuliers, et dont, disent-ils au public, ils ont seuls la formule; cependant ces remèdes prétendus secrets, lorsque les professeurs chargés de la visite des pharmaciens se présentent pour les examiner, ne sont plus que telle ou telle préparation bien connue des formulaires de Paris, de Londres, d'Édimbourg, de Vienne, de Berlin, etc., qu'ils se sont pour ainsi dire appropriés, et qu'ils prétendent pouvoir vendre sous tels noms qu'ils jugent convenables.

Une pareille déception, qui a tout le caractère de la fraude, entraîne les plus graves inconvéniens et peut avoir des résultats fâcheux; pour la réprimer, un des moyens les plus efficaces serait d'ordonner que toutes les substances simples ou composées, employées soit dans les arts, soit en médecine, ne pussent être vendues que sous le nom ou l'un des noms sous lesquels elles sont généralement connues, de telle sorte que les acheteurs pussent toujours, en consultant les ouvrages qui traitent de ces substances, constater leur nature, leur qualité et l'emploi qu'on en peut faire. Les contrevenans, poursuivis par-devant les tribunaux, deviendraient passibles des peines portées par le code pénal contre la fraude.

Voieries.

Plus une ville s'étend, s'agrandit, plus sa population augmente, plus aussi son état sanitaire a besoin de surveillance et nécessite des précautions; en vain croirait-on avoir fait assez sous ce rapport en entretenant l'intérieur de la ville dans le plus grand état de propreté, si on la cerne, pour ainsi dire, des immondices qu'on enlève chaque jour. Qui ne voit, en effet, qu'une pareille mesure, ne faisant que déplacer le foyer d'infection, laisse toujours la population exposée à respirer un air plus ou moins altéré par les miasmes qui s'en élèvent. Cet état de choses cependant existe pour Paris. Depuis des siècles, des montagnes formées par des boues accumulées se sont couvertes d'habitations ; et aujourd'hui que l'agriculture les utilise, on trouve des dépôts de boues sur le bord de presque toutes les routes, et le sol qui entoure Paris est imbibé à une grande distance de cet engrais infect.

Le Conseil, frappé des graves inconvéniens qui résultent pour la salubrité publique d'un pareil état de choses, a depuis plusieurs années appelé l'attention de vos prédécesseurs sur cet objet important ; il a fait voir qu'il était temps de renoncer à un système de nettoiement entretenu jusqu'à ce jour par une aveugle routine, et sur la demande de l'un de vos prédécesseurs, d'accord avec M. le préfet du département, il a rédigé le programme d'un prix à décerner pour le meilleur projet de nettoiement et d'évacuation des boues. Dans ce programme il a particulièrement appelé l'attention des concurrens sur la nécessité de faire disparaître des abords de la capitale ces dépôts dégoûtans connus sous le nom de voieries ; il a montré que, pour atteindre ce but, des embarcadères placés sur différens points de la Seine pourraient recevoir chaque jour les immondices de la ville et les transporter au loin, pour servir à féconder des terres ingrates. Il a fait voir que, par la disposition même des rues, qui toutes descendent vers la Seine, il y aurait à la fois plus de célérité dans le service et moins de frais pour l'exécuter ; et, persuadé des avantages qui découleront naturellement de ce nouveau système, il présume qu'un jour viendrait bientôt où le produit des boues pourrait couvrir les frais de nettoiement qui, jusqu'à présent, ont toujours été une charge plus ou moins onéreuse pour la ville.

Le Conseil, M. le Préfet, a cru de son devoir de rappeler cet objet important à votre sollicitude, et il ne saurait trop insister sur la nécessité d'une mesure qui ne peut manquer d'avoir une haute influence non seulement sur la salubrité de la ville de Paris, mais encore sur celle d'un grand nombre des communes rurales du département de la Seine.

Prisons.

La visite annuelle des prisons, suspendue depuis l'établissement du conseil général des prisons, a été reprise l'année dernière, et a donné lieu à sept rapports détaillés. Le Conseil a vu avec plaisir que la tenue de toutes les maisons de détention s'était sensiblement améliorée ; mais il n'a pu se dissimuler l'impéritie qui a présidé aux constructions élevées à la maison de Saint-Lazare, et surtout à celle de Sainte-Pélagie. Par ces constructions à la fois vicieuses et déplacées, Saint-Lazare, que l'on pouvait citer comme une prison-modèle, a perdu de sa salubrité, et Sainte-Pélagie est devenue tellement insalubre, que toute amélioration de son état sanitaire est presque impossible ; il faudrait aujourd'hui tout abattre pour tout reconstruire. L'administration aurait pu facilement éviter des fautes aussi graves, si, avant d'ordonner les constructions, elle avait consulté le Conseil sur le mode à suivre, en lui remettant les plans de MM. les architectes. Votre prédécesseur, dans son zèle pour le bien public, avait senti les avantages qui résulteraient d'une pareille marche, et s'était promis de la mettre à exécution chaque fois qu'il serait en son pouvoir de le faire.

Epidémie.

Une maladie épidémique s'est manifestée l'année dernière, et a particulièrement sévi parmi les soldats de plusieurs casernes et la classe ouvrière de la ville de Paris. Cette maladie, caractérisée par le gonflement inflammatoire de la plante des pieds, particulièrement de la partie qui correspond au talon, et qui couvre le métatarse, accompagnée ordinairement, tantôt d'embarras gastrique, et plus souvent d'une irritation plus ou moins vive des voies digestives, a eu en général une marche chronique, et s'est quelquefois montrée rebelle aux traitemens les plus variés. Les recherches que le Conseil a faites pour connaître la cause de cette épidémie, qui du reste s'est aussi manifestée dans d'autres départemens, ont été pour ainsi dire infructueuses; il n'a pu la rapporter qu'à des causes générales, dépendantes de la constitution atmosphérique; mais il a eu quelque raison de croire que des dortoirs bas de plafond et simples en profondeur, où l'air promptement altéré ne peut que très difficilement se renouveler, avaient dû beaucoup contribuer au développement de la maladie dans les casernes, et que des dispositions locales analogues avaient dû agir de la même manière sur la classe du peuple qui en a été plus spécialement affectée, puisque c'est parmi les personnes qui habitaient des appartemens bas de plafond, peu spacieux et situés dans des rues étroites, qu'on l'a surtout observée.

Complément des travaux du Conseil.

Les différens objets dont nous venons de présenter l'analyse parce qu'ils nous ont paru devoir fixer plus spécialement votre attention ne forment qu'une petite partie des travaux du Conseil; nous indiquerons sommairement ici qu'il a encore été appelé à donner son avis et a fait des rapports sur

15 établissemens de machines à vapeur et

12 de fonderies de métaux (1);

---

(1) Ce nombre, comparé à celui des établissemens du même genre qui se sont formés dans le cours de l'année 1827 (rap-

18 établissemens de buanderies ;
16 de teinturier-dégraisseur ;
13 fabriques de produits chimiques :
11 id. de fécule et de sirop de pomme de terre ;
15 id. de chapeaux ;
7 id. de gélatine et colle forte ;
6 id. de vernis ;
5 id. de liqueurs et distilleries d'eau-de-vie ;
5 id. de briquets phosphoriques et oxigénés ;
10 id. de chandelles et fonderies de suif en branches ;
3 id. de plomb de chasse ;
3 id. de poudre fulminante et amorces ;
7 tanneries et corroyeries ;
4 brasseries ;
3 raffineries de sucre ;
4 voiries ;
5 dépôts de boues ou de vidanges ;
3 fabriques d'enduit hydrofuge ;
6 fabriques et épurations d'huile ;
2 fabriques de bleu de Prusse ;
3 fabriques de savon.

Les autres rapports sont relatifs au décapage des métaux, à l'analyse des eaux du crould, à des fabriques de feutres et cuirs vernis, d'acier fondu, de poterie et briques, de toiles goudronnées, à l'affinage de l'or et de l'argent, à la carbonisation du bois, etc.

---

port général des travaux du conseil pour l'année 1827) prouve d'une manière évidente que l'industrie a repris une activité nouvelle qu'on ne saurait attribuer qu'à l'influence d'une administration essentiellement protectrice des intérêts généraux.

Tableau de mortalité.

Le tableau de mortalité, comme celui de l'année dernière, présente, après la classification des décès suivant la cause qui les a produits, un relevé exact de la mortalité par arrondissement et par quartiers pour le nombre total des décès qui ont eu lieu tant dans la ville que dans les divers hôpitaux et hospices situés dans son enceinte ; comme on l'a fait l'année dernière et comme on le fera par la suite, pour avoir des données plus exactes relativement à l'influence que les causes locales peuvent exercer sur la mortalité, on a écarté du tableau tous les décès d'individus qui, arrivés malades à Paris ou ne l'habitant que depuis quelques jours, n'ont pu subir l'influence de ces causes.

Au relevé par quartiers des décès produits par la phthisie pulmonaire, commencé l'année dernière, on a joint celui des décès occasionnés par le catarrhe pulmonaire, et ce premier relevé, comme l'avait pressenti le Conseil, semble déjà indiquer que les mêmes causes tendent à produire ces deux maladies à deux époques différentes de la vie ; car les quartiers où le nombre des décès par la phthisie est le plus considérable présentent aussi le plus de morts par le catarrhe pulmonaire.

Le nombre total des décès a été pour l'année 1828 de 24,299 ; en 1827 il a été de 23,241, ce qui donne un excédent pour 1828 de 1,058. Dans ce nombre total se trouvent 11,430 décès du sexe masculin et 12,859 du sexe féminin.

Dans le classement des maladies suivant l'ordre dans lequel elles ont été causes plus fréquentes de décès, nous retrouvons toujours la phthisie pulmonaire en première ligne. Cette maladie a fait périr 1133 hommes et 1526 femmes; les époques de la vie où cette maladie a fait le plus de victimes sont les mêmes qui ont déjà été signalées, c'est-à-dire de 15 à 45 ans chez les femmes, et de 20 à 35 chez les hommes. Le catarrhe pulmonaire chronique, que nous assimilons à la phthisie, a moissonné 688 hommes et 851 femmes, et c'est de l'âge de 50 ans à celui de 90 ans qu'il a plus particulièrement exercé sa funeste influence. La gastrite a causé 922 décès du sexe masculin et 1124 du sexe féminin. L'entérite 1018 du sexe masculin, et 1122 du sexe féminin. Ces deux maladies ont surtout été fatales dans les premières années de la vie. La péritonite a moissonné 141 individus du sexe masculin et 407 du sexe féminin. C'est dans la première année de la vie et de l'âge de 15 ans et au-dessus qu'elle a fait ses victimes chez les hommes, et de l'âge de 15 ans à celui de 45 chez les femmes. L'inflammation du cerveau et celle de ses membranes a fait périr 254 hommes et 206 femmes; le plus grand nombre de décès a eu lieu dans les trois premiers mois de la vie, et depuis l'âge de 15 ans jusqu'à celui de 70, 1042 individus du sexe masculin et 1169 du sexe féminin ont succombé à l'inflammation des poumons, de l'âge de 15 ans et au-dessus, et surtout aussi dans les trois premiers mois de la naissance et dans les trois premières années. L'apoplexie a produit 477 décès du sexe masculin et 430 du sexe féminin. Le squirrhe, le cancer et les ulcères chancreux ont causé la mort de 174 hommes et 541 femmes; ces maladies ont particulièrement sévi de l'âge de 30 ans et au-dessus. L'anévrisme du cœur a fait périr 223 hommes et 286 femmes de l'âge de 20 ans et au-dessus.

Les fièvres, comme cause de mortalité, se présentent dans l'ordre suivant : la fièvre cérébrale a enlevé 339 individus du sexe masculin et 340 du sexe féminin, et c'est de l'âge de six mois à celui de six ans qu'elle a fait le plus de victimes; la fièvre dite maligne (ataxique), 97 hommes et 95 femmes; la fièvre putride (adynamique), 90 hommes et 91 femmes; la fièvre dite bilieuse, 65 hommes et 54 femmes; c'est en général d'une manière à peu près égale, depuis l'âge de 15 ans et au-dessus, que ces fièvres ont sévi.

Parmi les maladies qui affectent plus particulièrement l'enfance, on trouve que les convulsions ont fait périr 889 garçons et 852 filles, le plus grand nombre dans les trois premiers mois de la vie et de 1 an à 4 ans; la dentition, 154 garçons et 161 filles; la rougeole, 120 garçons et 202 filles; la petite-vérole, 85 garçons et 55 filles; la coqueluche, 78 garçons et 82 filles; le croup, 77 garçons et 75 filles. Les enfans mort-nés ou venus avant terme sont au nombre de 682 garçons et 564 filles, et ceux qui ont succombé par faiblesse de naissance dans les 3 premiers mois de la vie, s'élèvent à celui de 215 garçons et 298 filles.

En examinant ce relevé des principales causes de la mortalité, nous voyons que la phthisie, le catarrhe pulmonaire, l'entérite, la gastrite et l'inflammation des poumons, se montrent au premier rang et ont produit près de 4/5 de décès. La phthisie et le catarrhe pulmonaire ont encore, comme les années précédentes, fait plus de victimes parmi les femmes, et à peu près dans la même proportion; les affections cancéreuses et la péritonite donnent lieu aux mêmes observations : elles ont aussi fait périr beaucoup plus de femmes que d'hommes.

Chez les enfans, les convulsions et la rougeole sont les deux maladies qui ont produit le plus de décès. La petite-vérole a fait périr un nombre de garçons plus que double que celui des filles; cette différence vient sans doute de ce que les parens craignant moins pour la beauté de leurs garçons, négligent davantage de les faire vacciner ; néanmoins, nous remarquerons avec plaisir que depuis plusieurs années le nombre de morts occasionnés par cette affreuse maladie a beaucoup diminué, ce qui nous porte à croire que, d'une part, l'administration met tous ses soins à propager la vaccine, et, de l'autre, que les préventions répandues contre cet heureux préservatif commencent à céder devant l'évidence des faits multipliés qui attestent chaque jour son efficacité.

Complément nécessaire à la confection du tableau de mortalité.

Pour pouvoir tirer du tableau de mortalité toutes les inductions auxquelles il est utile d'arriver dans l'intérêt de la salubrité publique, il faudrait que l'on y rétablît l'état de la population par quartiers et par arrondissemens, ainsi que celui des naissances : ce double état est évidemment nécessaire comme point de comparaison. Nous espérons, M. le Préfet, que vous voudrez bien donner à qui de droit les ordres pour l'exécution de ce travail.

Noyés.

Les submersions offrent un chiffre total moindre que celui de l'année dernière. On voit par le relevé ci-joint (1) que des secours ont été administrés à un plus grand nombre d'individus, qui, étant restés moins de douze heures dans l'eau, pouvaient être regardés comme susceptibles d'être rappelés à la vie; ces secours ont aussi été fructueux à un plus grand nombre, et sous ce double rapport on n'a qu'à se louer des avantages que l'année 1828 présente comparativement à l'année 1827.

On voit encore par ce relevé que là où les secours pouvaient admettre quelques chances de succès, c'est-à-dire que dans les cas où les submer-

(1) Voyez, pour le relevé, la fin de ce Rapport.

gés ont séjourné moins de douze heures dans l'eau, on a sauvé près de deux individus sur trois, si l'on comprend les noyés qui n'ont pas reçu de secours, et plus de deux sur trois si on les défalque, proportion au moins aussi avantageuse que celle qu'on a obtenue dans les villes les plus renommées pour les établissemens de secours, telles que Londres, Hambourg, Genève, etc. Ce résultat eût été probablement plus favorable encore, s'il existait dans Paris un corps de *secouristes* organisé et à poste fixe.

On voit en outre que non seulement les cas de submersion sont bien plus fréquens qu'ils ne l'étaient avant la révolution, mais que le séjour des submergés sous l'eau est beaucoup plus prolongé qu'il ne l'était autrefois, et que, par conséquent, la possibilité de les rappeler à la vie doit diminuer en raison même de cette prolongation de séjour.

Des esprits superficiels, qui ne jugent que les effets et ne cherchent pas à s'enquérir de leurs causes, ont accusé trop légèrement l'administration, et, notamment, la direction des secours de ces résultats fâcheux, sans considérer qu'une grande partie de ces causes résulte de circonstances qui n'existaient pas autrefois ; ainsi, la population de Paris étant presque doublée, les cas de submersion ont dû suivre cette même proportion, d'autant plus que les travaux industriels, qui s'exercent sur les bords de l'eau, se sont singulièrement accrus, et que l'on a établi des canaux et des bassins qui multiplient les dangers. Ainsi, les bords presque perpendiculaires de ces canaux, l'encaissement de la rivière par les quais nouvellement construits et l'augmentation de la rapidité de son cours par l'effet de cet encaissement; ainsi les nombreux bateaux qui stationnent aujourd'hui dans les ports de la capitale par suite de l'augmentation prodigieuse des arrivages (1), et sous lesquels les submergés ne sont que trop souvent entraînés; enfin les suicides, beaucoup plus nombreux qu'autrefois, expliquent suffisamment l'augmentation remarquable des cas de submersion d'une part, et d'une autre part les difficultés beaucoup plus grandes de trouver et de retirer à temps les corps des submergés. Pour contrebalancer autant que possible les effets désastreux de ces causes, il serait nécessaire non seulement d'établir des bains gratuits, mais encore de multiplier, de perfectionner les moyens de surveillance et de repêchance, comme aussi d'établir, ainsi qu'il a déjà été dit, des secouristes à poste fixe. Une semblable entreprise exigerait des capitaux que l'administration n'a pu faire jusqu'à présent, mais qui, il faut l'espérer, seront sous peu fournis par une société d'humanité qui est sur le point de se former dans Paris, et dont votre prédécesseur a accueilli les projets ainsi que vous, M. le Préfet, avec l'intérêt qu'ils méritent.

(1) Ces arrivages, dans ces dernières années seulement, se sont élevés de 13,000 à 21,000 bateaux par an.

Suicides.

Le relevé des suicides, qui s'est fait avec assez de soin pendant une série d'années, n'est plus exécuté depuis deux ans ; ce travail, qui nécessitait le dépouillement et la vérification des procès-verbaux envoyés à la préfecture par les commissaires de police ou les maires des communes rurales du département, n'a jamais été d'une grande exactitude, parce que souvent, au moment où l'on s'en occupait, plusieurs procès-verbaux se trouvaient entre les mains de M. le Procureur du Roi près le tribunal de première instance, et que quelquefois même des procès-verbaux envoyés directement à M. le Procureur du Roi n'arrivaient dans les bureaux de la préfecture que plus ou moins long-temps après que le relevé annuel des suicides avait été transmis au Conseil.

Cependant, malgré cette inexactitude, nous avions déjà pu reconnaître une coïncidence constante du nombre des suicides avec la nature des saisons ; nous avions pu remarquer aussi une véritable intermittence dans ce nombre, d'une année à l'autre. La comparaison du relevé des suicides dans le cours de 10 années nous avait encore appris que les femmes savaient mieux supporter les malheurs de la vie que les hommes, puisqu'elles ne formaient guère que le tiers du nombre total des individus qui attentaient à leur existence. L'imperfection des données qui nous ont été fournies ne nous a pas permis d'arriver à d'autres inductions; néanmoins, comme il serait important, soit sous le rapport moral, soit sous le rapport médical ou hygiénique, de reconnaître, d'une part, les causes qui portent et celles qui disposent au suicide, et, de l'autre, les moyens qu'il y aurait de détruire ces causes ou d'en diminuer au moins l'action, nous croyons qu'il convient de s'occuper de nouveau de cet objet, en dressant à la fois des tables plus exactes et qui contiendraient de plus amples renseignemens : pour faciliter ce travail, pour l'exécuter même, en quelque sorte, sans en faire une spécialité, il suffirait de faire tenir auprès de M. le Procureur du Roi et à la préfecture un registre d'inscription qui présenterait les colonnes suivantes.

Date du suicide. — Age. — Sexe. — Profession. — Marié ou célibataire. — Cause réelle ou présumée. Il faudrait aussi une colonne pour distinguer le suicide de la simple tentative de suicide. Quant au moyen dont l'individu s'est servi pour se donner la mort, nous croyons qu'il est à peu près inutile de le connaître et qu'il est surtout dangereux de le publier par la voie des journaux; nous pensons même que, dans l'intérêt de la morale publique, les journaux devraient complètement s'abstenir d'annoncer un suicide quel qu'il soit, car nous avons de fortes raisons pour croire que de pareilles publicités ont plus d'une fois déterminé certains individus, déjà mal disposés, à précipiter le terme de leur vie.

Maisons de bains publics. — Dépôt d'eaux minérales.

Le Conseil faisait autrefois, chaque année, la visite des maisons de bains publics et des dépôts d'eaux minérales; vous penserez, sans doute, M. le Préfet, que cette visite doit être reprise, et qu'elle est d'autant plus nécessaire aujourd'hui que ces maisons et ces dépôts se sont beaucoup multipliés depuis quelques années.

Le Conseil attendra vos ordres à cet égard, et s'empressera de les exécuter aussitôt qu'il aura reçu de vos bureaux une liste complète de ces divers établissemens.

Maisons de sevrage.

Dans plusieurs de ses rapports généraux, le Conseil avait fait sentir la nécessité de soumettre les maisons de sevrage à un réglement sanitaire et à une inspection spéciale. Une ordonnance de police, en date du 9 août 1828, a enfin été publiée sûr cet objet; mais nous n'avons point encore été appelés à visiter ces maisons. Les soins que nécessite la première enfance, l'extrême influence que l'air, la lumière solaire et les alimens exercent sur cette première époque de la vie, et les modifications organiques que l'économie éprouve pour la durée entière de l'existence, sont plus que suffisans pour motiver la surveillance exacte et éclairée des maisons où l'on reçoit les enfans au moment du sevrage : vous jugerez donc comme nous, M. le Préfet, qu'il est nécessaire qu'une commission prise dans le sein du Conseil soit chargée de la visite des maisons de sevrage, et qu'il vous soit adressé un rapport sur cet objet.

Dispensaire.

Les changemens que l'administration a éprouvés sous votre prédécesseur, la surcharge de travail qui en est momentanément résultée pour quelques bureaux, ne nous ont pas permis d'obtenir des renseignemens assez positifs sur l'état sanitaire des filles publiques pour qu'il nous soit possible d'en présenter la véritable situation ; aussi, plutôt que de nous exposer à commettre des erreurs, nous avons dû préférer ne rien dire sur un sujet qui, sous le double rapport de la morale et de la salubrité publiques, est cependant d'un si haut intérêt.

La nouvelle organisation de cette partie du service public nous fait espérer que nous aurons, pour l'année prochaine, des données exactes sur lesquelles il sera possible d'asseoir un jugement sûr ; alors nous pourrons tirer des inductions utiles du travail qui nous sera transmis, et vous présenter des vues d'amélioration, en vous signalant les causes qui auront pu concourir à propager une maladie qu'il serait tant à désirer de voir disparaître pour toujours.

En attendant, M. le Préfet, nous pensons devoir vous faire observsr que tous les soins de surveillance que prend l'administration demeureront sans fruits utiles si elle n'étend cette surveillance au mode de traitement auquel on soumet les filles malades. Depuis plusieurs années les innovations entraînées par la doctrine physiologique, et les faits, encore contestés, publiés en Angleterre sur l'efficacité de la méthode purement *anti-phlogistique* dans le traitement des maladies vénériennes, nous laissent craindre qu'un pareil traitement n'ait été administré durant le cours de l'année 1828 à un nombre plus ou moins considérable de filles publiques affectées de cette maladie, et qu'il n'en soit résulté dans l'année même de fréquentes récidives. Nous signalerons aussi comme souvent infidèle, et dans bien des cas comme dangereux pour les organes pulmonaires et digestifs, le traitement par la liqueur de Wanswieten, qui, à raison de la facilité qu'on a à le suivre, est très fréquemment employé; aussi, pour obtenir du dispensaire de salubrité tout le bien qu'il peut faire, il devrait être tenu un état exact, non seulement de la situation des filles publiques dans le monde, de leur nombre, du nombre des visites auxquelles elles sont soumises, du nombre des malades qui se sont présentées dans le cours de l'année, mais encore une colonne de l'état devrait indiquer la nature récente ou ancienne de la maladie; une autre le traitement qui a été suivi, la maison où il a été administré, et la durée de ce traitement; enfin une troisième colonne servirait à l'inscription des récidives, autant qu'elles pourraient être constatées. De cette manière, on saurait bientôt à quel traitement on doit accorder la préférence, et quel aurait été le véritable nombre de filles malades dans le cours de chaque année.

Emploi de la fleur de soufre pour éteindre le feu des cheminées.

Il y a plusieurs années, l'un de vos prédécesseurs chargea le Conseil de nommer une commission pour constater, par des expériences, l'efficacité de la vapeur du soufre en combustion, contre le feu des cheminées. Des expériences multipliées ont été faites à l'hôtel de la Monnaie avec le plus grand succès. On a pu s'assurer qu'une livre de fleur de soufre projetée sur le bois ou le charbon en combustion, suffisait pour éteindre, en quelque minutes, le feu de la plus grande cheminée, lorsque la flamme sortait de la cheminée en s'élevant à près de trois mètres au-dessus. Pour obtenir ce résultat, on laisse sur l'âtre le corps qui est en combustion; on garnit le devant de la cheminée avec un drap mouillé, et l'on projette par petites poignées la fleur de soufre sur le feu : aussitôt la vapeur sulfureuse s'élève dans le corps de la cheminée, et, comme une sorte de manteau impénétrable à l'air, éteint presqu'à l'instant l'incendie. Ce moyen d'éteindre le feu des cheminées, outre la rapidité avec laquelle il agit, a encore le grand avantage de suivre les diverses communications que souvent plusieurs cheminées ont entr'elles, et d'agir même dans les crevasses lorsqu'il en existe. Ce moyen est si sûr dans ses effets et si facile à manier, qu'un seul pompier suffira toujours pour éteindre à l'instant même le feu d'une cheminée, quelle qu'elle soit. Nous avons été nous-même, l'année dernière, trois fois dans le cas de nous servir de la fleur de soufre pour éteindre un feu de cheminée, et nous l'avons fait avec le plus grand succès. Pour donner une idée de la promptitude avec laquelle ce moyen agit, nous citerons le fait suivant. Le feu prit à une cheminée de cuisine rue Taitbout, n° 15 : on envoya immédiatement chercher les pompiers de la rue Chantereine; au même moment nous envoyons chercher une livre de fleur de soufre, et nous montons à la cuisine, qui était au premier étage; on avait enlevé le feu qui était dans la cheminée : nous le faisons rapporter. Un drap mouillé fermait assez mal le devant de la cheminée. Dans cet état de choses imparfaitement disposé, nous projetons la fleur de soufre, et le feu fut éteint avant l'arrivée des pompiers.

Lorsque des faits aussi évidens existent depuis si long-temps, lorsque des expériences faites par ordre ont constaté l'efficacité d'un moyen aussi simple dans son application que sûr dans ses résultats, on se demande avec étonnement pourquoi le corps des pompiers en est encore réduit aujourd'hui à suivre une ancienne routine, inférieure, sous tous les rapports, à l'usage de la fleur de soufre, usage qui d'ailleurs n'offre pas le moindre inconvénient.

Reflexion générale.

L'arbitraire, quelque modéré qu'il soit dans son action, en semant l'incertitude, fait toujours naître des craintes, et devient par cela même plus dangereux pour l'état social que les lois les plus dures. Sous sa funeste influence, l'industrie, qui a besoin de stabilité pour se développer, devient languissante : en effet, dès qu'elle ne peut plus compter sur l'avenir, elle périclite ; le présent ne saurait lui suffire, car il est dans sa nature de se nourrir surtout d'espérance. Aussi rien n'est plus propre à favoriser ses progrès que la confiance qu'inspire une sage administration, toujours disposée à protéger les intérêts de ses administrés, et à n'agir qu'en obéissant aux lois.

Nous sommes avec respect,

Monsieur le Préfet,

Vos très humbles et très obéissans serviteurs,

S. Bérard, *vice-président.*

Adelon, Andral, Barruel, d'Arcet, Deyeux, Dupuytren, Gauthier de Claubry, Girard, Huzard père, Huzard fils, J. Juge, Labarraque, Le Roux, Marc, Parent-Duchatelet, Pelletier.

Petit, *secrétaire-rapporteur.*

Approuvé par le conseiller d'état, Préfet de police,

MANGIN.

RÉCAPITULATION GÉNÉRALE DES CAS DE SUBMERSION

PENDANT L'ANNÉE 1828.

Nombre total des individus retirés de l'eau.	364
1° Individus repêchés et qui n'ont pu être rappelés à la vie.	282
De sexe masculin.	233
De sexe féminin.	49
Dans ce nombre se trouvent enfans jusqu'à 16 ans.	27
Repêchés dans Paris.	123
Repêchés hors Paris.	159
Repêchés dans le canal Saint-Martin.	39
Des secours ont été administrés à.	25
Dans Paris à.	12
Hors Paris à.	13
2° Individus retirés de l'eau vivans ou rappelés à la vie.	82
De sexe masculin.	57
De sexe féminin.	25
Dans ce nombre se trouvent enfans jusqu'à 16 ans.	13
Inconnus.	189
Submergés volontairement.	106
Submergés accidentellement ou par cause inconnue.	176
Restés moins de douze heures dans l'eau.	39
Restés de douze à vingt-quatre heures dans l'eau.	27
Restés plus de vingt-quatre heures dans l'eau.	216
Submergés volontairement.	38
Submergés accidentellement.	44
Repêchés dans Paris.	62
Repêchés hors Paris.	20
epéchés dans le canal Saint-Martin.	12
Des secours ont été administrés à.	63
Dans Paris à.	47
Hors Paris à.	16
Individus qui n'ont pas eu besoin de secours.	19

N° 28. RAPPORT GÉNÉRAL

SUR

LES TRAVAUX DU CONSEIL DE SALUBRITÉ

pendant l'année 1829.

PREMIÈRE PARTIE, RÉDIGÉE EN 1830.

MONSIEUR LE PRÉFET,

Le Conseil a l'honneur de vous présenter le résumé général des travaux auxquels il s'est livré pendant l'année 1829.

Deux cent soixante-dix rapports ont été faits dans le cours de l'année qui vient de s'écouler ; ce nombre, bien qu'il soit inférieur à celui de l'année 1828, n'annonce pas pour cela qu'il y ait eu une diminution réelle dans les travaux du Conseil ; car, jamais encore, il n'avait été appelé à donner son avis, dans une même année, sur autant d'objets d'un intérêt aussi élevé.

Vacheries.

Les vacheries ont été l'objet de dix-huit rapports ; la diminution toujours croissante du nombre de rapports relatifs à cette branche de l'administration publique, prouve une amélioration réelle dans la tenue de ces établissemens, contre lesquels il est rare aujourd'hui de voir porter des plaintes ; néanmoins, il n'est pas douteux (comme nous l'avons déjà observé dans un précédent rapport) que cette diminution ne soit due aussi, en grande partie, à ce que les nourrisseurs ont déplacé leur industrie et qu'un grand nombre d'entre eux a quitté la capitale pour s'établir dans les communes rurales qui l'avoisinent, où ils négligent souvent de prendre les mesures sanitaires qui leur étaient prescrites dans Paris. Cette circonstance, Monsieur le Préfet, a déjà déterminé le Conseil à proposer à l'un de vos prédécesseurs, de soumettre les vacheries qui s'établissent dans la banlieue, aux formalités qu'on exige pour celles que l'on établit dans Paris, car il est important pour la salubrité d'une ville si étendue et si peuplée, qui renferme déjà dans son sein tant de causes propres à vicier l'air qu'on y respire, de veiller, avec le plus grand soin à ce que le sol qui l'environne à quelques lieues de rayon, ne devienne un foyer permanent d'infection.

D'ailleurs, le lait qui provient des vacheries dont il s'agit se consomme presque en entier dans la capitale, et des faits multipliés ont prouvé que la tenue de ces établissemens a la plus grande influence sur la qualité du lait que les vaches fournissent. La grande consommation qui se fait de cette substance alimentaire, et l'influence inévitable qu'elle exerce sur la santé des personnes qui en font usage, suffiraient donc seules pour nécessiter l'extension de la mesure que le Conseil croit devoir provoquer de nouveau.

L'ancienne ordonnance de police sur ces établissemens ayant été soumise à la révision du Conseil, par l'un de vos prédécesseurs, les divers articles en ont été examinés avec soin; les mesures prescrites relativement à la propreté lui ont paru suffisantes; mais il n'en a pas jugé de même des dispositions relatives aux dimensions des étables dont l'influence sur la santé du bétail et par suite sur la nature du lait qu'il fournit, est incontestable. Ainsi, l'expérience lui a prouvé que tout ce qui était ordonné pour l'aérement et la ventilation des étables était complètement rendu inutile par le nourrisseur qui, sachant que la chaleur favorise l'abondance du lait, ferme, à volonté, toutes les issues par où l'air pourrait se renouveler; en sorte que le bétail fixé à la même place, vit dans une espèce d'étuve où il ne respire qu'un air chaud plus ou moins altéré dans ses principes et infecté par des miasmes putrides. Cette accumulation de chaleur, le défaut de ventilation des étables, et la vie sédentaire à laquelle les vaches sont soumises, donnent lieu au développement de fréquentes maladies, parmi lesquelles on doit compter en première ligne, la phtisie pulmonaire et les inflammations aiguës et chroniques du poumon.

Pour obvier autant qu'il est possible à un aussi grave inconvénient, le Conseil a pensé qu'il ne faudrait autoriser l'établissement des vacheries que dans des locaux très spacieux, et en fixant, d'une manière invariable, le nombre de vaches qu'il serait permis d'y placer.

Ainsi, il a proposé d'exiger, à l'avenir, les conditions suivantes :

1° Les vacheries ne pourront avoir moins de quatre mètres de hauteur ;

2° Les vacheries à un seul rang de vaches ne pourront avoir moins de quatre mètres de largeur depuis la mangeoire jusqu'au mur opposé ;

3° Les vacheries à deux rangs de vaches ne pourront avoir moins de sept mètres de largeur d'une mangeoire à l'autre, si les mangeoires sont placées contre les murs, en regard, et moins de huit mètres d'un mur à l'autre, si les mangeoires sont placées au milieu de l'étable ;

4° L'espace réservé à chaque vache, sur la longueur de l'étable, ne pourra être de moins de deux mètres.

Ces nouvelles dispositions, bien entendu, ne devraient pas empêcher l'insertion, dans la nouvelle ordonnance, des autres dispositions de ventilation exigées par les articles 3, 4 et 5 de l'ancienne.

Enfin, le Conseil a jugé qu'il était nécessaire d'énoncer d'une manière positive dans la dernière ordonnance, que toute vacherie située en contre-bas du sol environnant, ne pourrait être autorisée, et que l'autorisation devra toujours être refusée, lorsqu'il s'agira d'établir une vacherie dans un local où les eaux qui en sortent devront être reçues dans des puisards, en ne regardant pas cependant comme tels, les trous à fumier des exploitations rurales.

Brûlement des côtes de tabac.

La fabrication du tabac par la manufacture royale située au Gros-Caillou, fournit des résidus qui, chaque année, s'élèvent à environ 500,000 kilogrammes; ces résidus formés, presque en entier, par les côtes de la feuille, furent d'abord mis en tas et brûlés à l'air libre, sur divers points du territoire qui environne Paris; mais la fumée épaisse et pénétrante qui s'échappait durant la combustion et s'étendait au loin, donna lieu à des plaintes réitérées qui obligèrent la régie à faire exécuter cette opération dans des fours. Le sieur Barié, à Vaugirard, et ensuite M. Payen, à Javelle, furent chargés pendant plusieurs années, d'opérer le brûlement dont il s'agit. Dans les fours de ce dernier fabricant, on brûlait environ sept mille kilogrammes de côtes par vingt-quatre heures; mais comme elles étaient brûlées sans précaution, la fumée qui se produisait, portée au loin par les vents, donna lieu à des plaintes qui déjà avaient obligé le sieur Barié à discontinuer cette opération.

Pour obvier aux inconvéniens dont il s'agit, l'Administration se détermina à brûler elle-même ses résidus, en prenant toutes les précautions nécessaires pour que la fumée, qui se produit durant la combustion, fût complètement détruite. Notre collègue, M. D'Arcet, chargé de résoudre ce problême, fit construire dans l'enceinte même de l'établissement, un four à réverbère, composé d'une grille inclinée sur laquelle on place les côtes; à son extrémité, un ouvreau reçoit les produits de la combustion d'une partie des côtes jetées sous la grille. Les fumées se réunissent dans une cheminée horizontale, au bout de laquelle sont placées deux grilles, l'une chauffant à flamme directe et l'autre à flamme renversée qui se joignent aux produits de la première grille et vont se rendre ensemble dans la grande cheminée qui sert aux chaudières à vapeur.

Le four à réverbère dont il s'agit, est disposé de manière que la flamme circule autour des caisses en fonte d'un calorifère, ce qui utilise la chaleur développée et favorise l'action des deux grilles secondaires destinées à détruire, en entier, la fumée et l'odeur des produits de la combustion des côtes de tabac. Pour faciliter encore la destruction de la fumée, M. D'Arcet a ménagé des deux côtés de la grille du four, des ouvertures destinées à fournir de l'air neuf durant l'opération. Enfin, pour empêcher que les carreaux ne viennent à être obstrués par les cendres légères et fusibles que le courant d'air entraîne dans la cheminée, on a pratiqué à celle-ci une ouverture au moyen de laquelle on peut la nettoyer chaque fois qu'on le juge convenable.

En procédant au brûlement des côtes de tabac dans le four à réverbère dont nous venons d'exposer la construction, on observe que lorsqu'on allume la grande grille avec des côtes, sans avoir fait du feu sur l'une ou l'autre des grilles secondaires, la fumée est en grande partie détruite, mais l'odeur de tabac se fait encore sentir fortement. A mesure que la cheminée horizontale se chauffe et rougit, la fumée diminue et l'odeur faiblit peu à peu et finit par disparaître complètement ; si alors il s'échappe encore de la fumée et qu'on allume l'une des grilles secondaires ou les deux, suivant qu'on le juge nécessaire, l'action fumivore du four devient complète et la fumée est entièrement détruite.

Le Conseil, après avoir acquis, par des expériences réitérées, la conviction que l'on pouvait procéder, au moyen du four de M. d'Arcet, au brûlement des côtes de tabac, sans donner lieu au moindre inconvénient, a été d'avis que cette industrie devait (en se servant dudit four) être placée dans la seconde classe de la nomenclature, et convaincu des avantages que l'on pourrait en retirer pour d'autres industries, il a pensé qu'il serait utile d'en faire imprimer une description avec planches, et d'en ordonner l'emploi dans les divers cas où on le jugerait nécessaire (1).

(1) Pour que le fourneau dont il s'agit produise l'effet qu'on en attend, il faut qu'il soit conduit par un ouvrier soigneux et intelligent.

Cependant, tout en recommandant l'usage de ce four dont les avantages sont incontestables, le Conseil ne peut pas se dissimuler que le but qu'il a voulu atteindre, sera souvent manqué, si l'Administration n'exerce une surveillance sévère sur les industriels qui n'ont été autorisés à exercer leur industrie, dans certaines localités, qu'à la condition qu'ils se serviraient dudit four, et de la manière convenable pour en obtenir le brûlement complet de la fumée. Le Conseil croit même devoir signaler ici, comme se trouvant à cet égard, en contravention presque permanente, la manufacture royale de tabac au Gros-Caillou, la fabrique de sel ammoniac, située près de Villiers, et la fabrique de noir d'os de madame Duchemin-Texada, à la Petite-Villette. Ces trois établissemens ont des fours parfaitement construits pour anéantir la fumée : mais le peu de soin que l'on met à en diriger l'action, pour ne pas dire la négligence complète, même de l'emploi des moyens fumivores qui sont à leur disposition, fait qu'ils ne brûlent point la fumée qu'ils produisent, ou ne la brûlent qu'imparfaitement, et qu'ils donnent lieu à des plaintes fondées dont il faudra enfin faire justice, en ordonnant la suppresion de ces établissemens, s'ils persistent dans leurs mauvaises dispositions.

Cette surveillance que le Conseil demande pour les établissemens qu'il vient de signaler, il croit devoir la réclamer pour plusieurs autres industries dont les procédés ont été perfectionnés, ou auxquels on a fourni des moyens nouveaux d'exécution qui souvent, aux avantages de salubrité, joignent encore ceux de l'économie. Une habitude routinière, l'insouciance, l'incurie trop communes parmi les ouvriers sont les causes ordinaires de l'abandon des mesures qui ont été prescrites par le Conseil pour remédier à des inconveniens graves, même quelquefois quand ces mesures ont pour résultat une diminution réelle dans les frais d'exploitation. Ainsi, là où l'intérêt particulier ne suffit pas pour déterminer le fabricant à faire usage des procédés qui lui sont indiqués, et à plus forte raison, lorsque ces procédés l'obligent à quelque surcroît de dépense, il faut que l'autorité intervienne, qu'elle surveille avec soin le fabricant et l'oblige à remplir avec exactitude les conditions qui lui ont été imposées; alors on ne sera plus dans le cas de s'élever contre la protection que le Conseil est, quelquefois et bien injustement, accusé de donner à l'industrie, au détriment de la propriété.

Acétate de plomb contenu dans l'Eau de Fleurs d'oranger.

M. Laugier fils, professeur de chimie, ayant fait savoir à l'un des membres du Conseil, que la Commission médicale de La Haye avait appelé l'attention de l'Autorité de la ville sur le danger de permettre la vente de l'eau de fleurs d'oranger venant de l'étranger, attendu qu'elle contenait des sels de plomb, celui-ci fit part de cet avis au Conseil qui crut devoir provoquer immédiatement la sollicitude de l'un de vos prédécesseurs, sur cet objet intéressant de salubrité publique.

Le Conseil de salubrité, sentant combien il était nécessaire d'éclairer le public sur le véritable état d'une substance dont l'usage est aussi général et dont la fabrication et la vente intéressent à un aussi haut degré une branche importante d'agriculture et d'industrie, nomma une commission pour examiner :

1° Si toutes les eaux de fleurs d'oranger contenaient du plomb ;

2° Si ce métal s'y trouvait d'une manière accidentelle, par quelle cause et sous quelle forme;

3° Quel serait le moyen le plus efficace, sans nuire au commerce, d'éviter que l'eau de fleurs d'oranger ne contienne une quantité quelconque de sel de plomb en dissolution ;

4° Quelles mesures l'autorité devait prescrire, dans l'intérêt de la santé publique, pour éviter que cette eau aromatique ne renferme une substance nuisible.

Il est résulté des recherches faites par les délégués du Conseil, que toutes les eaux de fleurs d'oranger ne contiennent pas du plomb; car cette eau, prise chez plus de soixante pharmaciens, ne contenait pas un atome de ce métal ; il n'en a pas été de même de celle prise chez un très grand nombre de droguistes, de parfumeurs et d'épiciers ; cependant l'eau de fleurs d'oranger, achetée chez des parfumeurs à qui on a demandé celle qui vient de Grasse dans des bouteilles en verre qu'on nomme *sacoches*, s'est trouvée aussi pure que celle des pharmaciens.

Cette dernière circonstance a mis de suite les délégués du Conseil sur la voie qui devait les conduire à la découverte de la cause à laquelle était due la présence du plomb, dans certaines eaux de fleurs d'oranger. En effet, cette substance n'a été trouvée que dans l'eau qu'on expédie du midi de la France, en quantité considérable, dans les estagnons, qui sont d'assez grands vases en cuivre très mince, étamés avec de l'étain impur et au fond desquels on a coutume de couler une forte couche de soudure de basse qualité qui, par conséquent, contient beaucoup de plomb (1).

Or, l'eau de fleurs d'oranger nouvellement distillée contient une petite quantité d'acide acétique, et cet acide, qui augmente par la conservation de l'eau, enlève le plomb de l'étamage et s'en sature progressivement, en sorte que, plus l'eau de fleurs d'oranger a séjourné dans les estagnons, plus elle contient d'acétate de plomb.

La cause de la présence de ce sel étant connue,

---

(1) Un travail analogue avait déjà été fait par le Conseil, dans l'intention d'y découvrir la présence du cuivre. (*Rapport général des travaux du Conseil, année* 1809.)

il fallait rechercher le moyen d'en prévenir la formation et indiquer des mesures à prendre pour qu'à l'avenir, on n'eût plus à craindre de le rencontrer dans une eau quelconque de fleurs d'oranger : pour atteindre ce double but, le Conseil a proposé :

1° De donner l'ordre aux fabricans et marchands d'eau de fleurs d'oranger, de n'employer dorénavant, que l'étain pur pour la soudure et l'étamage des *estagnons* destinés à contenir l'eau de fleurs d'oranger ;

2° Que cette eau ne devra être conservée, à l'avenir, que dans des vases en verre ou en grès ;

3° De faire faire une visite chez tous les marchands d'eau de fleurs d'oranger, dans le but de s'assurer si elle contient de l'acétate de plomb, afin d'en précipiter ce métal par un agent chimique convenable ;

4° De faire savoir au public, par un avis officiel, que dans le moment actuel, les eaux de fleurs d'oranger fabriquées par MM. les pharmaciens et conservées dans des vases en verre, sont pures ainsi que celles que l'on vend chez les parfumeurs, épiciers, etc., qui sont venues de Grasse, dans des bouteilles en verre nommées *sacoches*, tandis que celles qui arrivent dans des estagnons, contiennent de l'acétate de plomb.

Danger de la réunion du Commerce des Couleurs avec celui de l'Epicerie.

Une personne qui a cru devoir garder l'anonyme, ayant appelé l'attention de l'autorité sur la réunion du commerce des couleurs avec celui de l'épicerie, le Conseil, consulté sur ce fait intéressant de salubrité, a partagé l'avis de l'anonyme. Rien, en effet, ne peut exposer à plus d'accidens que la réunion de ces deux professions; car, la céruse ou blanc de plomb qui sert d'excipient à presque toutes les couleurs, est une matière sans saveur, éminemment dangereuse; les couleurs vertes ont pour base le vert de gris, souvent uni à l'arsenic; les couleurs jaunes et rouges sont presque toutes faites aussi avec du plomb et de l'arsenic : et tous ces articles vendus à tous venans, concurremment avec des substances alimentaires, par les mêmes individus, peuvent donner lieu à des accidens qu'il est important de prévenir. C'est dans cette vue que le Conseil a proposé de publier une ordonnance qui devra régler la vente des couleurs, et dont la disposition principale sera la séparation complète du commerce des couleurs d'avec celui de l'épicerie.

Coloration des Liqueurs et Pastillage.

La coloration des liqueurs et pastillage a été

le sujet de plusieurs rapports. Des analyses multipliées ont été faites dans la vue de reconnaître la nature de la matière colorante dont on se sert pour colorer les liqueurs et tous les bonbons, pastillages et autres substances saccharines, imitant des objets variés ; il est résulté de ces analyses que la présence des sels de plomb, de cuivre et d'arsenic a été reconnue dans un grand nombre de cas, comme formant les couleurs de ces bonbons et pastillages; cette matière colorante a même été trouvée, dans quelques cas, en si grande abondance, qu'un jeune enfant aurait pu s'empoisonner en mangeant seulement cinq à six dragées.

Le Conseil, frappé des accidens qui pourraient se produire, si on tolérait l'emploi de ces matières colorantes pour teindre des substances alimentaires ou des liqueurs potables quelconques, a cru devoir proposer :

1° Qu'il fût fait défense expresse à tous fabricans de liqueurs, bonbons, dragées, pastillages et autres sucreries, de les colorer, en employant une substance minérale quelconque ;

2° Que chaque année, à la même époque, on ait le soin de renouveler la publication par affiches, de l'Ordonnance qui a été rendue sur cet objet, et d'ordonner qu'il soit fait des visites à domicile, chez les confiseurs et marchands de bonbons, pour saisir les pastillages et autres sucreries qui seraient coloriés par des substances minérales dangereuses.

Examen du Pain des prisonniers.

Des plaintes sur la qualité du pain fourni aux prisonniers, ont donné lieu à des recherches sur la qualité des farines de la boulangerie de Saint-Lazare, qui servent à la confection du pain des prisons.

Les délégués du Conseil, après s'être assurés que le pain, qui était le sujet des plaintes, avait une saveur légèrement âcre et désagréable, qui tenait assez long-temps à la gorge, ont procédé à l'examen des farines qui existaient à la boulangerie de Saint-Lazare, et pour arriver à un résultat qui ne pût laisser aucun doute sur la nature des farines employées, on a cru devoir procéder comparativement, avec les farines livrées et à livrer par le fournisseur, et des échantillons pris chez différens marchands sur le carreau des halles.

Les farines premières de Saint-Lazare et de Saint-Denis, ont été trouvées de bonne qualité; les farines troisièmes de la même origine, présentaient, celles de Saint-Lazare et de Saint-Denis, fournitures faites, une saveur un peu âcre qui rappelait celle des haricots non cuits. Une saveur plus franche et plus naturelle à la farine caractérisait celles de la fourniture à faire.

Les essais comparatifs des diverses farines sur lesquelles on a opéré ont donné les résultats suivans :

La farine première de Saint-Lazare a fourni.	14 °/₀	de gluten
La farine 1re de Saint-Denis, fourniture faite.	14 °/₀	id.
La farine 1re de Saint-Denis, fourniture à faire.	14 °/₀	id.
La farine 3e de Saint-Lazare.	3 9	id.
La farine 3e de Saint-Denis, fourniture faite.	3 9	id.
La farine 3e de Saint-Denis, fourniture à faire.	10 °/₀	id.
La farine 1re de la halle. .	11 6	id.
L'une des farines 3e de la halle.	10 9	id.
Une autre farine 3e de la halle.	3 5	id.

On voit, d'après ces résultats, que la farine première du fournisseur a donné une plus grande quantité de gluten que toutes les autres sur lesquelles on a opéré; et les essais ont été faits sur dix-sept espèces.

On voit également que, si l'une des farines troisièmes de la halle a fourni une quantité de gluten bien plus grande que celle du même numéro provenant de Saint-Lazare ; une autre espèce de troisième, prise à la halle, en a fourni un peu moins encore, tandis que la troisième de la fourniture à faire, en a donné presque autant que la meilleure de la halle, ce qui explique très bien la nature des farines qui sont livrées par le soumissionnaire, lequel en prend la majeure partie dans le commerce (1).

Enfin, pour s'assurer si la saveur âcre de la farine troisième de Saint-Lazare ne provenait pas d'un mélange de farine de haricots, on a procédé, avec tout le soin possible, à la recherche de la substance qui paraît caractériser cette farine, et on n'a pas pu en découvrir la plus petite trace.

En conséquence de ce qui vient d'être exposé, on a dû naturellement conclure que la mauvaise qualité du pain provenant de la boulangerie de Saint-Lazare et préparé avec les farines troisièmes, livrées par le fournisseur, était due à l'avarie que ces farines avaient éprouvée.

Le Conseil, après avoir ainsi déterminé la nature des farines qui sont employées à la confection du pain des prisonniers, et reconnu que la mauvaise qualité du pain, dans le cas dont il s'agit, n'a pu provenir que de l'avarie des farines, a pensé qu'une bonne mesure à prendre pour avoir toujours du pain de bonne qualité, ce serait d'introduire, à l'avenir, dans le cahier des charges du fournisseur, une clause qui, au lieu d'exiger seulement que les farines soient de pur froment, portât que les farines devront contenir,

(1) Ce qu'il y a de remarquable, c'est que rien dans l'aspect et la saveur des farines ne peut faire présumer la différence qui existe entre elles, par rapport à la quantité respective de gluten qu'elles contiennent.

pour les premières, dix de gluten au moins, et sept pour les troisièmes. Alors, quant à cet essai si facile à faire, on ajoutera la saveur franche que doivent présenter les farines bien conservés, on pourra être assuré que le pain des prisonniers sera toujours de bonne qualité (1).

Altération du Pain par des substances étrangères.

Divers journaux ayant fait connaître que des poursuites étaient dirigées, par le tribunal de police correctionnelle de Bruxelles, contre un assez grand nombre de boulangers de cette ville, accusés d'avoir vendu du pain altéré avec des substances vénéneuses, le Conseil a été consulté pour savoir, si en effet, comme ces boulangers l'alléguaient dans leur défense, une petite quantité d'une substance qu'ils désignaient sous le nom d'alun bleu, introduite dans la levure du pain, avait la faculté de le rendre, à la fois, plus blanc et moins compacte.

Pour donner son avis, le Conseil a dû d'abord examiner à quelle substance on pouvait donner le nom d'alun *bleu*; quelques personnes désignent bien le sulfate de cuivre, sous ce nom d'alun bleu, mais le plus grand nombre désigne sous ce nom l'alun en roche (sulfate acide d'a-

---

(1) Nous croyons devoir faire connaitre que la clause dont il s'agit a été insérée au cahier des charges, postérieurement à la rédaction de ce rapport.

lumine et de potasse), parce qu'en effet, la cassure de ce sel en masse, a un reflet bleuâtre, et comme de tous les sulfates, le sulfate à base d'alumine est le seul qui porte le nom d'*alun*, il est à présumer que c'est ce sel ou l'alun en roche, qu'on désigne sous le nom d'*alun bleu* et non le sulfate de cuivre qui est connu dans le commerce sous le nom de *vitriol bleu*.

En effet, on sait depuis long-temps, que l'alun, par l'action d'une chaleur égale à celle d'un four de boulanger, se fond, se tuméfie, augmente de volume et se convertit en une masse poreuse, légère et très blanche, qui n'est plus de l'alun, mais un mélange de beaucoup de sous-sulfate insoluble et encore d'une petite quantité d'alun, substance non vénéneuse, mais astringente. Il est probable que cette propriété, connue de quelques boulangers, les aura déterminé à ajouter au pain fabriqué avec certaines farines, une petite quantité de cet alun qui, sans être nuisible à la santé, blanchit réellement le pain, en même temps que, par sa cuisson, la croûte prend une couleur dorée à une moindre chaleur.

Quant à l'emploi du sulfate de cuivre (vitriol bleu), il n'a pu être indiqué que par une erreur grossière, comme moyen de blanchir le pain : cependant un boulanger de la ville de Gand se trouvait poursuivi pour avoir introduit de ce sel vénéneux dans la pâte du pain qu'il fabriquait ; et la Commission nommée pour examiner ce pain, n'ayant pu y découvrir aucune trace de cuivre, en fit confectionner avec un kilogramme de farine, à laquelle elle ajouta, dit-elle, vingt-quatre grains du sulfate de cuivre, déclarant ensuite qu'il lui avait été impossible de découvrir dans ce pain la moindre trace du sel qu'elle y avait ajouté.

D'après une semblable assertion, il devenait intéressant de se livrer à des recherches sur cet objet; en conséquence, le délégué du Conseil qui fut chargé de ce travail, fit faire, sous ses yeux, quatre pains d'un kilogramme de farine; dans l'un de ces pains, on ajouta douze grains de *sulfate de cuivre*, dans l'autre huit grains, dans le troisième quatre grains, et deux grains seulement dans le quatrième. Ces pains levèrent mal, et quoique la farine avec laquelle ils furent faits, donnât du pain très beau et très blanc, les quatre pains avaient une mine matte qui présentait à peine quelques yeux; celle du pain n° 1 avait une couleur verte désagréable; celle du pain n° 2 était également verte moins foncée que la précédente; celle du n° 3 était encore verdâtre, et celle du n° 4, quoique d'une apparence incolore, ne pouvait pas supporter la comparaison avec celle du pain fait avec la même farine pure.

Tous ces pains furent brûlés séparément, dans des creusets de porcelaine, jusqu'à complète incinération; toutes les cendres étaient frettées, celles du pain n° 1er étaient d'un beau bleu d'azur; celles du n° 2 étaient d'un bleu céleste plus clair; celles du n° 3 avaient encore une teinte bleue moins foncée, et celles du n° 4 étaient si peu colorées qu'on n'aurait pas pu en inférer qu'elles contenaient du cuivre; mais toutes ces cendres traitées par l'*acide sulfurique étendu d'eau*, ont donné des dissolutions qui, traitées séparément par l'acide *hydrosulfurique*, ont produit des précipités noirs de *sulfure de cuivre*, lesquels précipités, traités à leur tour et séparément par l'*acide nitrique concentré*, ont fourni chacun une quantité de nitrate de cuivre, à quelques fractions près, égale à celles des sulfates ajoutés à chacun des quatre pains.

Il résulte donc des expériences précédentes qui ont été faites avec le plus grand soin :

1° Que le sulfate de cuivre (vitriol bleu) ne peut point être employé dans la fabrication du pain, dans le but d'en améliorer le levage et de le blanchir, car il s'oppose au levage et en colore désagréablement la mie;

2° Que par l'incinération, et en employant les moyens convenables, on peut retirer la presque totalité du sel cuivreux ajouté au pain.

Falsification du Sel marin.

Sur l'avis donné à l'un de vos prédécesseurs, que plusieurs marchands de sel marin (sel de cuisine, muriate de soude), le mélangent de sels étrangers et particulièrement de sels de varech et de sels de salpêtriers, le Conseil a procédé à l'analyse de soixante-dix échantillons de sels pris chez divers marchands ; il est résulté de cette analyse faite avec le plus grand soin :

1° Que le plus grand nombre des échantillons étaient du sel marin, sans mélange de substances étrangères ;

2° Que quelques échantillons contenaient des traces d'iode ; mais que cette substance s'y trouvait en si petite quantité, qu'elle ne pouvait pas y avoir été introduite pour falsifier le sel, puisqu'elle s'élevait à peine à la *cent millième partie* de la masse ;

3° Que ces mêmes échantillons contenaient des sels de potasse dans la proportion de quatre à huit pour cent, quantité trop faible pour être nuisible, une petite quantité de muriate de potasse donne même quelque qualité au sel marin et contribue au goût agréable des bouillons, gelées de viandes, etc. ; mais il ne faut pas que cette quantité s'élève à plus de trois à quatre pour cent.

Ainsi le Conseil pense que l'on peut regarder comme falsifiés les sels de cuisine qui contiennent, de cinq à six pour cent, de sels à base de potasse, et que la vente doit en être interdite, non seulement, parce qu'une pareille falsification nuit aux intérêts du trésor qu'elle frustre de son droit, mais surtout, parce que le sel marin, ainsi falsifié, pourrait être nuisible à la santé des hommes et des animaux qui en font usage.

De nouvelles recherches faites sur un grand

nombre d'échantillons saisis chez divers fabricans et marchands qui étaient signalés comme falsifiant le sel marin avec des sels dangereux, tels que les hydriodates, ont donné lieu à quatre rapports.

Les échantillons de sels soumis à l'analyse n'ont présenté aucune falsification, tous ont été trouvés conformes au nom sous lequel on les vendait. Un seul paquet de sel marin, dont l'aspect paraissait accuser un mélange, a offert, en effet, une quantité d'hydriodate dont la présence était due évidemment au mélange du sel marin avec des sels provenant des varechs.

Comme les sels de varech sont dangereux et qu'ils peuvent nuire, pris même à une assez faible dose, le Conseil a pensé qu'il fallait, non seulement empêcher la vente de tout sel marin qui serait mélangé de sels de varech, mais encore que l'on devait surveiller les manufacturiers, et s'opposer à ce qu'ils fassent, à l'avenir, un semblable mélange.

Usage des Chaudières de cuivre rouge pour cuire les Légumes.

Le Conseil, consulté s'il n'y avait pas de danger à permettre aux fruitières de se servir, comme elles font ordinairement, de chaudières de cuivre rouge sans étamage, pour opérer la cuisson des légumes, a soumis cette question à une assez longue discussion ; les avantages et les inconvéniens de l'étamage des ustensiles dont il s'agit, ont été débattus et pesés avec le plus grand soin, et en résultat, le Conseil a émis l'opinion :

1° Que pour les ustensiles ordinaires de cuisine, il est incontestable qu'ils doivent être étamés à l'étain fin, parce que c'est plutôt à l'action des divers assaisonnemens qu'on y prépare et qu'on ajoute aux alimens, qu'est due l'altération de ces ustensiles, qu'à celle de ces mêmes alimens, pendant leur cuisson ; et que les frais d'étamage, eu égard aux petites dimensions de ces vases, sont peu considérables, et peuvent, par cela même, être répétés aussi souvent qu'on le juge nécessaire ;

2° Que pour les grands chaudrons ou bassines de cuivre rouge dont les fruitières se servent pour cuire les légumes, l'étamage n'est pas nécessaire, parce que la plupart des herbages qu'on y fait cuire n'ont aucune action sur ce métal, et que les fruitières se font un point d'honneur de tenir ces vases dans le plus grand état de propreté. Le Conseil a même été d'avis que ces chaudières ou bassines étamées offraient promptement beaucoup plus de dangers, soit parce qu'on apporterait moins de soins à les bien nettoyer, soit parce que, d'une part, l'étamage de ces grandes pièces étant très dispendieux, on le ferait refaire rarement, et que, de l'autre, on n'aurait aucune garantie que les chaudronniers emploieraient de l'étain fin pour cette opération, et que d'ailleurs un étamage même à l'étain fin, s'il est mal fait, offre moins de sécurité que du cuivre rouge qui est tenu dans un grand état de propreté.

Usage des robinets en cuivre; inconvéniens de s'en servir pour des liqueurs potables.

La question de savoir, s'il n'y a pas d'inconvéniens à se servir de robinets en cuivre, pour soutirer des liqueurs potables ayant été soumise au Conseil, il a pensé que ces robinets étant exposés, dans leur partie inférieure, à l'action alternative de l'air et des liqueurs souvent acides contenues dans les barils, leur usage pourrait donner lieu à des accidens, s'ils n'étaient pas souvent nettoyés; si les liqueurs soutirées étaient bues à haute dose, et si elles ne déposaient pas une sorte de vernis à la surface interne des robinets qui garantit le cuivre de l'action de l'air.

La solution de la question, comme on voit, se trouvait donc subordonnée d'une part, à la nature des liqueurs et de l'autre à la propreté du marchand ou aux précautions qu'il est dans l'usage de prendre. Toutefois, cependant, le Conseil a proposé, comme un des meilleurs moyens de sécurité, d'obliger les marchands de liqueurs à faire étamer l'intérieur des robinets à l'étain fin, ou, ce qui vaudrait mieux encore, à les faire remplir d'un cylindre d'étain fin, dans lequel on forerait le conduit d'écoulement.

Epizootie sur les poules.

Une maladie très meurtrière et très rapide dans sa marche, a sévi sur les poules et les dindons sans attaquer les oies et les canards ; c'est dans le cours du printemps qu'elle a exercé ses ravages dans le plupart des communes rurales du département. L'animal atteint de la maladie était triste et lourd; une diarrhée verdâtre l'affaiblissait très rapidement; bientôt il tombait en convulsion et périssait; la durée de cette affection était de deux à trois jours, quelquefois d'un jour seulement : car souvent le matin en ouvrant le poulailler, on trouvait morts beaucoup d'animaux qui paraissaient bien portans la veille.

Il a été impossible de reconnaître la nature de l'affection dont il s'agit, et d'en assigner les causes, puisque rien n'a été changé, ni dans le régime, ni dans l'habitation de ces animaux. Les personnes auprès desquelles on a pu prendre des renseignemens attribuaient la maladie à l'action d'un *mauvais air*, et la croyaient contagieuse pour les poules seulement; car on n'a point observé de maladie ni parmi les vaches, ni parmi les chiens ou les chats qui sont toujours plus ou moins en contact avec les poules.

La plupart des poules malades ont été achetées par des marchands de volailles et livrées à la consommation , sans qu'il en soit résulté le moindre inconvénient , et des propriétaires en ont mangé sans en être incommodés. Plusieurs membres du Conseil ont observé qu'une maladie semblable sévit, de temps en temps dans les poulaillers, sans que la contagion ait été jamais bien constatée, et ils n'ont pas eu connaissance qu'aucune maladie se soit développée en même temps, soit parmi les autres animaux domestiques, soit parmi les personnes qui habitaient les maisons où régnait l'épizootie.

Maladie épidémique.

Une maladie peu grave de sa nature et dont le siége était fixé sur les voies digestives, a régné d'une manière assez générale dans certains quartiers de Paris et dans quelques casernes. Les habitans qui en furent atteints, en attribuèrent la cause à une altération du pain ou des farines avec lesquelles on le confectionnait; mais l'analyse d'un grand nombre d'échantillons de pains et de farines pris chez divers marchands, a prouvé qu'il n'y avait, dans cette substance alimentaire, aucun corps étranger capable de nuire ; que les farines n'étaient ni falsifiées ni avariées; qu'en conséquence, il fallait chercher ailleurs la cause de la maladie.

Dans deux casernes où une affection de même nature s'est manifestée, on a cru devoir l'attribuer à des causes locales, mais un examen attentif a bientôt prouvé que les causes que l'on présumait avoir pu agir pour produire la maladie, n'existaient pas et qu'il n'était possible de l'attribuer qu'à des causes générales dépendantes de la constitution atmosphérique, causes qui avaient agi sur une partie de la population de Paris, comme sur les soldats des deux casernes.

Une maladie d'une autre nature, que nous avons fait connaître dans notre rapport général pour l'année 1828, avait déterminé le Conseil à faire une visite générale des casernes, afin de les examiner sous le rapport de la salubrité. Cet examen a été fait avec le plus grand soin, par une commission dont M. Rohault, architecte de la petite voirie, faisait partie, et les observations multipliées auxquelles il a donné lieu, ont été consignées dans un rapport fort étendu qui a été lu à la séance du 6 février.

Chaque caserne a été l'objet d'observations spéciales, et des mesures d'assainissement ont été proposées pour toutes les localités qui en étaient susceptibles. Nous ne reproduirons point ici ce qui a été dit à cet égard, mais nous croyons devoir rappeler les mesures générales de salubrité qui ont été indiquées à la fin du rapport, soit pour servir de guide, si l'on avait de nouvelles casernes à construire, soit pour améliorer les conditions sanitaires des casernes déjà construites, toutes les fois qu'elles en seront susceptibles.

1° Les cours devraient être très spacieuses et plantées d'arbres autant que les localités le comporteraient;

2° Toutes les chambrées devraient être élevées

de plafond (5 mètres d'élévation), parfaitement ventilées et disposées de manière à recevoir le soleil au moins une partie de la journée;

3° Les planchers supérieurs devraient être plafonnés et les murs du rez-de-chaussée être revêtus à l'intérieur de mastic humidifuge;

4° Les couchettes devraient être en fer, à une seule place, et séparées l'une de l'autre, par un espace de 50 centimètres au moins;

5° Les latrines, même celles qui sont à ciel ouvert, devraient être assainies par le moyen d'un tuyau d'appel et les pissotières garnies d'une cuvette à la Déparcieux;

6° Les buanderies devraient être placées au rez-de-chaussée et leur sol dallé en pente douce, avec un petit caniveau creusé à la partie la plus décline et aboutissant au ruisseau de la cour, pour que les eaux puissent s'écouler facilement Il devrait aussi être défendu de faire des savonnages dans les étages supérieurs;

7° Dans le cas où l'on serait obligé de pratiquer des corridors, il faudrait y établir une grande ventilation par de larges baies ouvertes aux deux extrémités opposées.

8° De grands réfectoires devraient être établis dans chaque caserne; il serait alors défendu aux soldats de prendre leurs repas dans leurs chambrées;

9° Il serait à désirer que, dans les casernes de cavalerie et surtout dans celles des gendarmes qui sont exposés à des courses plus fréquentes et par tous les temps, il y eût des espèces d'antichambre ou de vestiaire, où ils déposeraient leurs manteaux et leurs buffleteries lorsqu'ils sont mouillés;

10° On devrait supprimer tous les cachots souterrains, c'est assez qu'ils soient placés au rez-de-chaussée. On aura soin surtout, que ces lieux de punition soient bien éclairés et bien ventilés, car le Conseil a vu, avec peine, que presque partout, les cachots sont malsains; ils sont généralement peu éclairés et très mal ventilés. Un pareil état de choses afflige douloureusement la pensée, par le contraste frappant qu'il présente avec les idées d'ordre et de bonheur que comporte notre état de civilisation. Les cachots doivent être des lieux de sûreté et de privations morales, mais non pas des lieux dégoûtans par leur malpropreté et pernicieux par leur insalubrité.

11° Enfin, il devrait être enjoint à MM. les officiers des corps casernés, de veiller mieux qu'ils ne le font à ce qu'il règne dans les casernes la plus grande propreté; car rien n'est plus nécessaire à la salubrité d'une habitation occupée par un grand nombre d'individus qu'une extrême propreté.

De l'emploi des tissus métalliques et d'amiante pour préserver les pompiers dans les incendies, proposé par M. le professeur Aldini.

Hemphry-Davy, en étudiant la flamme dans

ses rapports avec les tissus métalliques, a reconnu que ces tissus avaient la propriété d'en empêcher la propagation en la refroidissant, de telle sorte que si l'on sépare en deux, par une toile métallique présentant des ouvertures convenables, un espace rempli d'un gaz ou d'une vapeur combustibles, on pourra avoir d'un côté une combustion et de l'autre le gaz ou la vapeur dans leur état primitif. L'application que ce savant a faite de cette propriété, à la confection d'une lampe pour les mineurs, est un véritable service rendu à l'humanité, puisqu'elle met les ouvriers qui travaillent dans les mines, à l'abri des détonations souvent si fâcheuses auxquelles ils étaient exposés autrefois.

L'usage de ces lampes ou lanternes devrait être généralement adopté pour les écuries, les greniers et les magasins qui renferment du fourrage ou d'autres matières facilement combustibles; car une pareille lanterne pourrait être posée sur un tas de foin ou de paille, sans qu'on eût à craindre un incendie, des brins de foin ou de paille pourraient même s'y introduire et brûler sans que la flamme se communiquât au dehors. On ne saurait donc trop louer les efforts du savant professeur Aldini pour en propager l'emploi dans l'usage domestique; la confection de ces lampes ne serait ni difficile ni coûteuse, et par leur moyen, on éviterait, assurément, un grand nombre d'incendies.

M. Aldini profitant de la découverte du célèbre chimiste Davy, a eu l'heureuse idée de combiner l'emploi des tissus métalliques avec celui du tissu d'amiante, pour garantir l'homme de l'action des flammes, au milieu desquelles il pourrait pénétrer dans un incendie; il est parvenu en soumettant des morceaux d'amiante à l'action de la vapeur d'eau, à obtenir de cette substance incombustible, des fils très longs et très fins dont il a été facile de faire des tissus propres à la confection de divers vêtemens.

M. Aldini a fait préparer, pour l'usage des pompiers, des vêtemens d'amiante formés d'un casque à visière recouvrant les épaules et percé de trois ouvertures, deux pour la vision, recouvertes d'une toile métallique, et l'autre pour la respiration, d'une veste à manches avec des gants, d'un pantalon et des bottes dont la semelle est faite d'un morceau de carton en amiante très épais; ces vêtemens doivent, à leur tour, être recouverts d'une enveloppe de toile métallique.

L'enveloppe de toile métallique consiste en un casque descendant jusque sur les épaules, une veste n'ayant que la manche gauche et un gant pour la main du même côté, et un pantalon à pied, formé de deux parties qui s'adaptent aux deux jambes et sont fixées à la ceinture par le moyen d'agraffes. Pour garantir le bras droit, M. Aldini a imaginé d'armer les pompiers d'un bouclier en toile métallique d'environ 1 mètre

5 centimètres de haut qui leur sert à repousser la flamme.

Une série d'expériences a été faite en présence d'une commission; on a employé le vêtement d'amiante, des habits de drap rendu incombustible par l'addition de sels divers, comme l'alun, le borax ou le phosphate d'ammoniaque. On s'est servi aussi d'un casque de même nature et d'un casque de laine tricotée rendue incombustible par le même moyen, et voici les inductions que la Commission a cru pouvoir tirer des diverses expériences auxquelles elle a assisté :

1° Elle pense, et M. Aldini l'avait déjà reconnu, que l'enveloppe métallique doit avoir une assez grande capacité pour ne pas toucher l'enveloppe d'amiante par aucun point, afin d'éviter les brûlures qui résulteraient de son contact un peu prolongé ;

2° Elle a observé que le vêtement d'amiante fatigue par son poids, et qu'une fois chauffée cette enveloppe devient insupportable ;

3° Elle croit que si la laine rendue incombustible peut être substituée à l'amiante, comme l'expérience semblerait permettre de l'espérer, elle offrirait de grands avantages à raison de sa légèreté, de son prix peu élevé et surtout, parce que étant bien moins conductrice du calorique que l'amiante, son contact prolongé n'aurait pas les mêmes inconvéniens ;

4° Elle est d'avis que les appareils proposés par ce savant, doivent éprouver quelques modifications pour les rendre d'un usage prompt, sûr et facile; ainsi :

Le bras droit des pompiers devrait être recouvert d'un tissu métallique comme le reste du corps.

L'armure métallique a besoin d'être rendue plus souple, en établissant des charnières dans les parties qui recouvrent les articulations, et les moyens d'attache devraient être plus prompts et plus solides.

Le masque d'amiante ou de laine paraît aussi exiger des changemens importans, qui devront surtout avoir pour résultat, de permettre aux pompiers d'apercevoir leurs pieds, pour qu'ils puissent marcher avec sûreté au milieu des décombres ;

5° Enfin, la Commission pense que le bouclier métallique pourra rendre de grands services, et que les toiles métalliques pourront être employées avec beaucoup d'avantages, pour empêcher la communication de la flamme d'une pièce incendiéee à la pièce voisine, en tendant ces toiles devant les ouvertures des portes.

En terminant son rapport, la Commission, après avoir appelé la bienveillance du Gouvernement sur l'auteur des procédés qu'elle venait d'expérimenter, a voté des remercîmens à M. Aldini, pour avoir communiqué ses procédés avec autant de zèle que de désintéressement. Le Conseil a partagé les votes de la Commission et croit devoir exprimer publiquement ici toute l'estime que mérite, à si juste titre, ce savant philantrope qui, dans un âge très avancé et affecté d'une maladie assez grave, n'a pas craint les fatigues d'un long voyage, pour apporter lui-même en France les procédés préservateurs qu'il a créés.

Ces procédés, Monsieur le Préfet, peuvent être perfectionnés ; pour y parvenir, il suffira de solliciter de M. le Ministre de l'Intérieur, des fonds spéciaux, afin de pouvoir continuer les essais déjà si heureusement commencés ; sous un gouvernement dont toute la volonté ne peut avoir pour but que le bien général, c'est le servir que de provoquer l'application de ses ressources à des projets utiles à l'humanité ; ainsi le Conseil, persuadé de votre zèle éclairé pour le bien public, n'hésite pas à croire, Monsieur le Préfet, que, dans cette occasion comme dans toutes celles qui pourront se présenter durant votre administration, vous ferez tous vos efforts pour que vos administrés jouissent de tous les avantages que comporte notre état de civilisation et les progrès toujours croissans des sciences et des arts.

Indépendamment des différens objets sur lesquels nous venons de fixer un moment votre attention, le Conseil a encore fait des rapports sur :

13 Fabriques de produits chimiques. — 11 Machines à vapeur. — 9 Établissemens de teinturiers - dégraisseurs. — 12 Fabriques de chandelles ou fonderies de suif. — 6 Buande-

ries, — 5 Porcheries. — 8 Fabriques de papier peint. — 6 Fabriques de vernis. — 6 Fabriques de chapeaux. — 6 Chaudières à vapeur. — 5 Relatifs à la fabrication du gaz. — 4 Fabriques et épuration d'huiles. — 3 Fonderies de cendres. — 5 Fonderies de métaux. — 3 Fabriques de sirops et liqueurs. — 4 Fabriques de fécule. — 6 Tanneries et Corroieries. — 4 Fabriques de savon. — 7 Établissemens de chiffonneries. — 4 Fabriques de charbon à vases clos.

Les autres rapports sont relatifs à des objets très variés, tels que laverie de laine, plomberie, fabrique de porcelaine, de noir de fumée, d'orseille, de bleu de Prusse, de cordes à boyaux, de potasse factice, de chromate de potasse, de toiles humidifuges, etc.

DEUXIÈME PARTIE, RÉDIGÉE EN 1833.

Tableau de Mortalité.

Le Tableau de mortalité a été exécuté d'après le plan adopté en 1827, et, comme en 1828, on a établi un état général de la mortalité par arrondissement et par quartier, en y comprenant les décès qui ont eu lieu dans les hôpitaux; on conçoit que pour pouvoir remonter de l'effet aux causes, c'est-à-dire des décès aux causes qui ont pu concourir à la production des maladies auxquelles les malades ont succombé, il fallait nécessairement tenir compte des décès survenus dans les hôpitaux, en les reportant aux quartiers respectifs auxquels les malades appartenaient; ce moyen seul pouvait conduire au résultat que l'on doit se proposer en dressant des tables de mortalité. Mais, pour tirer parti d'un pareil travail, il faut pouvoir comparer le nombre des décès à la population de chaque quartier; pour cela, il serait donc essentiel d'ajouter chaque année au tableau général de la mortalité par quartier, un tableau de la population également par quartier, d'après le dernier recensement qui aura été fait. Votre désir de favoriser tout ce qui peut être utile à la population de Paris, et le zèle éclairé que M. Trebuchet, chef du bureau sanitaire, met à exécuter vos ordres en tout ce qui peut seconder les vues du Conseil, nous fait espérer que non seulement nous aurons le tableau de la population par quartier, mais que dans la suite, nous l'aurons par rues, et que nous pourrons arriver bientôt à connaître les décès qui ont lieu dans chaque rue; alors il deviendra moins difficile de saisir les véritables causes qui agissent pour produire l'énorme différence que l'on remarque entre la mortalité d'un arrondissement et d'un quartier, comparée à celle d'un autre arrondissement et d'un autre quartier, et, nous osons le prédire, alors aussi on verra que si dans les villes, la vie du pauvre est bien plus souvent atteinte que celle du riche, c'est surtout par l'obligation où il se trouve d'habiter les quartiers, les rues et les logemens les plus insalubres, de vivre aggloméré dans un petit espace, rendu plus insalubre encore par la malpropreté et par le besoin de se défendre contre l'action du froid, en empêchant le renouvellement de l'air dans l'intérieur de l'habitation.

En 1827, le Conseil avait demandé qu'au relevé des décès produits par la phthisie dans chaque quartier, on joignît un pareil relevé des décès occasionnés par le catarrhe pulmonaire qui, bien qu'il sévisse à une époque beaucoup plus reculée de la vie, paraît néanmoins se confondre avec la phthisie par ses symptômes et la marche qu'il affecte; ce relevé a en effet été joint au tableau de mortalité pour l'année 1828, mais il manque au tableau dont nous rendons compte; il sera nécessaire de le rétablir.

Si l'on examine les maladies qui ont été causes plus fréquentes des décès, on trouve en première ligne, la phthisie pulmonaire qui a fait périr 1148 individus du sexe masculin, et 1448 du sexe féminin; c'est particulièrement de l'âge de dix ans à celui de cinquante, que cette maladie a exercé sa funeste influence, et il est à remarquer que le nombre des décès du sexe féminin, est d'environ un quart plus élevé que celui des décès du sexe masculin, et cette proportion est même plus forte pour les années 1827 et 28. Les décès produits par le catarrhe pulmonaire qui, comme nous l'avons déjà dit, peut être regardé comme la phthisie des vieillards, ont été au nombre de 955 pour le sexe masculin, et de

1132 pour le sexe féminin. Ici la proportion est cependant un peu moindre et on peut facilement en trouver la raison dans la manière de vivre de deux sexes qui, à cette période de la vie, diffère beaucoup moins que durant celle où l'on voit la phthsie pulmonaire exercer ses ravages (1). La vie plus sédentaire que mènent les jeunes femmes comparée à la vie active des hommes du même âge, fait qu'elles sont plus habituellement exposées à l'action des causes d'insalubrité qui résultent de la nature de l'habitation, et conséquemment, de l'altération de l'air qu'on y respire et de la privation de l'influence solaire; sans doute aussi que les couches, l'alaitement et la manière dont elles se vêtissent, et surtout, la pression que le corset exerce sur la poitrine doivent contribuer à produire cette différence. Ne serait-ce pas encore à cette fâcheuse pression du corset, qu'il faudrait rapporter en très grande partie, la différence bien plus grande qui existe, entre le nombre des décès produits par les anévrismes du cœur chez les deux sexes; en effet, 194 hommes seulement, ont succombé à cette maladie, tandis qu'elle a fait périr 396 femmes, et le même rapport, à peu près, se remarque d'une manière constante, chaque année.

(1) Cette raison nous paraît d'autant plus probable, qu'à cette époque de la vie, le nombre des femmes dépasse celui des hommes, et qu'en conséquence, les décès au lieu de diminuer en proportion auraient dû augmenter. (*Note du Rapporteur.*)

La raison de la différence que l'on remarque entre le nombre des décès de l'un et l'autre sexe qui ont été produits par le squirrhe serait plus difficile à assigner, si on ne la trouvait en quelque sorte, dans l'organisation même, et surtout, dans l'existence de deux organes, l'*utérus* et les *seins*, qui chez la femme sont susceptibles à un haut degré de cette altération de tissus, de cette espèce de transformation que l'on désigne par le nom de squirrhe. Cette maladie a effectivement causé la mort de 419 femmes, tandis qu'elle n'a fait périr que 105 hommes, proportion qui se trouve être la même, chaque année, à très peu de variations près.

La gastrite, l'entérite et l'inflammation du poumon, sont, après la phthsie et le catarrhe, les maladies qui ont produit le plus grand nombre de décès, et cela dans les rapports suivans : Gastrite 840 du sexe masculin, 1108 du sexe féminin; entérite 1171 masculin, 1103 féminin; et c'est dans la période de trois mois à sept ans, que ces maladies ont plus particulièrement fait leurs victimes. A ces maladies, pourraient aussi, à assez juste titre, être rapportés les décès produits par les convulsions, car souvent les convulsions sont le résultat plus ou moins immédiat de l'irritation des voies digestives ; 664 garçons et 746 filles ont succombé à cette affection, et c'est particulièrement depuis la naissance jusqu'à l'âge de 5 ans que les décès ont eu lieu.

L'inflammation du poumon a fait périr 863 individus du sexe masculin, et 872 du sexe féminin, et c'est de la naissance à 6 ans et de 15 ans à 75, qu'elle a fait le plus de victimes; l'apoplexie compte 542 décès du sexe masculin et 424 du sexe féminin, presque tous arrivés de l'âge de 30 ans à celui de 85; la péritonite a donné lieu à 409 décès parmi les femmes, particulièrement de l'âge de 20 ans à celui de 35, et à 125 seulement parmi les hommes, et de l'âge de 25 à 45: la raison de cette différence dans le nombre des décès chez les deux sexes, comme dans l'époque de la vie où ils ont lieu, se trouve dans les fonctions dévolues à la maternité qui dispose les femmes aux inflammations fréquentes du péritoine.

Nous n'entrerons pas dans de plus grands détails relativement aux maladies qui, après celles que nous venons de signaler, ont été causes plus fréquentes de décès; nous ne ferions, à cet égard, que répéter ce que nous avons déjà exposé dans nos précédens rapports; car on remarque peu de variations, soit dans les époques de la vie où ils ont eu lieu, soit aussi dans le sexe des victimes, suivant chaque espèce d'affection.

Dispensaire, Filles publiques.

Les changemens survenus dans l'administration de la Préfecture de Police, n'ont pas permis au Conseil de se procurer les renseignemens qu'il avait coutume de prendre, chaque année, auprès des employés chargés de cette partie du service public, du moins, comme ces renseignemens étaient incomplets, il n'a pas cru devoir s'en servir, dans la crainte de faire un travail qui l'aurait peut être conduit à tirer de fausses inductions.

Noyés et Asphyxiés, Suicides.

Les élémens qui ont servi jusqu'ici à composer cette double partie du rapport général, ont complètement manqué; il est cependant essentiel que le Conseil puisse s'éclairer sur la nature des secours qui sont donnés aux noyés et asphyxiés, sur la durée pendant laquelle ces secours ont été administrés et sur les succès qui en ont été la suite, suivant le temps plus ou moins prolongé de l'immersion ou de l'asphyxie, car ce n'est qu'en connaissant ces diverses circonstances qu'il peut concourir utilement à améliorer cette branche de l'Administration publique; et le défaut de la surveillance exercée jusqu'à présent par le Conseil, pourrait d'ailleurs favoriser une négligence coupable parmi les personnes chargées de secourir les noyés et les asphyxiés.

Pour éviter qu'à l'avenir le Conseil se trouve encore, même éventuellement, privé des notions qui lui sont nécessaires sur cette partie intéressante de l'hygiène publique, il aura l'honneur de vous proposer, Monsieur le Préfet, un modèle de registre d'inscription sur lequel chaque cas d'asphyxie, par immersion dans l'eau ou par des gaz nuisibles ou seulement impropres à la respiration, sera porté, en tenant compte des diverses circonstances qu'il peut être utile de connaître, soit dans l'intérêt de l'administration, soit dans celui de la science et de l'humanité.

Un pareil registre devra aussi recevoir l'inscription des suicides avec toutes les circonstances qui peuvent concourir à éclairer sur les causes physiques et morales, prochaines et éloignées qui disposent et déterminent les hommes à attenter à leur vie : car ce n'est qu'en remontant aux causes que l'on parviendra, s'il y a possibilité, à diminuer ce funeste penchant qui semble s'accroître, depuis quelques années, dans un rapport qui n'est point proportionné à l'augmentation de la population.

Maisons de Sevrage.

Le Conseil, dans plusieurs de ses rapports généraux, avait appelé l'attention de vos prédécesseurs sur la nécessité de connaître les maisons de sevrage, de les inspecter et de les assujettir à un règlement sanitaire (1); il a fait ressortir tous les avantages qui résulteraient pour une partie intéressante de la population de Paris, de l'adoption de ces mesures; ses vues, sur cet objet important,

(1) *Rapport général des travaux du Conseil de Salubrité*, année 1827.

furent enfin accueillies et ont servi de base à une Ordonnance de Police en date du 9 août 1828 ; mais le Conseil, Monsieur le Préfet, depuis que cette ordonnance a été publiée, n'a jamais été chargé ni d'examiner la tenue des maisons de sevrage qui existaient, ni été consulté sur la salubrité des lieux qui ont pu servir à en former de nouvelles.

Maisons de Santé et Maisons de Bains.

Il se voit obligé de faire la même observation par rapport aux maisons de santé ; ici il pourrait même revendiquer une surveillance qui était autrefois dans ses attributions ; chaque année, en effet, il faisait une visite générale des maisons de santé, et chaque fois qu'il y avait demande d'en ouvrir une nouvelle, cette demande était adressée au Conseil, pour avoir son avis sur la salubrité et la convenance de l'habitation.

Vous penserez sans doute, avec nous, Monsieur le Préfet, que le Conseil que vous consultez, chaque jour, sur tant d'objets divers qui ont des rapports plus ou moins directs avec la salubrité, devrait surtout, l'être en ce qui concerne des maisons de santé et de sevrage qui en ressortent essentiellement.

Maisons de Bains et Dépôts d'Eaux Minérales.

Même observation est encore applicable à l'égard des maisons de bains et des dépôts d'eaux minérales : le Conseil est cependant consulté sur la formation de ces établissemens, mais il ne reçoit plus chaque année, comme autrefois, la mission de les inspecter.

Prisons.

Deux prisons nouvelles ont été construites, l'une rue de Clichy, destinée aux détenus pour dette, et l'autre rue de la Roquette, généralement appelée Prison modèle.

La première est formée de deux corps de bâtiment formant angle ; d'après le plan adopté pour cette prison, un troisième corps de bâtiment sera élevé parallèment au plus grand des deux qui existent, et présentera les mêmes disposition intérieures et extérieures, en sorte qu'étant achevée, elle se composera de trois corps de bâtiment, l'un moyen situé au couchant, donnant sur une cour ayant porte-cochère sur la rue de Clichy, et deux latéraux situés l'un au midi et l'autre au nord.

Le bâtiment moyen n'est élevé que d'un étage au-dessus du rez-de-chaussée, les deux bâtimens latéraux, dont l'un est achevé, sont élevés de trois étages et sont doubles en profondeur, un grand corridor règne à chaque étage, et est ouvert à ses extrémités pour recevoir l'air et la lumière; un double rang de cellules, ayant environ 24 mètres cubes de capacité, s'ouvre sur ce corridor, et chaque cellule a une croisée à grands carreaux (1).

Au rez-de-chaussée qui est fort élevé, se trouve une grande galerie donnant sur la cour, destinée à servir de promenoir, lorsqu'il fera froid ou mauvais tems.

Enfin, une grande cour plantée d'arbres, complètement ouverte au levant et n'ayant au couchant que le bâtiment moyen dont il a été parlé, servira de promenoir pendant les beaux jours. Cette cour est actuellement tout-à-fait ouverte au midi et se trouve abritée du nord par le grand corps de bâtiment déjà construit.

Il résulte de cette disposition tant de la cour que de l'intérieur du bâtiment destiné à recevoir les détenns, que la ventilation y sera aussi parfaite qu'on peut le désirer et que, sous ce rapport, cette prison pourra être citée comme modèle. Mais nous ne pouvons pas en dire autant, si on l'examine sous le rapport de l'action solaire; en effet, toutes les cellules étant exposées,

(1) Cette capacité serait suffisante s'il y avait, pour chaque cellule, un moyen de ventilation continue; mais ce moyen n'existe pas, et comme chaque individu, pour respirer à l'aise, doit avoir 8 m. 4 c. environ d'air neuf par heure, il s'ensuit qu'après trois heures, l'air confiné dans la cellule est dejà altéré, aussi cette altération se fait-elle apercevoir d'une manière très sensible par l'odeur dont on est frappé en entrant dans une cellule, soit le matin. au lever du détenu, soit dans la journée, lorsqu'il s'est enfermé pendant quelques heures; on obvierait à cet inconvenient grave, en plaçant un *ventilateur à graduation* à chaque croisée.

les unes au midi et les autres au nord, il en résulte que dans les unes on sera constamment privé de l'influence bienfaisante des rayons solaires, tandis que dans les autres, on sera quelquefois fatigué, soit par une lumière trop vive, soir par une trop grande chaleur.

Cette observation paraîtra peut-être minutieuse à certains esprits qui croient que l'air et la lumière ont très peu d'influence sur la santé et la vie de l'homme, mais lorsque l'on songe que la détention est déjà par elle-même une cause qui agit, sans cesse et d'une manière fâcheuse, sur la santé des détenus, on ne saurait trop écarter des prisons tout ce qui peut, d'une manière quelconque, contribuer à rendre l'existence pénible.

Pour les prisons comme pour tous les grands établissemens, où doivent se trouver réunis un plus ou moins grand nombre d'individus, il est très important, sous le rapport de la salubrité, de favoriser la ventilation et l'action des rayons solaires, par tous les moyens possibles.

Sous le rapport de la ventilation, le parallélisme des bâtimens est la disposition la plus avantageuse que l'on puisse adopter; mais il faut que l'espace qui sépare les bâtimens ait au moins en largeur une étendue quadruple de la hauteur du bâtiment le plus élevé, et qu'il ne soit fermé à ses extrémités que par un simple mur de clôture, ou au plus, par un corps de bâtiment élevé d'un rez-de-chaussée seulement.

Sous le rapport de l'action solaire, la disposition la plus avantageuse, dans notre climat surtout, serait de construire les bâtimens, en leur donnant la direction du sud au nord ; de cette manière, les deux grands côtés seraient alternativement exposés à l'influence bienfaisante du soleil, pendant une partie égale de la journée, et conséquemment, toutes les parties habitées se trouveraient soumises à cette heureuse influence. Un autre avantage résulterait de cette disposition, c'est que les deux extrémités du bâtiment étant exposées, l'une au midi et l'autre au nord, des ouvertures pratiquées à ces deux extrémités serviraient merveilleusement la ventilation de l'intérieur du bâtiment, soit que l'on construisît un long corridor entre une double rangée de cellules, soit que l'on établît une grande salle ou dortoir commun. Cette même disposition favoriserait beaucoup aussi la ventilation des cours.

Les avantages du mode de construction que nous proposons d'adopter, généralement, pour les établissemens dont il s'agit, sont constatés par une expérience irrécusable ; il suffit pour en acquérir la conviction, de visiter Bicêtre, la Salpétrière et les Invalides; car, à Bicêtre comme aux Invalides, à peine est-on arrivé dans les cours, que l'odeur qui s'y fait sentir, annonce la présence d'une agglomération d'individus, tandis qu'on ne sent rieu dans les cours de la salpétrière ; ici tous les corps de bâtiment sont isolés et parralèles, et conséquemment toutes les cours intermédiaires sont ouvertes par leurs extrémités, la ventilation y est facile et complète ; l'air ne peut nulle part rester cantonné. Les cours carrées de Bicêtre et des Invalides, enceintes de bâtimens élevés, ne peuvent permettre qu'une ventilation imparfaite ; si l'air est chassé d'un côté, il est retenu de l'autre ; il se déplace dans l'enceinte, mais il ne peut s'en échapper qu'en très faible partie : la presque totalité y reste cantonnée, malgré même l'action des vents.

Prison de la Roquette.

Cette prison, qui a été construite dans la vue d'avoir une prison modèle, est loin de pouvoir être citée comme telle, sous le rapport de la salubrité.

Le but principal que l'on a eu pour adopter le plan d'après lequel elle a été construite, était d'en faciliter la surveillance ; c'est dans ce but que l'on a placé au centre de cet établissement, une rotonde vers laquelle tous les corps de bâtimens destinés aux détenus, viennent converger, et d'où les préaux peuvent être inspectés ; dans cette rotonde devraient, par conséquent, être logées les personnes chargées de l'administration de la maison; mais, pour des raisons que nous ne rappellerons point, parce qu'elles sont étrangères à notre objet, elle a changé de destination.

Un autre but, qui a été sans doute secondaire

et qui aurait pu être mieux atteint, était, nous le pensons de favoriser la ventilation des préaux en les laissant ouverts aux vents, par un espace assez grand qui sépare la rotonde de tous les corps de bâtimens qui viennent converger vers elle; mais alors, il ne fallait pas enfermer ces cours par des bâtimens élevés sur tous les autres côtés, car, pour avoir une bonne ventilation, il ne faut pas seulement que l'air puisse pénétrer d'un côté, il faut encore qu'il puisse s'échapper de l'autre ; sans cela, l'air contenu ne pourra être chassé par l'air afférant : il pourra être refoulé, mais après l'effort de la pression qu'il subit, il reprendra sa place ; on aurait pu éviter cet inconvénient et on l'éviterait encore, en pratiquant au rez-de-chaussée de chaque corps de bâtiment qui fait face à la rotonde, une ou deux larges grilles qui correspondraient à de semblables grilles, donnant sur le chemin de ronde ; l'air alors qui pénétrerait dans les préaux, par la rotonde; s'échapperait à travers les grilles dans le chemin de ronde et réciproquement.

En facilitant le renouvellement de l'air dans les cours qui, nous devons le dire, ont de trop petites dimensions, on empêchera aussi l'humidité de s'y accumuler, et ce nouvel avantage ne sera pas seulement utile sous le rapport de la salubrité, il le sera encore sous celui d'une meilleure conservation des bâtimens.

Les salles destinées à l'infirmerie sont mal disposées ; les croisées sont trop élevées au-dessus du plancher pour que l'air puisse y être convenablement renouvelé; la cour destinée aux malades, est beaucoup trop petite et elle se trouve tellement encaissée, que la ventilation ne pourra jamais y être que très imparfaite ; cet inconvénient est d'autant plus grave que, par la disposition même de cette cour, l'air qu'elle renferme, habituellement froid, parce qu'elle ne recevra l'action du soleil que pendant quelques heures du jour, sera, par l'abaissement même de sa température, destiné seul à alimenter les salles de l'infirmerie.

La situation de plusieurs fosses d'aisances, laisse craindre que les moyens de ventilation établis soient insuffisans pour prévenir le développement de mauvaises odeurs dans les cabinets et leur introduction dans les corridors. En plaçant les cuisines dans la rotonde, il aurait été facile de profiter de leurs cheminées pour obvier à cet inconvénient, la ventilation des fosses établie et entretenue par ce moyen, aurait été assurée et constante sous toutes les températures et à tous les vents.

Nous ne dirons rien de l'exiguité des cellules, cet inconvénient est nécessité par l'économie, et, sous le rapport de la salubrité, on peut y obvier en plaçant, à la croisée de chaque cellule, un ventilateur à graduations.

Nous n'entrerons pas dans d'autres détails à l'égard de la prison de la Roquette qui ne pourra certainement pas être citée pour modèle, au moins sous le rapport si essentiel de la salubrité: il suffisait à notre but, d'établir que l'on peut mieux faire. Lorsque vous le désirerez, M. le Préfet, le Conseil visitera cette prison dans toutes ses parties et vous fera connaître, par un rapport détaillé, toutes les améliorations qu'elle comporte.

Une autre prison, nouveau Bicêtre, doit, dit-on, être construite en face de celle dont nous venons de parlerr; cette fois, nous osons l'espérer, l'Administration croira devoir en soumettre le plan au Conseil de salubrité, pour que, de concert avec M. l'Architecte qui en aura tracé la figure, il en puisse discuter les dispositions sous le rapport de la salubrité.

Nous ne saurions trop insister sur la nécessité d'apporter dans la construction des prisons, toutes les conditions de salubrité qu'elles peuvent comporter ; car on ne peut révoquer en doute la grande influence que toutes les causes d'insalubrité exercent sur la santé des détenus ; il est facile d'acquérir la preuve de notre assertion en jetant un coup-d'œil sur le travail qu'un de nos collègues a publié dans les *Annales d'Hygiène et de Médecine légale* (avril 1829, 1er. numéro, pages 1 et suivantes) sur la mortalité dans les prisons. Pour ne citer que quelques faits, on y verra que la mortalité s'y trouve en rapport avec la misère des détenus, la prolongation de la détention, l'insalubrité des lieux, l'encombrement et la mauvaise tenue de la prison. Or, l'encombrement et la mauvaise tenue des lieux sont eux-mêmes deux causes permanentes d'insalubrité, dont la misère, c'est-à-dire, le défaut de vêtemens et d'une nourriture suffisante et de bonne qualité, favorise l'action. La prolongation de la détention seule, ou jointe à la misère, agit encore pour accroître la mortalité en laissant le détenu plus long-temps exposé aux causes d'insalubrité, et cela est si vrai, que pour ne citer qu'un exemple, on voit qu'au Dépôt de Saint-Denis, la mortalité y est de 1 sur 3,97, tandis qu'à celui de Villers-Coterets, elle y devient tout-à-coup de 1 sur 6, bien que ce Dépôt ne soit, pour ainsi dire, peuplé que par les vieillards et les infirmes du Dépôt de Saint-Denis ; notre collègue, il est vrai, semble vouloir attribuer cette différence à une sorte d'*habitude* de séjour qui les *auraient accoutumés au régime de la maison* ; mais alors, n'est-il pas en contradiction avec lui-même, lorsqu'il prouve, par des calculs irrécusables, que la mortalité est beaucoup accrue par la prolongation de la détention, et ne doit-on pas, avecplus de vérité, attribuer cette énorme différence, à l'extrême insalubrité du Dépôt de Saint-Denis, que personne n'osera contester, et avec d'autant plus de raison, qu'il s'agit d'infirmes et de vieillards déjà disposés par l'âge et la maladie à subir une plus grande mortalité.

Veut-on des rapports plus frappans encore, et c'est notre collègue qui parle : « A Rouen, dans » la maison de justice, la mortalité est de 1 sur

» 4,06 pour 1812, 13 et 14, années de disette et de » mauvaise nourriture, et de 1 sur 51,18 depuis » 1815 jusqu'à 1820, période durant laquelle les » infirmeries ont été bien organisées, les soins » mieux administrés qu'auparavant, et le régime » alimentaire sensiblement meilleur.

» Dans le Bicêtre de la même ville, maison de » correction et d'arrêts, on trouve 1 sur 8,46 de » 1811 à 1814; sur 21,70 de 1816 à 1820, et » depuis lors, c'est-à-dire depuis que les con- » damnés à un an et plus de détention, sont re- » tirés de la maison, de 1 sur 59,07. » Qu'a-t-on fait par une pareille mesure? on a diminué ou peut-être détruit l'encombrement, cause active d'insalubrité, et on a enlevé à l'action des autres causes, les détenus qui, par leur séjour prolongé, en subissaient toute l'influence.

Que l'on compare la mortalité dans les divers bagnes où toutes les conditions de travail et de régime sont à peu près identiques; où trouver la raison d'une aussi grande différence, si ce n'est dans l'encombrement, l'insalubrité des lieux, leur bonne ou mauvaise tenue, toutes causes d'insalubrité.

Qu'on lise enfin l'article(page 15), intitulé, *différences dans la mortalité des prisonniers, qui doivent être attribuées à l'administration des Prisons*, et on se convaincra de plus en plus, de l'extrême influence que l'insalubrité des lieux, celle qui résulte de l'encombrement et de la mauvaise tenue des maisons, exerce sur la santé des détenus, quelles que soient d'ailleurs leurs positions morales, leurs ressources pécuniaires, et le régime auquel ils sont assujettis.

Aux citations que nous venons de faire, nous n'en ajouterons qu'une seule extraite d'un rapport de la Société royale pour l'amélioration des prisons, publié en 1825; on lit, page 5 : « le Conseil, dans le cours de ses travaux, a souvent » recommandé qu'on prît le plus grand soin de » purifier l'air des prisons, Je n'ai rien à lui ap- » prendre touchant toutes les conséquences fu- » nestes qu'entraîne un air corrompu; et cepen- » dant, je crois devoir consigner dans le rapport » que j'ai l'honneur de lui faire, une observa- » tion particulière qui résulte d'une expérience » de plusieurs années. La prison de Clermont » (Oise) est divisée en deux parties, l'une, oc- » cupée par les hommes, est dans une exposi- » tion malsaine et voit le nord ; la mortalité y » est annuellement, au terme moyen, d'un pri- » sonnier sur seize, et on voit souvent les plus » robustes succomber ; on respire un meilleur » air dans le quartier des femmes, et la morta- » lité n'y est que d'une sur quarante-trois, pen- » dant la même durée d'une année. »

Nous n'avons tant insisté sur cet objet intéressant d'hygiène publique, Monsieur le Préfet, que parce que, souvent les populations libres des villes, et même des campagnes, se trouvent, soit dans les hôpitaux, soit dans les casernes, les colléges, les pensionnats, les ateliers et même les maisons, dans des conditions d'insalubrité analogues à celles que l'on rencontre dans les prisons, et qu'elles en subissent la funeste influence sans savoir et souvent sans pouvoir s'y soustraire.

Des Égoûts.

La présence des eaux ménagères et pluviales croupissant dans le voisinage des habitations, ainsi que l'accumulation des boues et immondices de toute espèce ont été, dans tous les temps et chez tous les peuples, considérées comme des causes graves d'insalubrité. Si le raisonnement le plus simple ne suffisait pas pour acquérir la conviction de cette vérité, nous n'aurions qu'à ouvrir l'*Histoire de Paris*, pour voir à quelles affreuses épidémies cette ville était exposée, lorsqu'il n'y avait ni égoûts, ni pavés, ni voieries, où les eaux de toute nature croupissaient dans les cours et les rues, et les immondices étaient accumulées au milieu ou à proximité des habitations; mais on nous dira peut-être avec quelque raison, c'est la misère qui a produit ces épidémies, et en effet, nous devons l'admettre en première ligne, comme une des causes les plus actives de leur production, non seulement parce qu'elle est la compagne ordinaire de la malpropreté, mais encore parce qu'une nourriture insuffisante, ou des alimens de difficile digestion, en affaiblissant l'organisation, la disposent à subir plus facilement l'influence de toutes les causes d'insalubrité ; aussi, par cette double raison, voit-on presque toujours les maladies épidémiques atteindre d'abord les pauvres et les frapper avec plus de violence que les riches ; et comment pourrait-il en être autrement, puisque la misère est précisément la raison pour laquelle toutes les causes d'insalubrité se trouvent, presque partout, accumulées autour et dans la maison du pauvre qui, par cela même qu'il est pauvre, ne peut, ni par le feu, ni par des vêtemens convenables, ni par une alimentation suffisante et choisie, se défendre contre la funeste influence de ces causes, et moins encore s'y soustraire par un déplacement toujours plus ou moins onéreux.

Ce n'est donc pas seulement pour la propreté que les égoûts sont utiles, mais parce qu'ils sont nécessaires à l'assainissement des habitations, que la présence d'une boue infecte et d'eaux croupies rendrait insalubres.

Ainsi les égoûts sont nécessaires, et l'Administration de la ville de Paris a si bien senti cette nécessité que, depuis peu d'années, elle en a fait construire un grand nombre ; mais le Conseil doit le dire à regret, le but de ces égoûts a été manqué dans beaucoup de localités. Un de ses membres, en parcourant dans le faubourg Saint-Marcel, le grand égoût nouvellement construit, qui s'étend d'une part depuis le commencement de la rue de l'Oursine et de l'autre depuis le tiers inférieur de la rue de Buffon jusqu'à la Bièvre, à l'endroit où elle passe au bas de la rue du Jardin du Roi, n'y a pas vu une seule grille de posée, en sorte que les eaux ménagères et pluviales ainsi que les eaux fournies par les nombreux établissemens manufacturiers, qui existent dans ce quartier, continueront à courir dans les ruisseaux, comme au temps où il n'y avait point d'égoûts; même observation est applicable à d'autres égoûts ou partie d'égoûts construits dans d'autres localités (1).

Un aussi fâcheux inconvénient vient, dit-on, d'un oubli fait dans le projet; un pareil oubli, Monsieur le Préfet, n'aurait point eu lieu, si toutes les fois qu'il s'agit de constructions publiques, surtout de constructions destinées spécialement à l'assainissement de la ville de Paris, l'Administration du département consultait le Conseil de salubrité, en lui soumettant les plans (2).

---

(1) L'ouverture des grilles est certainement une amélioration au système vicieux qui avait été suivi jusqu'alors, pour l'écoulement des eaux pluviales et ménagères : mais ne doit-on pas s'étonner que nulle part, dans les nouvelles constructions des égouts, on n'ait songé à les disposer de manière à recevoir immédiatement, par des caniveaux couverts, les eaux fournies par chaque maison des rues qu'ils parcourent. Il faut espérer que ce double système d'écoulement des eaux, sera enfin adopté par l'administration. (*Note du rédacteur.*)

(2) Le Conseil, après avoir entendu cette partie du rapport, a nommé à l'instant une commission pour vérifier les faits sur les lieux. La commission a vu effectivement qu'il n'y avait aucune grille de placée, mais comme tous les égoûts, dans le

Pavage de Paris.

Le système de pavage adopté aujourd'hui, est un des plus mauvais que l'on puisse suivre, et on peut le regarder avec raison, comme une des causes les plus propres à entretenir la malpropreté et l'insalubrité des rues.

En effet, dans le pavage actuel, les pavés sont placés à deux pouces de distance les uns des autres, du sable de rivière, suivant le cahier des charges; et du mauvais sable mêlé de beaucoup de terre, suivant l'entrepreneur, est destiné à remplir cet intervalle et à lier ou assujettir les pavés entre eux; enfin un peu de sable de rivière sert à recouvrir toute la surface du pavé nouvellement fait.

Il résulte d'une pareille disposition, qu'au bout de quelques jours, le balayage et la pluie, surtout lorsqu'elle tombe en averses, ont enlevé non seulement le sable dont on avait couvert le pavé, mais encore celui qu'on avait placé entre chaque pavé; les eaux ménagères avec les *détritus* qu'elles entraînent, viennent remplir les interstices du pavé, délayent le sable ou la terre

---

quartier Saint-Marcel se trouvent au-dessous du niveau de la Bièvre et que l'égout commun auquel ils doivent aboutir n'est pas encore achevé, on a dû ne point placer les grilles pour éviter l'abord des eaux tant qu'elles n'auraient pas d'issue.

On ne saurait d'ailleurs trop apprécier les avantages du système d'égoûts adopté pour ce quartier, puisqu'il laissera la Bièvre, pure de tout mélange, au service exclusif des établissemens industriels.

qui s'y trouve encore, et forment ainsi une boue infecte qu'on enlève chaque jour, et qui chaque jour se reproduit avec une égale abondance. On a donc, par le système de pavage adopté, une multitude de petits cloaques, qui entretiennent, dans les rues, un état continuel de malpropreté par la boue qui en forme la plus grande partie, et une humidité permanente, d'autant plus dangereuse, qu'elle facilite la décomposition des substances végétales et animales avec lesquelles elle se trouve en contact, en même temps que, par son évaporation, elle devient le véhicule naturel des miasmes qui résultent de cette décomposition.

D'un autre côté, dès que le sable qui soutient les pavés a été en partie enlevé, n'ayant plus un appui suffisant, ils s'ébranlent sous l'effort journalier des roues des voitures, et le pavé est bientôt dégradé au point de nécessiter de grandes et fréquentes réparations, ou même un remaniement complet : et comme le tout est toujours exécuté dans un mauvais système, il en résulte que, tant que l'on n'adoptera pas un meilleur mode de pavage, Paris sera toujours sale et la plupart de ses rues seront humides et insalubres.

Bornes-Fontaines.

Parmi les moyens d'assainir la ville de Paris, on doit compter au premier rang, le placement des bornes-fontaines destinées à fournir de l'eau, soit pour le nettoyage des rues, soit pour en faciliter l'arrosement si nécessaire pendant l'été, pour tempérer la chaleur lorsqu'il règne une température très élevée, et pour donner à l'air l'humidité dont il a besoin, par suite de l'augmentation de sa température.

C'est surtout, dans les rues étroites, éloignées des égoûts, et dans celles où les égoûts ne présentent point de grilles pour recevoir les eaux ménagères, que les bornes-fontaines devraient être placées. Mais, pour en obtenir tous les avantages qu'il est permis d'en espérer, il faudrait qu'elles fussent mises à la disposition de l'administration qui est chargée du nettoyage et de l'arrosement de Paris, afin qu'elle puisse faire concourir à ce double but, l'eau qu'elles sont dans le cas de fournir. Cette administration, qui seule peut bien connaître les besoins des localités, sous le double rapport dont il s'agit, devrait aussi, chaque fois qu'il sera possible d'établir de nouvelles bornes-fontaines, être consultée pour savoir sur quel point il serait le plus avantageux de les placer.

Nécessité d'ouvrir une grande place au centre de chaque quartier de Paris.

Le Conseil, dans un article intitulé : *Nécessité de soumettre la construction des habitations à des réglemens sanitaires*, inséré dans son *Rapport gé-*

nerul (année 1827, page 39), émettait le vœu « de
» voir établir au centre de chaque quartier, une
» place spacieuse plantée d'arbres et entourée
» d'une grille, où les enfans de toutes les classes
» pussent sans crainte et sans surveillance spé-
» ciale de la part de leurs parens, se livrer aux
» exercices que comporte leur âge, et où les
» habitans de tous les âges, pourraient aller
» jouir de l'influence solaire et respirer un air
» plus pur que dans leurs habitations ; cette dé-
» termination, disait-il, est d'autant plus ur-
» gente à prendre, que presque tous les jardins
» ont fait place à des maisons, à des rues ou à des
» passages, et que la plupart de ceux qui ont été
» conservés sont entourés de maisons si élevées,
» que la végétation y languit faute d'air et de
» lumière, ce qui rend leur existence plus nuisi-
» ble qu'utile à la salubrité. » A ces raisons qui n'ont rien perdu de leur évidence, nous ajouterons celle qui résulte des avantages que le quartier recueillerait de la présence de pareilles places, sous le rapport de l'assainissement, en favorisant la ventilation des rues; car une place est pour toutes les rues qui viennent y aboutir, un nouveau fourneau d'appel à double courant, agissant la nuit comme le jour et d'une manière continue, en même temps qu'elle est un puissant moyen de faciliter l'action des vents dans l'intérieur de la ville.

En plaçant les écoles gratuites dans le voisinage de ces places, on offrirait aussi aux enfans de la population pauvre, un avantage qu'on peut rarement leur procurer, celui d'être soumis à l'action salutaire du soleil, de respirer un air pur et de faire de l'exercice à l'abri de tout danger, pendant les jours de congé et les heures de récréation.

Nécessité d'une loi qui règle la construction des Villes, des Villages et des Habitations, sous le double rapport de la Salubrité publique et privée, et qui prescrive les améliorations dont leur état actuel est susceptible.

Il est, dans la marche de la civilisation comme dans celle des sciences, des époques de progrès qui doivent être marquées par la création de lois nouvelles. Chez toutes les nations, les monumens qui en attestent l'orgueil, ont précédé les monumens qui témoignent de leur véritable gloire; les premiers stériles, pour ainsi dire, dans leur existence, fixent les regards par la beauté de leurs formes, par l'élégance et la grandeur de leurs proportions; les seconds, créés pour la richesse ou le bonheur des peuples, appellent l'attention sur l'utilité et la sagesse de leur création. Cette époque de véritable gloire est arrivée pour la France : assez de monumens stériles couvrent son sol encore infécond sous tant de rapports ; des travaux d'utilité publique, des lois qui concourent au bonheur commun, voilà les monumens qu'il s'agit d'élever aujourd'hui.

C'est d'un monument de cette dernière espèce, que le Conseil ose proposer l'érection, en demandant une loi qui règle la construction des villes, des villages et des habitations sous le double rapport de la salubrité publique et privée; loi monumentale s'il en fut jamais, puisqu'elle embrassera la France dans ses conceptions, que tous les citoyens pourront jouir, avec une parfaite égalité, de ses bienfaits et que le prolétaire plus que le riche encore, se trouvera protégé par elle dans sa santé, dans sa vie, dans son bonheur; car la santé, c'est la vie; c'est plus, c'est le bonheur.

Une pareille loi n'a existé chez aucun peuple ancien, bien que l'on trouve, cependant, chez plusieurs d'entre eux, des preuves non équivoques de la sollicitude que leurs législateurs ont apportée à faire entrer dans les lois des préceptes d'hygiène applicables aux populations qu'ils dirigeaient.

Parmi les peuples modernes, on trouve, à la vérité, chez la plupart, des ordonnances et des règlemens qui sont relatifs à la salubrité des villes et des habitations, mais leur action ne s'étend pas au-delà des localités pour lesquelles ils ont été faits, et peu ou point connus hors de ces localités, ils sont encore très imparfaits et tout à fait insuffisans pour ces localités mêmes.

Cependant, peut-on douter encore de l'immense influence que la salubrité des villes, des villages et de l'habitation, même de celle qui est isolée au milieu des champs, exerce sur la santé et la vie des populations. Toutes les statistiques générales et particulières attestent cette extrême influence, et il n'est pas de médecin un peu observateur qui n'ait eu d'occasions fréquentes de la constater au lit des malades.

Il faudrait être comme l'homme, si bien peint par le psalmiste, pour se refuser à une pareille évidence, *oculos habent et non videbunt.* Comment expliquer en effet, ou plutôt à quoi attribuer la différence que l'on remarque entre la mortalité d'un quartier et celle d'un autre quartier d'une même ville, d'une rue et celle d'une autre rue d'un même quartier ou d'un même village, enfin la différence que l'on observe, sous ce rapport, entre les diverses maisons d'une même rue et entre celles aussi qui sont complètement isolées. La misère nous dira-t-on encore : oui, sans doute, la misère est une cause puissante de mortalité, mais c'est surtout parce qu'elle est reléguée dans les quartiers, les rues et les maisons les plus insalubres; qu'elle vit habituellement au milieu de la malpropreté et de l'encombrement, c'est-à-dire, au milieu d'un air infect ; et lorsqu'il n'y a pas de misère, ou bien lorsqu'elle existe au même degré, dans les quartiers, dans les villages, dans les rues et les maisons que l'on compare, et mieux encore, lorsque la pauvreté se rencontre précisément là où il y a moins de mortalité, où trouver la cause de cette différence, si ce n'est dans l'insalubrité des lieux qu'on habite.

Si vous n'aviez éprouvé vous-même, Monsieur le Préfet, dans une des plus belles rues de Paris, et à proximité de la promenade la plus fréquentée de cette capitale, l'influence que la construction de la maison que l'on habite exerce sur la santé, nous chercherions, par des faits, à vous convaincre de cette vérité; mais nous sommes heureux ne n'avoir besoin que d'en appeler à votre propre expérience. D'ailleurs, ce grand fait qui ressort naturellement de la comparaison que vous avez établie dans un rapport adressé à M. le Ministre du commerce et des travaux publics, en date du 31 juin 1832, entre la mortalité du quartier de l'Hôtel-de-Ville et celle du quartier de la Chaussée-d'Antin ne vous a pas échappé; encore, dans cette différence frappante qui se trouve entre la mortalité de ces deux quartiers, n'avez-vous pas tenu compte de celle des pauvres qui ont été mourir dans les hôpitaux, et qui, sans contredit, ont été en plus grand nombre, pour le quartier de l'Hôtel-de-Ville que pour celui de la Chaussée-d'Antin. Ce que le calcul vous a démontré pour un quartier de Paris, existe pour tous, à des degrés divers, et le même calcul appliqué (1) à d'autres localités très éloignées de la capitale, où la fortune, les habitudes, le régime et la nature des travaux auxquels les habitans se livrent, sont à peu près les mêmes, a donné

(1) *Mémoire sur le mouvement de la population dans le diocèse de Maurienne*, de 1810 à 1830.

des résultats analogues, présentant les mêmes extrêmes, sans qu'il soit possible d'en assigner d'autres causes que l'insalubrité des habitations entendue dans sa plus large acception.

Le Conseil pourrait accumuler les faits, les calculs et les citations, pour appuyer l'opinion qu'il s'est formée de la nécessité d'une loi qui règle la construction des villes, des villages et des maisons, sous le double rapport de la salubrité publique et privée, mais il n'a pas besoin de recourir à tant de soin pour vous faire partager sa conviction, et il est bien persuadé qu'en vous proposant de provoquer une loi aussi importante, c'est aller au-devant du désir que vous avez de concourir au bien-être de vos concitoyens, et servir le zèle éclairé de M. le Ministre de l'intérieur pour tout ce qui est grand et utile.

Nous avons l'honneur d'être, avec respect,

Monsieur le Préfet,

Vos très humbles et très obéissans serviteurs,

PARISET, *vice-président*; HUZARD fils, *secrétaire*; PETIT (de Maurienne), *rapporteur*; GIRARD, JUGE, DEYEUX, HUZARD père, D'ARCET, MARC, PELLETIER, GAUTHIER DE CLAUBRY, ESQUIROL, PARENT-DUCHATELET, BARRUEL, CHEVALLIER, VILLERMÉ, LABARRAQUE, LECANU. (Paris, le 31 juillet 1834.)

RAPPORT GÉNÉRAL

SUR

LES TRAVAUX DU CONSEIL DE SALUBRITÉ,

pendant les années 1830, 1831, 1832, 1833, *et* 1834 (*officiel*).

MONSIEUR LE PRÉFET,

Les circonstances qui ont amené une lacune dans les comptes rendus des travaux du Conseil de salubrité, vous sont déjà connues, et nous pensons qu'il serait superflu de les spécifier de nouveau. Cette lacune embrasse les années 1830, 31, 32, 33 et 34; vous avez manifesté le désir qu'elle fût remplie, et c'est pour nous conformer à vos intentions, que nous avons l'honneur de vous présenter, en un seul tableau, le résultat des recherches auxquelles nous avons dû nous livrer, pour l'exécution de ce travail.

Les affaires qui ont été soumises à l'examen et à la délibération du Conseil, depuis 1830 jusqu'à 1834 inclusivement, s'élèvent à la totalité de 1971 ; ce qui établit, pour chacune de ces années, une moyenne de 394. Elles ont donné lieu à un nombre égal de rapports, que nous diviserons ainsi qu'il suit :

Sur la classification de certains établissemens industriels, 24. — Sur des fabriques d'eau de javelle, 2.—De chandelles, 24.—De bougies stéariques, 5.—De bougies diaphanes, 3.—De cuirs, visières ou feutres vernis, 18.—De toiles cirées, 8. — De taffetas cirés, 3. — De vernis gras, 9. — De vernis gras à l'esprit de vin, 3. — De dégras, 2.—D'huile de graines, 2.— D'huile de pieds de bœuf, 1. — De noir de fumée, 2. — De noir animal, 14. — De noir désinfectant, 2. — De gélatine d'os, 8. — De colle forte, 3. — De colle forte et d'huile de pieds de bœuf, 3.—D'amidon, 5.—De colle d'amidon et de peaux, 3.— De cordes d'instrumens, 2.— D'engrais, 1.— D'engrais avec le sang, 1.—D'engrais avec dépôt d'engrais, 1.—D'engrais avec le terreau et les urines, 1.— De poudrette, 1.—De papiers peints, 8.—De papiers gris, 1.—De carton, 1.—De parchemin, 1.— De fécule de pommes de terre, 27.—De sirop de fécule de pommes de terre, 27.—De vinaigre, 3.— D'alcool, 5.—De liqueurs de table, 16.—De caramel, 3.— De sucre candi, 2.— De choucroute, 1.— De sucre indigène, 3. — De produits chimiques, 7.—De bleu de Prusse, 9.—De céruse, 4. — De couleurs, 3.—De salpêtre, 1.—D'acide pyroligneux, 6.—D'éther sulfurique, 2.—De sulfate de fer, 3.—De sulfate de quinine, 2.—De soude, 1.— De potasse caustique, 2.—D'amorces et poudres fulminantes, 6.—De chlorure de chaux, 2.—D'eau seconde et de potasse, 2.—D'iode extrait des sels de varech, 1.—De savon, 3.—De savon parfumé, 1.—De parfumerie, 1.—De carmin, 1.—De briquets phosphoriques, 2.—De poêles de faïence, 1.—De cire à cacheter, 4. — De pains à cacheter, 1. — De mèches soufrées, 3. — De cendres bleues et vertes, 1. — De cristaux, 2. — De briques, tuiles, carreaux et poteries, 17.—De porcelaines, 2. — D'émaux, 1. — De boutons métalliques, 3. — D'acier, 1. — De liqueurs propres à nettoyer divers métaux, 1.—De chapeaux, 11.— De chapeaux de soie, 1.—De couvertures, 5. — De cannevas en fil et en coton, avec emploi du chlore, 1.—D'agrafes, 1.—De bijoux faux, 2.— De baleines, 1. — D'encre d'imprimerie, 1. — D'eau minérales, 1.—De mastic bitumineux, 1.— De pièces d'artifice, 6. — De lampions, 1. — De peignes, 1. — De mottes à brûler, 1. — Sur des sels résidus d'une fabrique de chromate de plomb, 1.—Sur des ateliers d'épuration d'huile, 10.—D'extraction des matières grasses des os, 1.— D'épuration du salpêtre, 1. — D'épuration et de carbonisation de la houille, 3.—D'impression sur étoffes, 2. — D'impression sur indiennes, 1. — D'apprêtages de fourrures, 1. — De cardeur de laines à la mécanique, 1.—De peaussier, 2.—De sécrétage de poils, 1. — De batteur d'or, 1. — D'affinage de platine, 1.—D'affinage d'or et d'argent, 4.—Sur les procédés qui sont pratiqués dans les ateliers d'affinage des métaux, 1. — Sur des ateliers de doreurs sur métaux, 7. — Sur un projet d'instruction, propre à servir de guide aux doreurs sur métaux, 1. — Sur des ateliers de dédorage des métaux d'étamage, dit polychrone, 1. — Sur deux lettres du sieur Duchon, chaudronnier, ayant pour objet de provoquer une ordonnance qui établirait une stricte et sévère surveillance sur l'étamage des ustensiles, à l'usage des traiteurs, pâtissiers, tripiers, etc., 1. — Sur des ateliers de fabrication de machines à vapeur, 1. — De laveur de cendres, 2. — De traitement des cendres d'orfèvre, par le plomb et le mercure, 5. — De potier d'étain, 2. — De plombier, 4. — Pour la mise des glaces au tain, 5. — D'apprêteur de papiers, 1. — De raffinerie de sucre, 12. — De raffinerie de sels de cuisine, 2. — De rectification de vinaigre de bois, 1. — De distillerie de fécules de pommes de terre, 23. — De Forgeron, 4. — De dessication de sang, 2. — De dessication de sels de soude, 1. — De teinturier en étoffes, 16. — De teinturier en peaux, 4. — De teinturier dégraisseur, 50. — Sur la recherche des causes qui ont déterminé un incendie de coton, déposé dans l'atelier de teinture du sieur Offestein, à Saint-Denis, 1. — Sur des ateliers de boyauderie, 15. — De corroyerie, 39. — De mégisserie, 3. — De blanchissage à la vapeur, 2. — De blanchisseur d'os, 1. — De décatissage, 1. — D'apprêtage de draps mérinos, pour les disposer à recevoir la teinture, 1. — D'apprêtage de peaux de lapins et de chats pour en confectionner des casquettes, 1. — De blanchisseur d'agrafes, 1. —

D'aplatisseur de cornes, 4. — D'exploitation des résidus huileux et bitumineux des usines de gaz pour l'éclairage, 4. — Sur des établissemens de porcherie, 10.—De vacherie, 125. — Sur la demande en autorisation d'un poulailler dans une vacherie, 1. – Sur la proposition de créer une place d'inspecteur des vacheries, 1.—Sur la demande d'un nourrisseur, en restitution du droit d'octroi payé pour des vaches qui, depuis leur entrée, sont mortes d'épizootie, 1.—Sur de nouvelles conditions à imposer aux nourrisseurs, 1.—Sur les inconvéniens que présentent les boucheries de campagne, et sur les moyens d'y remédier, 1.—Sur les obligations à imposer aux nourrisseurs qui s'établiront à l'avenir, 1. — Sur la tenue de la boucherie des Hospices, 1. — Sur la nécessité du dallage des établissemens de boucherie, 1.—Sur une demande en autorisation du cumul des professions de boucher et de charcutier, 2. — Sur des établissemens de charcuterie, 1.—De triperie, 4.—D'échaudoirs de têtes et pieds de veaux, 2. — De friture, 1. — De voirie, 3.—De tannerie, 1. — De buanderie, 95. — De buanderie à la vapeur, 1. — De lavoir de laine, 1.—De brasserie, 8.—De boulangerie, 1.—D'échaudoir de têtes et pieds de moutons, 2.—Sur l'emploi des réservoirs en plomb, dans la boulangerie, 1. — Sur une lettre de l'inspecteur de la boulangerie, relative aux constructions faites chez les boulangers de Paris, 1. — Sur des établissemens de bains, 1. — De bains à domicile, 1. — De bains à vapeur et d'eaux minérales, 1. — De carbonisation de bois à air libre, 14. — De soufroirs, 5. — Sur des soufroirs insalubres, 4. — Sur la nécessité de la réimpression de l'instruction sur les soufroirs salubres, 1. — Sur des établissemens de lustreur de peaux, 1. — De clos d'écarrissage, 14. — Sur l'établissement d'un clos central d'écarrissage, 1. — Sur le nouveau système d'écarrissage de MM. Salmon et Payen, 2. — Sur des mesures à prendre pour diminuer les inconvéniens de l'écarrissage, 1. — Sur des établissemens de sabotier, 1. — De collage et satinage du papier, 1. — De cambreur de tiges de bottes, 1. — Pour la cuisson des têtes de moutons, 4. — Sur un établissement pour la cuisson des résidus et abattis, 4. — Sur des usines de papeterie mécanique, 1. — De la Compagnie Hollandaise, pour la confection en grand du bouillon gras, 1. — Pour la refonte et la mise en planches de vieux bitumes, 1. — Pour la préparation du gaz pour l'éclairage, 9. — Sur l'essai d'un nouveau mode d'éclairage de la voie publique, 1. — Sur l'appareil d'éclairage, par le gaz, du sieur Lépine, passage du Saumon, 2. — Sur une demande en création d'une place d'inspecteur spécial, pour assurer l'exécution des ordonnances et réglemens relatifs à l'éclairage par le gaz, 1. — Sur des fours à plâtre, 15. — A chaux, 12. — A brûler des oignons, 4. — A cuire le pain, 1. — Servant à la fabrication des poêles de faïence, 1. — Sur des fonderies de cuivre,

28.—De fer, 7.—De divers métaux, 5. — D'or et d'argent, 2.—De bronze, 1.—De cloches métalliques, 1. — De caractères d'imprimerie, 8. — De scories de plomb, 1. — Sur des fondoirs de suif, 11. — Sur des fonderies de graisse, 12. — Sur la construction des fourneaux, destinés à la fonte du suif, 1.—Sur des conditions d'éclairage à imposer aux fondeurs de suif, 1. — Sur des chaudières, ou machines à vapeur, 146. — Sur un projet de construction d'une cheminée, dite Anti-Septique, proposé par le sieur Sauvé, pour l'assainissement des fosses d'aisances, casernes, hospices, prisons, etc., 1. — Sur le projet d'un établissement d'abattoir, aux Batignolles-Monceau, 1.—D'un réservoir d'eau, à Belleville, 1.—Sur le mode de blanchissage du linge des détenus de Saint-Lazare, 1. — Sur des dépôts d'engrais, 9. — De boues, 3. — De poudrettes, 1.—De vidanges des fosses d'aisances, 5. — De sang, provenant des abattoirs, 3.— D'os, 5. — De chiffons, 75.—De fromage, 2.— De mâchefer, 1. — De salaison, 1. — De peaux de lapins, 1. — De cuirs verts, 2. — De chiens, 1. — De volailles, dans un local exigu et mal aéré, 1. — De chlorure de chaux, 1.—De toiles imperméables, 1.—De glaces et de neiges, sur le boulevart de la Madelaine, 1. — Sur des chantiers de bois de chauffage, 23.—Sur les conditions à imposer aux marchands de bois, qui reçoivent des bois flottés dans leurs chantiers, 1. — Sur des magasins de charbon de bois, 25. —De charbon de terre, 1.—

Sur des magasins de sel de cuisine, 1. — Sur les inconvéniens qui résultent, pour les blanchisseurs de Boulogne, de la fumée et des fuliginosités du charbon de terre, dont se servent quelques-uns de leurs confrères, pour chauffer leurs chaudières, 1.— Sur les mesures à prendre pour assurer l'exécution des conditions imposées aux établissemens industriels, 1. — Sur des plaintes portées contre des inconvéniens provenant de divers établissemens industriels, dont 97 seulement ont été reconnues fondées, 237. — Sur diverses causes d'insalubrité, signalées dans le onzième arrondissement de Paris, 1. — Sur des mesures de sûreté et de salubrité, à prendre pour le nouveau marché, connu sous le nom de Cour du Commerce, faubourg du Roule, 1. — Sur l'insalubrité d'une partie du quai du canal Saint-Martin et du terrain qui longe la façade du grenier à sel, 1. — D'une partie de la route de Pantin, à raison de la stagnation des eaux dans les fossés qui bordent cette route, 1. — Des abords du marché des Blancs-Manteaux, causée par la stagnation des eaux, 1. — De diverses localités du quartier Sainte-Avoye, 1. — Des eaux de la féculerie de Villetaneuse, 1. — Du cloaque, situé sur la rive droite du bassin de La Villette, 1. — De divers puisards, mares et égoûts, 13.— D'une ruelle, située sur le quartier des Marchés, 1. — Sur diverses causes d'insalubrité de La Villette, 1.— Sur l'insalubrité d'une maison à Saint-Denis, 1. — Sur les moyens d'assainir la commune de Clichy, infectée par la stagnation des eaux des buanderies, 2. — Sur la stagnation des eaux ménagères et pluviales, dans un impasse, situé au-dessous du nouveau quartier Saint-Georges, 1. — Sur l'inconvénient de l'enlèvement des boues, à Paris, pendant le jour, 1. — Sur le curage du canal Saint-Martin, 1. — Sur la question de savoir si les urines de l'homme auront une valeur agricole assez grande, pour que les frais du ramas de ces urines et de leur transport, puissent être payés par les agriculteurs, 1. — Sur l'importance d'utiliser les urines de vache, qui se perdent dans des égoûts, 1. — Sur la question de savoir s'il serait utile, sous le rapport de la salubrité, de condamner la rue des Deux-Anges, 1. — Sur l'insalubrité d'une maison garnie, habitée par des chiffonniers, 1. — De la berge de la rivière, entre le pont Saint-Michel et le Pont-Neuf, 1. — De l'égoût de Bagnolet, 1. — D'une maison, située rue Montorgueil, 1. — De la commune de Sèvres, par défaut d'écoulement des eaux des buanderies, 1. — D'une loge de portier, à Paris, 1. — De la route d'Allemagne, au coin de la rue d'Aulnoy, commune de La Villette, 1. — Des boulevarts neufs, à raison de la stagnation des eaux dans les cuvettes qu'on a creusées entre les arbres, 1. — D'une voirie, située sur le petit bras de la Marne, 1. — D'une fabrique de fécule, à Courbevoie, 1. — De la commune de Sainte-Colombe, 1. — D'un local, à Paris, occupé par les ateliers d'impression de la *Gazette de France*, 1. — Des buanderies de Puteaux, Auteuil et Clignancourt, 2. — D'un puisard devenu étanche, 1. — Sur des causes d'insalubrité, signalées aux Thernes, commune des Batignolles, 1. — Sur des causes d'insalubrité, qui s'opposent au libre écoulement des eaux d'une buanderie de Meudon, 1. — Sur l'assainissement des boulevarts extérieurs, 2. — Sur l'assainissement du quartier des Invalides et de l'Ecole Militaire, 1. — Sur le curage des mares de Grenelle et de Vaugirard, 2. — Du bas de la rivière, dit du Mail, à côté de l'île Louviers, 1. — Sur l'insalubrité de l'impasse Saint-Bernard, 1. — Sur la prétendue insalubrité d'un local occupé par deux écoles, 1. — Sur le remblai de la rue Basse-Saint-Denis, 1. — Sur des moyens généraux d'assainissement à mettre en pratique, 1. — Sur l'infection des eaux d'un puits, rue Saint-Martin, 1. — Sur l'assainissement de la mare du clos Saint-Georges, 1. — De la rue d'Amsterdam, 1. — Sur les causes de l'insalubrité des communes de Vanvres, Issy, Grenelle et Vaugirard, 1. — Sur la prétendue infection de la boutique d'un horloger, 1. — Sur l'infection de la gargouille de la barrière, dite la Chopinette, 1. — Sur la nature de l'écoulement des eaux ménagères et pluviales de la commune de Thiais, 1. — Sur l'opportunité du moment de curage de la rivière de Montmorency, à travers le parc de M. de Sommariva, 1. — Sur l'assainissement de la rue Saint-Christophe, 1. — Sur la nécessité, pour cause d'insalubrité, de réparer le chemin, dit route de Passy à Longchamps, 1. — Sur une proposition d'assainissement des halles et marchés, 1.— Sur un projet d'amélioration de la maison mortuaire, dite la Morgue, 1. — Sur l'emploi des mesures que nécessite l'assainissement de la maison Royale de Charenton, 1. — Sur le mauvais état des canaux de la Briche, 1. — Du pavé de la Chaussée du Maine, 1. — Sur le curage des canaux et des étangs de la Briche, 1. — Sur l'état sanitaire de la commune de Vaugirard, 1. — Sur les mares et les fossés infects qui existent le long de la route d'Allemagne, à la Petite-Villette, 1. — Sur des réclamations contre un arrêté de M. le Préfet de Police, qui prescrit le curage d'une mare infecte, 1. — Sur l'infection d'un puits dont l'eau est employée, par un boulanger, pour la panification, 1. — Sur l'assainissement des voiries de Monfaucon et de Bondi, 2. — De la rue de Bellièvre, auprès de la barrière de la Gare, 1. — Sur les voiries de Montreuil et de Bagneux, 2. — Sur la proposition d'établir à Paris, deux écuries, l'une pour les animaux atteints de contagion, l'autre pour les animaux suspects de contagion, 1. — Sur une prétendue épizootie sur les moutons dans la plaine d'Ivry, 1. — Sur les vaches, à Vaugirard, 1. — Sur une maladie épidémique, dans la garnison de Saint-Denis, 1. — Sur une indisposition subite d'un certain nombre de Gardes Municipaux de la caserne Mouffetard, 1. — Sur une affection épidémique de coliques dans un des quartiers de Paris, 1. — Sur une épidémie de rougeole, dans la commune de Vanvres, 1. — Sur la tenue d'un hôpital pour les chiens, 1. — Sur la nécessité de placer, dans chaque prison, un élève en médecine, pour exécuter les prescriptions du médecin, et au besoin remplacer ce dernier, dans des cas urgens, 1. — Sur les conditions à exiger des personnes qui veulent exercer la profession de bandagiste-herniaire, 1. — Sur une annonce insérée dans les journaux, relativement à la vente des pastilles, dites de Calabre, 1. — Sur un spécifique contre les cors aux pieds, 2. — Sur des tablettes dépilatoires, 1. — Sur la vente des eaux de Sedlitz, 1. — Sur l'eau de Binelli et sur les pastilles d'ipécacuanha du sieur Chatard, 1. — Sur la vente d'une poudre dentifrice, 2. — D'une pommade médicale, 1. — Sur la vente des acides minéraux, 1. — D'un spécifique contre les punaises, 1. — Du spécifique du sieur Leperdriel, annoncé sous le nom d'*insecto-mortifere*, 1. — Sur la question, posée par M. le Préfet de Police, s'il y aurait lieu à prendre des mesures pour prévenir les ravages du choléra-morbus indien, 1. — Sur des accidens occasionnés par l'ingestion des semences du sablier, 1. — Sur la demande de M. le Commissaire de police de Gentilly, d'établir un dépôt de médicamens chez tous les Commissaires de police de la banlieue, pour porter des secours dans des cas d'accidens très graves, 1. — Sur les mesures à prendre, dans le but de prévenir l'invasion du choléra-morbus asiatique, en France, et sa propagation dans la capitale, 1. — Sur la vente des espèces vulnéraires, sur la voie publique, 1. — Sur la demande, d'un particulier, en autorisation de débiter publiquement l'onguent de Canet, 1. — Sur la proposition, de M. le docteur Fabré-Palaprat, de faire concourir l'emploi de l'électricité galvanique avec les autres moyens indiqués pour le traitement des noyés et des asphyxiés, 1. — Sur des recherches, relatives au moyen de découvrir la falsification des farines de lin et de moutarde, employées comme remèdes externes, 1. — Sur la manière dont certains produits chimiques doivent être tenus fermés, 1. — Sur l'emploi de l'ammoniaque liquide, dans des cas d'ivresse, 1. — Sur la fixation du maximum de la dose à laquelle certains médicamens peuvent être employés, 1. — Sur des bonbons coloriés, 2. — Sur l'indication des substances que les confiseurs et les liquoristes peuvent employer, sans danger, pour colorier les bonbons, dragées, pastilles, liqueurs, etc., 1. — Sur l'examen d'un comestible nouveau, désigné sous le nom de *crême de chocolat*, 1. — Sur l'examen d'un comestible nouveau, désigné sous le nom de *fécule nutritive aromatique*, 1. — Sur l'usage de la viande de bœufs ou de vaches morts à la suite d'un anévrisme ou d'une attaque d'apoplexie, 1. — Sur l'usage de la viande de veaux venus avant terme, 1. — Sur la question de savoir si l'usage de la viande de porcs, atteints de ladrerie, peut être dangereux, 1. — Sur l'analyse du lait de la vacherie du sieur Saint-Marie, 1. — Sur l'analyse de deux échantillons de farine, soupçonnés de contenir du sulfate de zinc et de cuivre, 2. — Sur l'emploi du sulfate de zinc et de cuivre dans la panification, 1. — Sur les moyens à prendre pour assurer au public le poids du pain exigé par les réglemens, 1. — Sur des accidens arrivés à des ouvriers employés dans une boulangerie, 1. — Sur une demande en création d'une place d'inspecteur des levures, à l'usage des boulangers, 1. — Sur l'emploi fait par les boulangers de sels de morue infects et de sels falsifiés, 1. — Sur l'introduction de substances étrangères dans le pain, 2. — Sur la panification de la pomme de terre et de la fécule de pommes de terre, 1. — Sur la question de savoir s'il convient d'autoriser les boulangers à se servir de sels de salpétriers et de sels provenant de poissons salés, dans la panification, 1. — Sur l'analyse de diverses substances, telles que sels de cuisine, vinaigre, bière, vin, eau-de-vie, pain, fécule, farine, employées par les boulangers; farines destinées à la confection du pain des prisonniers, 54. — Sur une demande en création d'une place d'inspecteur du sel de cuisine, 1. — Sur la vente des porcs affectés de ladrerie, 1. — D'alimens de mauvaise qualité provenant de la basse charcuterie, 1. — Sur des conditions à imposer aux charcutiers dans l'intérêt de la santé publique, 2. — Sur la question de savoir si, dans l'intérêt de la santé des garçons boulangers et sous le rapport de la propreté du pain, il ne serait pas convenable de ne plus autoriser, à l'avenir, le travail des boulangers dans les caves, 1.—Sur l'invention d'un papier dit de sûreté, ayant pour objet de prévenir des faux en écriture, 2. — Sur le battage des tapis, 2. — Sur le choix d'un nouveau local pour les jeunes aveugles, 1.—Sur des explications demandées par M. le Préfet, sur certains rapports du Conseil, 1.—Sur des fontaines filtrantes, 1— Sur la construction des fourneaux fumivores, 1.— Sur les accidens que peuvent causer les robinets et les vases en cuivre, 1. — Sur les ustensiles en cuivre, à l'usage des fruitiers, 1.—Sur le chauffage à la vapeur du dépôt de la Préfecture de Police, 1. — Sur l'établissement du sieur Sautereau, 1. — Sur la vérification de l'état où s'est trouvée une certaine quantité de diverses espèces de poissons transportés de Dunkerque à Paris, dans une enveloppe de glace, 1. — Sur l'emploi des marrons d'artifice, pour briser les glaces des rivières, 1. — Sur la question de savoir si l'emploi de l'acide sulfurique, dans l'épuration des huiles, peut donner lieu à des inconvéniens, 1.— Sur un procédé employé en Angleterre, pour recueillir l'alcool qui se dégage pendant la cuisson du pain, 1. — Sur des réclamations contre l'ordonnance de police, qui rend obligatoire le muselage des chiens, pendant la saison des chaleurs, 1.—Sur l'analyse des eaux du puits artésien creusé dans les fossés du château de Vincennes, 1. —

Sur la demande du sieur Lainé, en autorisation de faire enlever les écailles d'huîtres exposées sur la voie publique, pour les convertir en engrais, 1.—Sur une lettre de M. le maire de Saint-Maur, qui demande le repavage d'une rue dudit lieu, 1. — Sur les filtres à charbon du sieur Ducommun, 1.—Sur les inconvéniens que présentent les tuyaux de plomb, placés dans l'intérieur des maisons, pour l'évacuation des eaux ménagères, 1. — Sur les mesures à prendre pour faire cesser les inconvéniens qui résultent du déchargement et du stationnement, dans la rue Montorgueil, des voitures qui transportent la marée, 1. —Sur une fumée épaisse, provenant du foyer et du calorifère du théâtre des Folies-Dramatiques, 1.—Sur un papier chargé de plâtre, fabriqué dans le but d'augmenter le poids des marchandises auxquelles il est destiné à servir d'enveloppe, 1. —Sur une demande de M. le Maire de Montmartre, tendant à faire examiner sur les lieux, s'il ne pourrait résulter aucun danger, pour la sûreté publique, de l'opération sur les aréostats, entreprise par M. le docteur Leberrier, 1. — Sur l'analyse d'un fragment de feuille de papier colorié en vert-pomme, ayant servi d'enveloppe à du chocolat, papier dont la succion a développé, chez une fille en bas-âge, des symptômes d'empoisonnement, 1.—Sur l'assainissement de la vidange des fosses d'aisances, 1.—Sur des voitures-latrines, dites Vespasiennes, 2.—Sur un système de désinfection des matières fécales, proposé par le sieur Sanson, 1. — Sur la proposition d'établir des urinoirs publics dans des quartiers spéciaux de Paris, 1. — Sur un nouveau système de vidange des fosses d'aisances, proposé par MM. Payen et Buran, 1. — Sur un nouveau mode de construction des fosses d'aisances; 1. — Sur un mode de désinfection des matelas qui ont servi à des malades attaqués du choléra asiatique, 1. — Sur l'exhumation des cadavres de plusieurs victimes de la révolution de Juillet, des caveaux de l'église de Saint-Eustache, 1. — Sur la demande de M. de Saint-Romans, en autorisation de l'exhumation des corps de plusieurs personnes de sa famille et de leur transport à Villejuif, 1. — Sur la tenue des cimetières de Paris, 1. — Sur la question de savoir s'il y a lieu à rendre une ordonnance pour défendre les préliminaires des inhumations, avant l'expiration des vingt-quatre heures qui suivent le décès, 1. — Sur les inconvéniens qui peuvent résulter de la chaux dont on recouvre les corps dans les cimetières, 1. — Sur les mesures hygiéniques à prendre, lors du transport des corps de personnes décédées à Paris, à des lieux plus ou moins éloignés de cette ville, 1. — Sur les inhumations pratiquées dans l'enceinte de maisons religieuses, 2. — Sur la demande d'un Commissaire de police, en exhumation des cadavres de quelques-unes des victimes de la révolution de Juillet, qui ont été inhumés dans l'enceinte du marché des Innocens, 1. — Sur la visite des prisons de Paris, et du dépôt de mendicité de Saint-Denis,

32.— Sur la tenue de l'abattoir de Villejuif, de Grenelle, de Nanterre, de Ménilmontant, de la Petite-Pologne, du faubourg du Roule, des Invalides et des Vieilles-Tuileries, 14.—Sur la tenue de six échaudoirs de porcs, à Paris, 6. — Sur la demande de M. le docteur Devergie, en autorisation de procéder à l'ouverture des corps déposés à la Morgue, 1.—Sur la visite des amphithéâtres d'anatomie, 5 ; — des pavillons de dissection de l'Ecole de Médecine, 1. — Sur une demande en autorisation de pratiquer des dissections à l'hôpital de la Charité et à l'hôpital Beaujon, 1.—Sur un projet d'ordonnance relative à la police des amphithéâtres d'anatomie, 1.—Sur la question de savoir si M. Agasse peut recevoir dans ses écuries, les chevaux morveux confiés par M. le Ministre de la guerre, à M. Saint-Hylaire, pour en entreprendre la guérison, 1. — Sur la demande de MM. Saint-Hylaire et de Bercy, en autorisation de faire des expériences, à Pomponne, sur des chevaux morveux, 1.—Sur la demande de M. le docteur Amussat, en autorisation d'un cours de chirurgie dans l'établissement d'un médecin-vétérinaire, 1.—Sur l'examen de l'amphithéâtre d'anatomie qui a été construit sur le sol de l'ancien cimetière de Clamart, 1.—Sur la révision du tableau nosographique servant à constater les décès d'nne manière uniforme, 1.—Sur un ouvrage publié par M. Adolphe Trebuchet, avocat et chef du 4e bureau de la 2e division de la Préfecture de Police, sous le titre de *Code Adminis-*

tratif des Etablissemens dangereux, insalubres ou incommodes, 1.—Total : 1971.

On voit, par le tableau qui précède, que, malgré les orages politiques qui, plus d'une fois, ont ébranlé la confiance publique et compromis les intérêts matériels du commerce, le génie de l'industrie parisienne n'a pas ralenti son essor, et tant que cette industrie possédera les élémens d'une marche progressive, c'est-à-dire la paix au dehors, la tranquillité au dedans, le concours du gouvernement, toute garantie contre le monopole et le privilége, la plus grande restriction dans les prohibitions et un tarif de douane bien entendu, il sera permis d'espérer que la ville de Paris, cette métropole du monde par sa civilisation, l'aménité de ses mœurs et son illustration dans les sciences, les arts et la littérature, pourra rivaliser, un jour, avec la capitale de la Grande-Bretagne regardée, à juste titre, comme le centre du commerce européen. Que l'on se reporte à ce que nous étions à l'époque qui a marqué le passage du Directoire à l'Empire, et l'on verra quels immenses progrès nous avons faits dans une période de trente années ! C'est que l'esprit des spéculations a envahi toutes les classes, et que jamais plus d'encens ne brûla sur l'autel de la Fortune, c'est qu'on est avide d'acquérir et de jouir, c'est qu'enfin, ce que nous appelions autrefois honneur (1) a été remplacé par ce qu'on

(1) Le mot *honneur* n'est pas employé ici comme devan

appelle aujourd'hui intérêt, et que lord Chatam ne serait plus fondé à dire, comme il le disait à la Chambre des Communes, dans des temps qui sont déjà loin de nous : « Veuillez bien considé-» rer, Messieurs, que l'intérêt de la France, c'est » *l'honneur*, et que l'honneur de l'Angleterre, » c'est *l'intérêt*, » mot profond et qui peignait bien, à cette époque, la différence morale des deux nations.

Mais nous ne devons pas nous borner, Monsieur le Préfet, à vous présenter une simple nomenclature de nos travaux. Il nous paraît convenable de fixer votre attention sur quelques-uns de nos rapports qui se recommandent par les questions auxquelles ils se rattachent ; les articles qui suivent vous en donneront un aperçu.

Prétendue Epizootie dans la commune d'Asnières.

M. le maire d'Asnières vous avait signalé une épizootie qui régnait sur les vaches de cette commune, et qui donnait lieu à une grande mortalité. Ce magistrat vous demandait, en même temps, s'il n'y avait pas d'inconvéniens à tolérer la vente de la chair des animaux qui avaient succombé à cette maladie.

Les recherches auxquelles s'est livré le Conseil de salubrité ont eu pour résultat, de vous faire

---

être pris dans son acception générale, on doit le considérer plutôt comme un sentiment tantôt chevaleresque, tantôt prenant sa source dans la vanité.

connaître que ce que M. le Maire d'Asnières regardait comme une épizootie, n'était qu'une maladie chronique, une véritable phthysie de poitrine à laquelle on a donné le nom de *pommelière*, et dont sont attaquées, en majeure partie, les vaches qui garnissent les étables des nourrisseurs de Paris et de ses environs. L'auteur du rapport qui vous a été fait à ce sujet, est entré dans des détails très étendus sur l'étiologie de cette maladie, et ces détails ont prouvé, jusqu'à l'évidence, que la principale cause du mal devait être attribuée au régime vicieux auquel est soumise cette espèce d'animaux dans les campagnes. On sait, en effet, qu'ils passent une partie de l'année dans des étables parfaitement closes, dont l'espace n'est pas proportionné avec le nombre des individus qui y sont renfermés, où l'air vicié se renouvelle très difficilement, où la chaleur est quelquefois suffocante. On sait aussi qu'ils passent subitement du régime de l'étable au régime du pâturage, et que, pour opérer ce changement, il faut retirer ces animaux de l'atmosphère chaude et humide de l'étable pour les exposer tout à coup aux variations continuelles de l'air extérieur. Cette alternative et de régime, et de chaud, et de froid, agit comme cause puissante de maladie. Mais comme le mal ne s'annonce pas d'une manière violente, qu'il ne fait pas de progrès très rapides, qu'il est même une époque, dans la maladie, où la vache est disposée à prendre de l'embonpoint, le cultivateur, qui sait bien à quoi s'en tenir, profite de ce moment pour la faire saillir et la vendre quand elle est prête à vêler. C'est dans un rayon de trente lieues de la capitale, que les vaches de cette nature sont achetées par les marchands qui approvisionnent les nourrisseurs de Paris. Chez ces derniers, elles résistent encore un certain nombre d'années, si elles sont convenablement soignées; mais, en général, elles sont tenues dans des étables qui ne sont ni assez vastes, ni suffisamment aérées, où elles sont exposées aux mêmes causes qui ont donné naissance à leur maladie. La phthysie arrive insensiblement à son dernier degré, et enlève, chaque année, à Paris et aux environs, un grand nombre de ces vaches.

Quant à la question soulevée par M. le maire d'Asnières, si l'on peut tolérer la vente de la chair des animaux de l'espèce bovine, morts des suites de la maladie qui vient d'être signalée, le Conseil a eu l'honneur de vous faire observer que, de temps immémorial, on consomme, à Paris, de la viande de vaches attaquées de la phthysie pulmonaire à un faible degré, comme bonne viande de vache. Souvent même, des vaches, parvenues au dernier degré de cette maladie, sont livrées au boucher, qui met la chair en vente, comme viande de deuxième qualité, après avoir eu, toutefois, la précaution d'en retrancher les poumons, la péricarde, le médiastin et les parties des côtes et du diaphragme qui présentent un état de désorganisation plus ou moins avancée. Ce commerce a toujours eu lieu aux environs de Paris et à Paris même, avant l'établissement des abattoirs, et si l'on ne peut assurer qu'une viande de cette nature ne soit pas mauvaise, on n'a pas dû moins d'exemple que son usage ait donné lieu à des accidens. Il est à croire que dans ce cas, comme dans beaucoup d'autres, la cuisson dénature ce que les chairs pourraient avoir de vicieux et qu'elle les prive de toute influence nuisible à la santé du consommateur.

Le conseil de salubrité a été cependant bien éloigné de tirer de tous ces faits la conclusion, qu'il ne fallait pas surveiller le débit de la viande de boucherie. Il a pensé, au contraire, que cette surveillance ne pourrait être trop active, afin que le bas prix d'une pareille viande ne portât pas des familles pauvres à en faire habituellement leur principale nourriture. On sait qu'un mauvais aliment, qui n'est pas nuisible, quand on n'en fait qu'un usage momentané, peut devenir, par un emploi continu, une source de maladies. De nombreuses observations nous ont fait connaître également, que la chair des animaux qui ont subi un commencement de putréfaction, a développé chez les personnes qui l'avaient touchée les accidens les plus graves. Le Conseil de salubrité, se fondant sur de pareilles données, a donc eu l'honneur de vous conseiller de répondre à M. le maire d'Asnières, qu'il devait faire surveiller, avec le plus grand soin, le débit de la viande chez les bouchers et les marcandiers; faire détruire toutes les viandes, mises en vente, qui seraient reconnues de mauvaise qualité et interdire, à ces mêmes marchands, de débiter la viande de tout animal mort de maladie, ou abattu, pour cause de maladie, à moins qu'un vétérinaire et un médecin, désignés par l'autorité, n'eussent décidé que cette viande pouvait être mangée sans inconvénient.

Porcs affectés de ladrerie.

Vous avez jugé convenable, Monsieur le Préfet, de proposer au Conseil de salubrité la résolution d'une question qui présente quelque analogie avec celle qui précède : La chair des porcs affectés de ladrerie peut-elle être employée comme aliment?... Le Conseil a pensé, en se fondant sur les motifs exposés plus haut, qu'il n'y avait point d'inconvéniens à tolérer le débit de la viande des porcs affectés de ladrerie au premier degré, mais qu'il fallait proscrire rigoureusement la viande de ces mêmes animaux, lorsque la ladrerie était parvenue au dernier degré.

Exhumation de Cadavres dans l'église Saint-Eustache.

Les cadavres des victimes des journées de Juillet 1830, avaient été inhumés à proximité des lieux où les combattans avaient succombé. Mais la précipitation avec laquelle ces inhumations avaient été faites, faisait craindre à l'autorité qu'il n'en résultât de fâcheuses conséquences pour la santé publique. Quelques-uns des membres du Conseil de salubrité, convoqués d'urgence, avaient déclaré que les corps enterrés dans la place du marché des Innocens, dans le jardin de l'Infante et dans les caveaux de quelques églises, pouvaient rester dans leur état actuel, vu qu'ils avaient été recouverts de plusieurs pieds de terre. Mais les choses s'étaient passées tout autrement dans l'église Saint-Eustache, où cette précaution avait été omise: aussi la négligence avec laquelle l'inhumation de quarante-trois cadavres avait été faite dans les caveaux de cette église, ne tarda pas à se faire connaître par l'horrible puanteur qui se répandait non seulement dans l'église, mais encore dans une maison voisine où elle pénétrait par une pièce au rez-de-chaussée. Le Conseil de salubrité, consulté à ce sujet, nomma une commission de cinq de ses membres qui se rendirent immédiatement sur les lieux et déclarèrent qu'il y avait urgence à détruire le foyer de l'infection. Mais on manquait de renseignemens positifs sur la disposition des caveaux, sur les ouvertures qui pouvaient y donner accès et sur le gisement des cadavres. Les rapports qui avaient été faits à cet égard ne s'accordaient point. Enfin, après bien des tâtonnemens, les commissaires du Conseil acquirent la certitude qu'on pouvait pénétrer dans les caveaux par deux ouvertures. En conséquence, après avoir fait toutes les dispositions convenables, ils se rendirent sur les lieux à dix heures et demie du soir. Leur premier soin fut de faire ouvrir les portes de l'église et les vasistas des vitraux; ils firent ensuite placer des baquets remplis d'eau chlorurée tant à l'entrée de l'église que de chaque côté de l'ouverture par laquelle on devait enlever les cadavres. Ce préalable rempli, les maçons travaillèrent à l'ouverture des caveaux, et au moment où la pioche pénétrait, l'un des commissaires faisait un simple arrosage d'eau chlorurée, de sorte que les ouvriers sentirent à peine l'odeur fétide qui s'exhalait. Les deux ouvertures furent agrandies de manière à laisser à chacune un passage d'environ deux mètres de longueur sur soixante-six centimètres de largeur, et dès le moment que l'inspecteur de la salubrité fut arrivé, suivi du nombre de voitures nécessaires, des tonneaux d'arrosemens et de vingt ouvriers des plus vigoureux, on procéda à l'enlèvement des corps. Trois ouvriers, préalablement garnis du bridage de sûreté, descendirent dans les caveaux avec des lampes allumées, et au moyen de deux seaux d'eau chlorurée qu'on avait déjà introduits dans ces caveaux, ils firent des arrosemens avec cette liqueur désinfectante sur les murs et sur le sol. Mais le bridage gênait leurs mouvemens, circonstance qui détermina deux des commissaires à descendre dans les caveaux, soit pour connaître l'état des cadavres e des localités, soit pour s'assurer si les ouvriers pouvaient continuer leur travail sans danger en les débarrassant de leur armure.

On avait disposé des toiles serrées et spongieuses de deux mètres vingt-cinq centimètres en tous sens; ces toiles étaient trempées dans un baquet d'eau chlorurée, et après avoir été légèrement exprimées, on les descendait dans les caveaux. Là, des ouvriers en déployaient une, la plaçaient à côté du cadavre et faisaient tourner celui-ci au moyen d'une drague; une fois sur la toile, on le faisait rouler, et il s'en trouvait entouré. On assujettissait la toile sur le corps avec des cordes assez fortes, et disposées de manière que quatre ouvriers, tenant chacun un bout de corde, avaient la facilité d'enlever le cadavre et de le déposer à côté de l'ouverture. Dès ce moment, jusqu'au transport du corps sur la voiture, ce corps était continuellement arrosé avec de l'eau chlorurée, et même placé sur la voiture, il y subissait un nouvel arrosement.

Après chacune de ces manœuvres, pour lesquelles les ouvriers se relevaient alternativement, tous les travailleurs avaient soin de tremper leurs mains dans de l'eau chlorurée, et de temps en temps on faisait des arrosages, avec la même liqueur, autour de l'ouverture placée près de la porte de l'église, de manière que l'air qui pénétrait dans les caveaux, par cette ouverture, se chargeait des émanations chlorurées. Cette opération de l'enlèvement de quarante-trois cadavres, commencée à dix heures et demie du soir, a été terminée à une heure et demie après minuit, et elle l'aurait été plus tôt, si l'on n'eût été retardé par l'enlèvement de trois cadavres placés dans un caveau dont l'entrée était obstruée par de la terre, et dans lequel on n'a pu pénétrer qu'en rampant.

Les quarante-trois corps, placés sur les voitures, furent dirigés vers le cimetière du Nord, avec cet ordre, cette décence, ce recueillement religieux que comportait cette triste cérémonie. Un des membres de la commission s'était joint au cortége. M. le Préfet de la Seine avait donné des ordres pour que l'on creusât dans ce cimetière une fosse de onze mètres de longueur sur quatre mètres trente centimètres de largeur et deux mètres de profondeur. Les cadavres y furent déposés après avoir été aspergés d'eau chlorurée. Les ouvriers qui rangeaient les corps dans la fosse et ceux qui opéraient le déchargement des voitures, se servaient de la même liqueur. Toutes les victimes, convenablement placées, furent couvertes d'une couche de chaux vive et ensuite de terre.

Buanderies d'Auteuil et de Billancourt.

Les buanderies d'Auteuil et de Billancourt, et principalement ces dernières, ont donné lieu à des plaintes très graves, et le Conseil de salubrité, chargé de vérifier la nature de ces plaintes, s'est convaincu combien elles étaient fondées. En effet, les buanderies de Billancourt, situées dans le lieu le plus favorable à ce genre d'établissement à raison de l'élévation du site et du voisinage d'une grande rivière, étaient devenues, par l'incurie des blanchisseurs, un véritable foyer d'infection. Les eaux de lessive et de savonnage se répandaient sur la voie publique qu'elles rendaient souvent impraticable, et si quelques blanchisseurs moins insoucians les dirigeaient dans les champs qui bordent cette route et qui servent d'étendoirs, elles étaient reçues dans des fossés qui ne tardaient pas à devenir étanches. Ces eaux, très putrescibles par leur nature, s'y corrompaient en peu de temps et exhalaient une odeur fétide aussi incommode que nuisible au voisinage.

Pour remédier à ce grave inconvénient, le Conseil de salubrité crut devoir vous proposer deux systèmes d'assainissement : le premier consistait dans la construction d'un caniveau qui recevrait les eaux de toutes les buanderies de Billancourt et les conduirait à la Seine au moyen d'un embranchement qui partirait du point le plus déclive de la rue Billancourt. Les travaux de terrasse et les frais de pavage que comportait l'établissement de ce caniveau, non compris l'achat du terrain pour le caniveau d'embranchement, devaient entraîner, suivant le devis de M. l'architecte de l'arrondissement de Saint-Denis, une dépense d'environ 8,821 fr. 20 c.

Dans le cas où la commune d'Auteuil, dans laquelle se trouve enclavé le quartier de Billancourt, ne pourrait faire face à cette dépense, et que l'Administration départementale refuserait de la prendre à sa charge, le Conseil était d'avis que chaque blanchisseur fût obligé : de faire établir, en face de sa buanderie, un ruisseau bien évasé, avec un pavage solide et une pente suffisante, à partir du ruisseau de la rue jusqu'à une distance de dix à douze mètres à travers les champs ; à prolonger ce ruisseau au moyen d'une simple tranchée jusqu'à la berge de la rivière ; et, en outre, à rincer de temps en temps ce ruisseau avec des courans d'eau limpide et à le tenir en bon état. Cette dernière mesure ne réunissait pas les avantages que présentait la première, mais elle avait du moins pour résultat, de modifier considérablement l'infection et d'en éloigner le foyer des habitations et de la voie publique. Il est à croire que l'Administration locale aura fait disparaître les inconvéniens qui avaient été signalés, puisque les plaintes ne se sont pas renouvelées.

Falsification des Sels de cuisine.

Le commerce des sels de cuisine a été un objet principal de votre sollicitude, et vous avez chargé bien souvent le Conseil de salubrité de faire l'examen de divers échantillons de ces sels, qui avaient été prélevés tant chez les raffineurs que chez les épiciers, qui les reçoivent de ces derniers, Ces sels ont été analysés avec le soin le plus scrupuleux, et le résultat de cette analyse a fourni la preuve qu'ils étaient souvent falsifiés avec du plâtre cru, ou avec des sels de varech qui contiennent de l'iode : que, dans tous les cas, ces falsifications étaient de nature à compromettre la santé des consommateurs. Ce fut pour réprimer et prévenir, s'il était possible, un abus aussi condamnable, que fut rendue l'ordonnance de police du 20 juillet 1832. Après la promulgation de cette ordonnance, la seule qui ait paru sur cette matière, des visites furent faites chez tous les raffineurs et marchands de sel de Paris et des communes rurales. Plus de trois mille échantillons de ces sels furent examinés et analysés successivement par un des membres du Conseil qui s'est spécialement occupé de cet objet. Cette analyse fut faite : 1° par le chlore et l'amidon, pour reconnaître la présence des iodures ; 2° par la dissolution, pour s'assurer s'ils contenaient du plâtre en poudre ; 3° par le muriate de platine, pour constater la présence des sels de potasse ; 4° par le muriate de baryte, pour reconnaître la présence du sulfate de soude.

Il résulta de ces essais, que 309 de ces échantillons se trouvaient falsifiés, au moyen des mélanges indiqués ci-dessus, et que les falsifications avaient eu lieu sur les sels blancs en bien plus grand nombre que sur les sels gris.

L'Administration, prévenue de ces faits, se fit un devoir d'exercer la plus grande vigilance sur les marchands de sel, et elle ne tarda pas à s'apercevoir que la fraude devenait, de jour en jour, moins fréquente. Mais tous ses efforts n'ont pu réussir contre l'audace des fraudeurs. Ces derniers ont appelé la ruse à leur secours, et il n'est pas toujours facile de les prendre en flagrant délit. Ce ne sera que par le déploiement des mesures les plus sévères, et surtout, par une bonne loi, sur les falsifications de toute espèce, qu'on pourra mettre fin à des abus aussi répréhensibles.

Empoisonnement causé par du papier colorié en vert-pomme.

Vous avez renvoyé, en 1834, au Conseil de salubrité, un fragment de papier colorié en vert-pomme, fragment provenant d'une feuille qui avait servi d'enveloppe à du chocolat, vendu à M. B..., par M. M.... La succion d'une partie de ce papier avait déterminé, chez la jeune B..., des accidens graves qui présentaient les signes d'un empoisonnement. L'examen physique de ce papier a fait connaître qu'il devait sa couleur au vert de *Sweinfurt*, composé de cuivre et d'arsénic. C'est le même vert qui a été employé, il y a quelques années, par des confiseurs ignorans pour colorier, en beau vert, des dragées, des pastilles et autres sucreries. Le Conseil eut la certitude que ce papier contenait bien positivement de l'arsénic et du cuivre. En effet, la couleur verte, détachée du papier par le lavage, fut desséchée, puis introduite dans un tube de verre, avec une faible quantité de potasse et de charbon, et elle donna lieu à la révivification d'une petite quantité d'arsénic qui se sublima dans le tube. Le résidu, traité par l'acide nitrique, fournit ensuite un sel de cuivre (*nitrate de cuivre*) lequel, dissout dans l'eau, était incolore, mais qui prenait une belle couleur bleue violette, par l'addition de l'ammoniaque.

La présence de l'arsénic dans le papier qui a été le sujet de cette analyse, pourrait être facilement reconnue, ainsi : que l'on brûle sur un charbon, ou que l'on allume un petit fragment de ce papier, il répandra, à l'instant même, une forte odeur d'ail prononcée. Cette odeur persiste, et il en faut très peu pour que l'air de l'appartement se charge de cette odeur alliacée.

Le Conseil, désirant savoir dans quelles proportions la matière colorante, composée, comme nous l'avons dit, de cuivre et d'arsénic, se trouvait sur une feuille de papier coloriée en vert-pomme, s'est procuré plusieurs feuilles de ce papier. Ces feuilles ont été dépouillées de la matière colorante à l'aide de l'ammoniaque. On a ensuite laissé évaporer l'alcali volatil qui a laissé la matière colorante, mais avec un changement de couleur.

Voici les quantités de matières colorantes contenues dans ces feuilles :

1re feuille.	6 gram.	40 c.
2e *id*.	5	80

3e	*id.*	7	0
4e	*id.*	5	40

ou une moyenne de 6 gram. 15 cent. par feuille; quantité assez considérable pour expliquer les accidens qui se sont manifesté chez la petite fille qui avait sucé un fragment de ce papier.

Le papier colorié en vert-pomme, par l'arsénic de cuivre, est facile à reconnaître : 1° brûlé sur un charbon, il répand, comme nous l'avons dit plus haut, une odeur alliacée ; 2° mis en contact avec l'ammoniaque, il se décolore et l'alcali prend une couleur bleue ; traité par l'acide hydrochlorique, il prend une couleur verte et se décolore. Le vert de Sweinfurt sert aussi à colorer des pains à cacheter qui peuvent occasionner des accidens, surtout, à des enfans qui les tiendraient dans la bouche et auraient l'imprudence de les avaler. Quatre empoisonnemens, opérés de cette manière, ont été signalés dans les journaux scientifiques.

Ce papier étant généralement employé dans commerce, le Conseil n'a pas cru devoir vous conseiller d'en interdire l'emploi ; mais il a pensé qu'il serait convenable de prévenir officiellement les marchands de chocolat et de bonbons, du danger qu'il y aurait à se servir de ce papier pour envelopper les marchandises qu'ils livreraient au public, et de défendre aux fabricans de pains à cacheter, de faire entrer, dans la composition de ces pains, la matière colorante dont nous venons de signaler les inconvéniens.

Affinage de matière d'or et d'argent.

Les procédés opératoires, employés jusqu'ici dans les ateliers d'affinage d'or et d'argent, présentaient de graves inconvéniens pour le voisinage, à raison des émanations dangereuses qui s'élevaient de ces ateliers, et qui provoquaient des plaintes aussi fréquentes qu'elles étaient fondées. Cet état de choses a occupé de nouveau l'attention du Conseil, et les expériences qu'il a tentées, à ce sujet, lui ont donné la conviction, qu'on pouvait prévenir tous motifs de plaintes, en obligeant les affineurs à condenser les gaz et les vapeurs délétères qui proviennent de leurs opérations. Le Conseil vous a fait connaître les mesures qu'il convenait d'employer pour obtenir ce résultat, et si ces mesures sont exactement suivies par les affineurs de métaux fins, nul doute que ce genre d'industrie ne puisse s'exercer, à l'avenir, avec la plus grande innocuité.

Fabrique de Parchemin.

Le Conseil croit devoir reproduire les conditions sous lesquelles il vous a conseillé d'autoriser une fabrique de parchemin dans la commune de Puteaux, parce qu'elles peuvent servir de guide aux fabricans qui opèrent sur des matières susceptibles de se putréfier. Ainsi, les substances destinées à la fabrication des parchemins doivent être mises dans le *plein*, immédiatement après leur entrée dans la fabrique. Les chevalets doivent être munis, à leur partie inférieure, de boîtes destinées à recevoir les matières enlevées par le couteau, dans l'opération connue sous le nom d'*effleurage*. Le sol de l'atelier où sont les *pleins* et où se fait l'*effleurage*, devra journellement être lavé à grande eau, et même avec de l'eau chlorurée, afin de prévenir les émanations putrides, et de les détruire s'il s'en développait; les eaux à évacuer devront être dirigées vers la rivière, par un conduit souterrain. Enfin, il ne devra jamais être conservé dans l'atelier, de matières animales en état de décomposition.

Fabrique et Dépôt d'Engrais.

Le Conseil a été chargé de l'examen de diverses demandes, en autorisation de fabriques et de dépôts d'engrais, pour l'agriculture. Il a pensé qu'une industrie de cette nature à laquelle le sieur Lainé, ancien négociant, a donné la plus grande impulsion, méritait des encouragemens pour le but de sa destination et pour le précieux avantage qu'elle présentait, en débarrassant la voie publique d'un amas d'immondices, qui y sont déposées journellement, et en mettant à profit les résidus de diverses manufactures. Mais il a pensé, en même temps, que de pareils dépôts n'étant pas sans de graves inconvéniens pour leur voisinage, devaient être placés le plus loin possible des habitations, et que les matières dont ils étaient formés, devaient être, préalablement, désinfectées par leur mélange avec la poudre désinfectante de M. Payen, ou toute autre substance absorbante.

Résidus de la Fabrication du Gaz pour l'Eclairage.

La distillation de la houille fournit, en autres produits, un liquide brun, huileux, odorant, principalement formé de goudron minéral, en dissolution dans une huile volatile de la nature du naphte. Ce produit de la distillation de la houille exposée sur la voie publique, y répandait une odeur très incommode; aussi l'autorité avait enjoint aux fabricans de gaz pour l'éclairage, de le faire transporter, au fur et à mesure de sa production, à la voirie la plus voisine. M. Brillantais, soupçonnant qu'on pouvait en tirer un parti avantageux, en fit un objet de spéculation, et se livra, à cet égard, à des essais qui furent couronnés d'un plein succès.

Cet industriel distille, jusqu'à un certain point, dans de vastes alambics, munis de leur serpentin, le produit huileux provenant de la houille. Il en retire ainsi la matière huileuse, plus pure, plus fluide et plus limpide. Cette sorte d'huile volatile jouit de la propriété de dissoudre certaines résines, et surtout le *Caoutchouc*, qui ne peuvent se dissoudre dans des huiles ordinaires. Elle devient donc précieuse pour la fabrication des vernis et des tissus rendus imperméables par le caoutchouc, et, sous ce dernier rapport, M. Brillantais a rendu un service important à l'industrie française, en l'affranchissant du tribut qu'elle payait à l'Angleterre, d'où elle tirait les vernis en caoutchouc. Mais le résidu de cette huile bitumineuse est encore de nature à être utilisé, et il l'est effectivement par M. Brillantais qui l'emploie, soit à fabriquer des mastics pour confectionner des réservoirs, pour couvrir des terrasses, pour des conduites d'eau, etc., etc., soit pour le convertir en noir de fumée.

Pour préparer ces mastics, on refond, dans une chaudière de fonte, le goudron minéral dont nous venons de parler, c'est-à-dire le résidu de la distillation de l'huile bitumineuse; puis, on y ajoute du sable et de l'argile desséchés et mélangés en certaines proportions. Le mastic fait, on le coule dans des moules.

Tout en appréciant l'importance de ces opérations, le Conseil ne s'est pas dissimulé qu'elles pouvaient exercer une influence fâcheuse sur les habitations voisines; aussi, en vous conseillant d'autoriser la fabrique de M. Brillantais, il a cru devoir vous proposer d'imposer à ce fabricant des conditions qui ont pu lui paraître rigoureuses, mais qui étaient justifiées par la nécessité, et il est hors de doute que, tant que ces conditions seront exactement remplies, les habitans du voisinage n'auront pas à souffrir de l'odeur incommode qu'exhale l'huile pyrogenée, et surtout au moment de la distillation, et qu'ils n'auront pas à craindre que leurs puits soient infectés par le résultat de l'infiltration de cette huile à travers les terres.

Fabrique de Céruse; mesures hygiéniques qui leur sont applicables.

M. le Préfet de Seine-et-Oise vous avait demandé des instructions sur les mesures qu'il conviendrait d'employer dans les fabriques de céruse, soit pour garantir les ouvriers employés dans ces fabriques, des maladies auxquelles ils sont exposés, par la nature de leurs travaux, soit, du moins, pour rendre ces maladies moins fréquentes.

Le Conseil, auquel vous avez renvoyé cette demande, et qui depuis long-temps s'était déjà livré à l'examen de cette question, a pensé que les meilleures règles d'hygiène à établir dans les ateliers des fabricans de céruse, étaient les suivantes :

1° Établir une bonne ventilation dans les ateliers;

2° Exiger des ouvriers une extrême propreté; les forcer à se laver les mains et la figure, soit avant de manger, soit avant de sortir de l'atelier; leur interdire de prendre leurs repas dans l'atelier; et combattre, par le raisonnement, leur insouciance pour le danger qui les menace à chaque instant;

3° Employer des moyens convenables pour qu'au moment de la séparation des écailles de plomb des lames de ce métal, il se produise le monis de poussière possible. (L'emploi du cylindre proposé par M. D'Arcet peut remplir ce but);

4° Isoler les moulins et les bluttoirs de l'atelier, et les entourer de bâtis en bois qui retiendront les parties les plus ténues;

5° Exiger, lorsqu'il y a de la poudre de céruse en suspension dans l'atelier, que les ouvriers se couvrent la bouche et le nez avec un mouchoir légèrement humecté;

6° Attacher un médecin à la fabrique, afin de prévenir l'intensité des maladies qui s'y déclareraient, en examinant souvent les ouvriers, dans le but de reconnaître si quelques-uns d'entre eux présentent des symptômes précurseurs de la maladie, et forcer ceux de ces ouvriers chez lesquels on remarquerait de pareils symptômes (1), à s'abstenir de tout travail jusqu'à ce que le médecin ait déclaré qu'ils peuvent, sans inconvénient, reprendre leurs occupations ordinaires;

7° Obliger les ouvriers à porter des blou-

(1) Les symptômes précurseurs de la colique de plomb, sont un air abattu, une face pâle et ridée, des yeux enfoncés dans l'orbite, une coloration en jaune du contour du nez et de la bouche. L'ouvrier devient triste, il cesse de manger, il a les lèvres tremblantes et froides; il éprouve de la constipation.

ses, qu'ils devront laisser dans l'atelier à leur sortie, et faire laver ces blouses de temps en temps ;

8° Renvoyer de l'atelier tout ouvrier qui se livrerait à la débauche et à l'ivrognerie ;

9° Essayer de faire contracter aux ouvriers l'habitude de boire, chaque jour en sortant de l'atelier, un verre d'eau hydrosulfurée, destinée à neutraliser les effets de la césuse qui aurait pu être absorbée.

Réservoirs en plomb à l'usage des Boulangers.

Vous avez désiré savoir si l'emploi que font les boulangers de Paris de réservoirs en plomb, pour conserver l'eau qui sert à la panification, peut donner lieu à des accidens, et si l'usage de ces réservoirs doit être interdit, ou s'il peut être toléré, en leur faisant subir quelques modifications ?

Le Conseil s'est occupé de cette question importante et qui est devenue, parmi les chimistes, un objet de controverse. Les uns ont affirmé que l'eau se charge d'oxide de plomb, par son séjour dans les réservoirs formés de ce métal. D'autres chimistes non moins recommandables, et entr'autres Guyton de Morveaux, ont établi, au contraire, que la présence d'un sel neutre, tel que sulfate, nitrate ou muriate, en quelle quantité que ce soit, comme 000,2, suffit pour que l'eau ne dissolve par le plomb, et ils expliquent ainsi l'usage que l'on fait, sans danger, de l'eau de la

Seine et des eaux de puits conservées dans des vases de plomb, avec ou sans le contact de l'air.

Cette diversité d'opinions a nécessité de nombreuses expériences qui ont été faites, avec la plus grande exactitude, par une commission du Conseil de salubrité. Il résulte de ces expériences :

1° Que l'eau distillée, mise dans un réservoir, donne lieu, au bout de quelques instans, à la formation d'un sel de plomb blanc ; mais que ce sel ne se dissout pas dans l'eau, qu'au contraire il se précipite au fond du réservoir ;

2° Que les eaux de Seine et de puits, placées dans des réservoirs de plomb, ont donné lieu au point de contact de l'eau et de l'air, à la formation d'une matière saline blanche, qui ne se dissout pas dans l'eau, mais qui se précipite au fond du vase ;

3° Que l'eau de Seltz gazeuse se comporte, dans les réservoirs de plomb de la même manière que les eaux de Seine et de Puits. Avant d'affirmer ce qui précède, la commission avait laissé, pendant quelques semaines, de l'eau dans quatre réservoirs en plomb, le liquide s'était évaporé en presque totalité, et le reste de cette eau, filtré, n'a laissé apercevoir aucune trace de plomb, par l'emploi des réactifs les plus sensibles, tels que le chromate de potasse, l'acide hydro-sulfurique et l'hydriodate de potasse.

De l'eau qui avait séjourné dans un baquet recouvert à l'instant et dans toute sa profondeur, d'une matière saline formée de carbonate de plomb et de chaux, de sulfate de chaux et de matières organiques, n'a point laissé apercevoir de traces de plomb par l'action des réactifs les plus puissans sur cette eau.

Par suite de ces expériences, le Conseil a émis l'opinion formelle qu'il peut être permis aux boulangers de se servir de réservoirs en plomb, mais à la condition qu'ils feront placer à trois pouces du fond du réservoir, un robinet, afin que le carbonate insoluble, s'il s'en forme, puisse se déposer dans l'eau au-dessous du robinet; et sous condition encore qu'ils feront nettoyer ces réservoirs une fois par mois. Pour plus de sûreté, le Conseil a pensé qu'on pouvait exiger, des boulangers, que les feuilles de plomb qui tapissent ces réservoirs fussent enduites d'une légère couche de cire, qui empêcherait le contact de l'eau avec le métal, et préviendrait la formation du carbonate de plomb insoluble. Pour appliquer cette cire, il suffirait de chauffer légèrement le plomb, qu'on frotterait rapidement et plusieurs fois avec un chiffon de laine enduit de cire.

Tableau nosographique.

La dernière publication du tableau nosographique rédigé par le Conseil de salubrité, pour servir de guide aux médecins chargés de constater les décès d'une manière uniforme, avait été faite en 1821, et vous avez désiré savoir si, depuis cette époque, les progrès de la science ne commandaient pas que quelques modifications fussent apportées à ce tableau.

Le Conseil a eu l'honneur de vous exposer combien il était difficile qu'un travail de cette nature, quelque soin que l'on mît à sa confection, pût satisfaire à toutes les exigences. La divergence qui règne dans les doctrines médicales, fera admettre par les uns telle dénomination qui sera rejetée par les autres. Il a considéré d'un autre côté, que ce tableau, n'étant pas destiné à servir de base à un enseignement de la médecine, n'avait pas besoin d'avoir toute la rigueur de doctrine qu'exige la science; qu'il avait été créé dans un but d'hygiène publique, seulement comme un guide que l'Administration fournissait aux médecins chargés, dans Paris, de constater les décès, pour qu'il en résultât une concordance dans la dénomination des maladies qui avaient donné lieu a ces décès; qn'enfin, c'était un cadre d'après lequel devaient s'enregistrer les résultats statistiques que l'Administration était à même de recueillir sur la fréquence relative de diverses maladies et sur leurs degrés divers de mortalité.

Considéré sous ce point de vue, ce tableau est aussi bon qu'aucun de ceux qu'on pourrait lui substituer. Il comprend tous les cas qui peuvent se présenter; le langage qui y est adopté est compris de tous les médecins et le sera toujours, quelle que soit la divergence des modifications que subissent les doctrines médicales. En un mot, simple et complet, il suffit à son but, et dès lors il importe fort peu que, dans son ordination ou son langage, il choque quelques-uns des systèmes actuellement prédominans en médecine.

Le Conseil a cependant pensé qu'il fallait faire disparaître de ce tableau quelques erreurs typographiques, et réparer quelques légères omissions, notamment les empoisonnemens, qui méritent une mention spéciale, dont il faudrait faire une classe à part, ou les placer, soit parmi les maladies produites par des corps étrangers, eu égard à leur cause, soit parmi les inflammations ou les névroses, eu égard à leur nature.

Le Conseil vous a proposé, au contraire, de faire cesser quelques doubles emplois, et de faire disparaître de l'appendice le titre des monstruosités, puisque cela entre tout à fait dans la 17ᵉ classe (des vices de conformation).

La même observation s'applique aux brûlures: il faut en faire une classe à part, en les rattachant aux plaies faites par l'action du feu ou d'un caustique. Il lui a paru, en outre, nécessaire de développer davantage les sous-divisions de quelques-unes des classes, comme par exemple : celle des hernies, qui ne sont distinguées que par la cause qui a amené leur étranglement et qui doivent être désignées par les siéges et l'espèce de viscère qui les forme ; celle des ulcères, dans laquelle on ne mentionne que les ulcères pour cause interne et qui se tait sur les ulcères pour cause externe, etc.

Prisons et Dépôts de mendicité.

La place d'inspecteur sanitaire des prisons ayant été supprimée en 1831, vous informâtes le Conseil ds salubrité de cette mesure, et vous l'invitâtes en même temps à se charger des fonctions qui, jusqu'alors avaient été remplies par cet inspecteur. En conséquence, le Conseil a visité plusieurs fois les prisons de Paris et le Dépôt de Mendicité de Saint-Denis, et il vous a fait, à ce sujet, divers rapports qui vous ont fait connaître que si le régime des prisons laisse encore beaucoup à désirer, il a cependant éprouvé des améliorations très importantes.

Amphithéâtre d'Anatomie et Salles de Dissection construites sur l'emplacement de l'ancien cimetière, dit de Clamart.

Les abus qui se commettaient dans les amphithéâtres particuliers d'anatomie, le peu de décence qui y était observé, et des plaintes aussi légitimes que violentes qui plus d'une fois avaient été portées à l'autorité par les habitans du voisinage, avaient été autant de motifs qui avaient enfin déterminé l'Administration de la police à ordonner la suppression de ces établissemens. Par suite de l'exécution de cette mesure, et en vertu des dispositions qui avaient été arrêtées préalablement entre M. le Préfet de police et M. le doyen de l'École de Médecine, tous les travaux de dissection furent concentrés dans un local dépendant de la Faculté, connu sous le nom de Pavillon de l'École ; mais l'on s'aperçut bientôt que les salles de dissection, si nombreuses qu'elles fussent, n'étaient pas en raison des besoins de l'époque, et il fut décidé qu'il serait construit un nouvel amphitéâtre sur le terrain de l'ancien cimetière de Clamart, à proximité de l'hôpital de la Pitié. Le Conseil de salubrité saisit cette occasion pour étudier les mesures qui devaient être prises pour faire de cet établissement un amphithéâtre modèle; il eut l'honneur de vous faire, à cet égard, un rapport très étendu où sont consignés tous les details des moyens qu'il regardait comme les plus efficaces pour atteindre le but proposé. Mais il paraît que ce mémoire n'a pas été communiqué à l'architecte chargé de la direction des travaux, puisque les principales vues d'amélioration proposées par le Conseil ne se trouvent pas réalisées. Malgré cet inconvénient, nous ne pouvons disconvenir que cet établissement, dans son état actuel, ne se recommande par d'excellentes précautions prises dans l'intérêt de la salubrité, et que, sous ce rapport, il ne soit bien supérieur à tous les autres établissemens de même nature qui ont été formés antérieurement.

Les salles de dissection sont vastes, élevées, bien dallées, munies de tables recouvertes d'une feuille de cuivre étamée. Elles sont percées de deux côtés dans le sens de leur longueur par des baies de croisées. On a encore pratiqué des jours à la partie supérieure, au moyen des châssis vitrés et mobiles à volonté. Indépendamment de ces salles et de l'amphithéâtre, on y a pratiqué un cabinet destiné aux ouvertures particulières des corps, et, en outre, une pièce très spacieuse qui sert de dépôt aux cadavres fournis par les hôpitaux.

L'eau est très abondante dans cet établissement ; elle y est distribuée d'une manière bien entendue ; aussi le maintien de la propreté n'y présente pas la moindre difficulté. Les eaux qui ont servi au lavage, sont dirigées dans un égoût, après avoir été préalablement épurées dans des cuvettes. Chaque jour, on fait dans les salles des lotions avec l'eau chlorurée. Le local est non seulement isolé, mais encore assez éloigné de toute habitation. La cour et les espaces intérieurs sont plantés d'arbres, qui présentent une belle venue ; ces arbres, dans la belle saison, contribueront à l'épuration de l'air et couvriront, comme d'un voile, ce vaste emplacement.

Choléra-Morbus asiatique ; mesures de précaution.

Le choléra-morbus asiatique avait déjà envahi les contrées du nord de l'Europe, lorsque vous chargeâtes le Conseil de salubrité de vous indiquer les mesures les plus efficaces à prendre pour prévenir, s'il était possible, son introduction en

France, et, en cas d'invasion, pour ralentir son intensité et assurer à la population parisienne des secours aussi prompts que bien dirigés. Le Conseil, dans un rapport fait au nom d'une commission (1), envisagea ces questions sous toutes leurs faces et avec cette attention scrupuleuse que comportait l'importance du sujet ; il traça la marche que l'Administration devait suivre, si une circonstance aussi déplorable se présentait jamais ; et ce rapport, ainsi que vous l'avez annoncé plus tard à M. le Ministre du commerce, a servi de base à toutes les mesures administratives qui ont été prises, soit avant, soit après que l'on eut la certitude que ce fléau meurtrier avait pénétré dans l'enceinte de Paris.

C'est ainsi que, dans l'imminence du danger, la commission du Conseil proposait à l'autorité, entr'autres précautions :

« De faire exécuter rigoureusement les réglemens relatifs à la qualité des comestibles et des » boissons ;

» De faire dresser, dans chaque arrondissement, un état nominatif des ouvriers et des » individus nécessiteux, ou mal aisés, qui, dans » l'état de maladie, ne pourraient pourvoir à » leurs besoins et seraient obligés de recourir » aux secours publics ;

---

(1) Cette commission était composée de MM. Desgenettes, Larrey, Pariset, Esquirol, Barruel, Boutin-Beauregard et J. Juge, *rapporteur*.

» D'améliorer le sort des indigens inscrits sur » les contrôles des bureaux de bienfaisance, en » leur faisant, deux fois par semaiue, une distri- » bution de viande ;

» D'entretenir la plus grande propreté dans » l'intérieur de la ville, et, pour parvenir à ce but:

» D'augmenter le nombre des bornes-fon- » taines;

» D'exiger que les rues, les places publiques » et les marchés fussent balayés une ou deux fois » par jour, avec un soin tout particulier, et les » ruisseaux bien nettoyés et lavés, au moyen de » courans d'eau ;

» D'assainir les égoûts par le meilleur moyen » possible, et en profitant des eaux des bornes- » fontaines ;

» De faire visiter les maisons de chaque arron- » dissement par des commissaires qui recherche- » raient les causes d'insalubrité qu'elles renfer- » meraient, et qui indiqueraient le moyen d'y » remédier ;

» D'inviter les propriétaires à faire nettoyer » régulièrement les conduits qui servent de dé- » charge aux eaux ménagères, ainsi que les » gargouilles établies à l'entrée de certaines mai- » sons, pour servir d'écoulement aux mêmes » eaux ;

» De ne pas tolérer l'accumulation des fumiers, » dans les écuries et dans les cours, mais d'or- » donner qu'ils fussent enlevés au fur et à mesure » de leur entassement ;

» D'exercer, particulièrement, cette surveil-
» lance de propreté sur les vacheries, les écuries
» des marchands de chevaux et des loueurs de
» voitures, les manufactures qui occupent un
» grand nombre d'ouvriers, les écoles, les caser-
» nes et tous autres édifices destinés à recevoir
» beaucoup de personnes :

» De faire disparaître des abords de la rivière,
» et autres places, les ordures qui y étaient dé-
» posés journellement, et de prendre des mesures
» sévères, pour qu'un pareil abus ne se renou-
» velle pas ;

» De reprendre les travaux projetés pour l'as-
» sainissement et le libre cours de la rivière de
» Bièvre ;

» De faire établir, dans différens quartiers de
» la ville, des latrines publiques et gratuites et
» des urinoirs à la Déparcieux, et de tenir la
» main à ce que la défense d'infecter la voie pu-
» blique par des dépôts d'immondices, ne fût pas
» illusoire ;

» De faire visiter les cimetières, à l'effet de
» s'assurer si les réglemens relatifs aux inhuma-
» tions, et surtout pour ce qui concerne la pro-
» fondeur des fosses, étaient parfaitement exé-
» cutés ;

» De faire défense aux cultivateurs, d'entasser
» des fumiers le long de leurs champs, de ceux
» principalement qui bordent les grandes routes
» et les chemins vicinaux, ainsi qu'ils en ont
» contracté la dangereuse habitude, et de les obli-

» ger à encaisser ces fumiers et à les couvrir d'une » forte couche de terre;

» De recommander à MM. les Maires des com- » munes rurales de l'arrondissement de la Pré- » fecture de police, et, particulièrement, à ceux » de *Clichy*, *La Villette*, *La Chapelle*, *Vaugirard* » et *Beau-Grenelle*, de remédier aux causes d'in- » salubrité qui infectaient leur territoire et qui » avaient été signalées tant de fois dans des rap- » ports du Conseil de salubrité;

» De faire mettre à la disposition de la ville de » Paris, les quatre grands entrepôts de fourrages » qui y avaient été construits depuis quelques » années, afin de les convertir en hôpitaux tem- » poraires, et dans le cas où leur insuffisance se- » rait reconnue, d'affecter, au même usage, » quelques édifices publics auxquels il ne serait » pas rigoureusement nécessaire de laisser leur » destination actuelle;

» Enfin, de déterminer, dans le plus court dé- » lai possible, le nombre de personnes que cha- » que caserne, chaque hôpital, chaque prison ou » tout autre établissement de cette nature pou- » vait contenir, sans donner lieu à l'encombre- » ment, et de ne pas permettre que ce nombre fût » dépassé. »

Mais à cela ne devait pas se borner le zèle de la commission du Conseil. Elle prévoyait que, tôt ou tard, Paris pouvait être envahi par le cholera asiatique, et il entrait dans ses devoirs d'indiquer les moyens qui devaient être employés dans cette circonstance. Elle conseillait donc à l'autorité :

« 1° D'organiser immédiatement dans chaque » quartier de Paris, une ou plusieurs ambulances » où se trouveraient réunis tous les secours d'ur» gence à administrer aux cholériques, soit à » l'ambulance même, soit à leur domicile.

» Deux médecins et un pharmacien devaient » être constamment de garde à cette ambulance; » ils devaient être secondés dans leur service, » par un certain nombre d'élèves en médecine et » en pharmacie; ils auraient sous leurs ordres un » nombre suffisant d'hommes de peines. »

Après l'administration des premiers secours, les malades devaient être transportés, si toutefois ils y consentaient, dans les hôpitaux temporaires, dont il a été fait mention ci-dessus :

« 2° De prendre toutes les précautions pour » découvrir et connaître les malades, et, à cet » effet, d'inviter MM. les médecins, chirurgiens » et officiers de santé, à déclarer, dans le plus » bref délai possible, les nom et prénoms, l'âge, » le sexe, la profession et la demeure de chaque » individu auprès duquel ils auraient été appelés, » et qu'ils auraient reconnu être atteint du cho» lera morbus.

» 3° De former dans chaque arrondissement, » et, si le besoin l'exigeait, dans chaque quartier, » une compagnie pour transporter les malades et » de s'assurer, en même temps, d'un nombre » suffisant de brancards couverts pour effectuer

» ces transports. Les personnes chargées de ce » service, devaient être revêtues de surtouts ou de » blouses en toile écrue ;

» 4° A l'instar de cette compagnie, d'en établir » une autre pour l'enlèvement des morts : ceux » qui seraient chargés de cette triste et pénible » tâche, devaient être pourvus de chlorures li- » quides pour s'en laver les mains et le visage, » suivant l'instruction qui leur serait donnée. » Les morts devaient être ensevelis dans des toiles » imbibées d'eau chlorurée, et conduits à leur » dernière demeure sur des voitures couvertes de » toiles cirées.

» 5° Dans le cas où le cholera exercerait de » grands ravages, de ne pas négliger les mesu- » res sanitaires que rendraient nécessaires le » danger des grandes réunions et la nature des » localités où les réunions auraient lieu ;

» 6° De ne pas permettre, tant que l'épidémie » serait instante, la vidange des latrines, et, dans » le cas où cette mesure serait urgente et indis- » pensable, d'imposer aux propriétaires de ces » latrines, l'obligation d'assainir préalablement » leurs fosses d'aisances par l'emploi du fourneau » d'appel dont on trouve la description et le mo- » dèle figuré dans un rapport fait en 1822 par le » Conseil de salubrité, rapport qui a été imprimé » en 1825, par ordre du Conseil général de la So- » ciété royale des prisons ;

» 7° de recommander au public de laver les » cabinets d'aisances et leurs abords, avec de

» l'eau chlorurée et d'assainir l'intérieur des ap-
» partemens, avec des chlorures convenablement
» étendues d'eau;

» 8° De soumettre le commerce des chiffonniers,
» marchands frippiers et revendeuses à la toilette,
» à des mesures sanitaires qui seraient indiquées
» ultérieurement;

» 9° D'inviter tous les médecins, chirurgiens et
» officiers de santé, à tenir un état exact de tous
» les malades confiés à leurs soins, en y relatant
» les nom et prénoms, le sexe, l'âge, la profes-
» sion et la demeure de chaque malade et de
» joindre à cet état, leurs observations cliniques.
» De semblables documens deviendraient très
» précieux pour l'histoire médicale, et serviraient
» d'élémens pour les actes de notoriété publique,
» que rendraient nécessaires les lacunes des re-
» gistres de l'état civil, lacunes qu'on devait pré-
» sumer, avec raison, pouvoir exister; car il
» n'est que trop vrai que dans de grandes cala-
» mités publiques, il règne toujours plus ou moins
» de désordre dans le système administratif,
» et que, trop souvent, on ne se conforme pas
» exactement aux formalités que les lois pres-
» crivent. »

Enfin, la commission faisait sentir la nécessité de la publication d'une instruction médicale où seraient précisés les mesures d'hygiènes adaptées à la circonstance, mesures qui serviraient de guide à la population parisienne pour se préserver, autant qu'il serait possible, des atteintes d'un fléau qui sévit indistinctement sur toutes les classes de la société, mais qui choisit de préférence ses victimes parmi les gens livrés à l'intempérance et à de fréquens écarts de régime. Elle proposait de confier ce travail à une commission spéciale.

Code administratif des établissemens dangereux, insalubres ou incommodes.

M. Adolphe Trebuchet, avocat, chef du quatrième bureau de la deuxième division de la Préfecture de Police, qui assiste habituellement à nos séances, à raison de la connexité de ses travaux avec ceux dont nous sommes chargés, ayant fait hommage au Conseil d'un exemplaire d'un ouvrage publié par lui, sous le titre de *Code administratif des Etablissemens dangereux, insalubres ou incommodes* (1), le Conseil chargea un de ses membres de prendre connaissance de cet ouvrage et de lui en rendre compte. Il résulte, du rapport qui lui a été fait, que cet ouvrage, aussi remarquable par la précision que par la clarté du style, renferme tous les documens relatifs à la législation des établissemens industriels, et aux ordonnances, instructions et circulaires dont ces établissemens ont été l'objet. M. Trebu-

(1) Cet ouvrage, imprimé à Paris, chez Lottin de Saint-Germain, en 1832, se trouve chez Béchet jeune, libraire, place de l'École de Médecine, n° 4.

chet, en publiant ce précieux recueil, et en éclairant les divers textes dont il se compose, par les réflexions les plus judicieuses, a rendu un service important aux industriels, aux administrateurs et surtout à ces nombreux auxiliaires que l'Administration s'est attaché sous le nom de Conseil de salubrité.

Nous sentons, Monsieur le Préfet, qu'il est temps de mettre un terme à nos citations, et cependant pour compléter ce rapport, et le mettre en harmonie avec ceux qui ont déjà été publiés, il aurait fallu y joindre la statistique de la mortalité dans la ville et les hôpitaux de Paris, celle des noyés et des asphyxiés et celle des suicides. Mais les recherches pour confectionner ce travail auraient exigé beaucoup de temps, et n'auraient fait que nous éloigner encore du but que nous nous sommes proposé.

Notice nécrologique de M. le professeur Leroux.

Après ces détails, d'un intérêt général, daignez nous permettre, monsieur le Préfet, de nous occuper un instant d'un objet qui touche de près aux intérêts particuliers du Conseil. Pendant le laps de temps qu'embrassent les travaux dont nous venons de vous donner un aperçu, nous avons fait une perte bien sensible, dans la personne de l'un de nos collègues, M. le professeur J.-J. Leroux, enlevé, en 1832, par le choléra asiatique, vers l'époque où cette épidémie exerçait ses plus grands ravages dans la capitale.

La mort de M. Leroux, sinistre précurseur d'une perte non moins douloureuse (1) que nous devions éprouver plus tard, est passée pour ainsi dire inaperçue, et, nous le dirons à notre grand regret, on dut être surpris de ne pas apercevoir une députation du Conseil de salubrité dans le cortége funèbre qui accompagnait sa dépouille mortelle à sa dernière demeure. C'est que dans ces temps calamiteux où la terreur glaçait tous les cœurs, où la mort entassait ses victimes avec une rapidité effrayante, on négligeait les morts pour secourir les vivans; on s'attachait moins à remplir les devoirs usités dans la vie civile; c'est que la perte de M. Leroux ne fut connue de nous que lorsque la tombe s'était déjà fermée sur ses restes. Mais qui de nous n'a pas déploré cet événement comme s'il eût été frappé dans un membre de sa propre famille! Toutefois, si les circonstances ne nous ont pas permis de remplir ce devoir religieux, c'est du moins une consolation pour nous de pouvoir exprimer ici le témoignage de nos regrets et de notre estime pour un ancien collègue dont le souvenir nous sera toujours cher; et cette consolation nous serait plus douce encore, si les limites de ce travail nous permettaient d'esquisser la vie de ce respectable vieillard, en le suivant dans les di-

(1) M. Parent-Duchâtelet, mort en février 1836.

verses conditions où l'avaient alternativement placé et son mérite personnel et les vicissitudes de la fortune !

Il faut donc nous borner à faire remarquer que M. Leroux était entré, en 1807, au Conseil de salubrité où l'avaient appelé ses vastes connaissances et un mémoire très intéressant sur une épizootie qui avait régné dans quelques communes rurales du département de la Seine ; qu'il participa aux principaux travaux de ce Conseil, et que, malgré son âge plus qu'octogénaire, il n'a cessé de s'y rendre utile, et par ses nombreux rapports et par les avis d'une expérience consommée.

Heureux qui pourrait se flatter de l'espoir de laisser, après soi, la réputation d'une vie aussi dignement remplie que l'a été celle de M. Leroux ! Heureux aussi celui de nous qui pourra léguer à ses collègues des souvenirs aussi honorables que ceux qu'il nous a laissés !

Nous sommes, avec respect, etc.,

Les Membres du Conseil de salubrité,

D'ARCET, *vice-président ;* HUZARD fils, *secrétaire ;* J. JUGE, *rapporteur ;* MARC, HUZARD père, PELLETIER, GAUTHIER DE CLAUBRY, BARRUEL, CHEVALLIER, EMERY, BAUDE, baron LARREY, ADELON, ORFILA, PARISET, LECANU, LABARRAQUE, ESQUIROL, PETIT, F. CADET-GASSICOURT-DEYEUX.

RAPPORT GÉNÉRAL

SUR

LES TRAVAUX DU CONSEIL DE SALUBRITÉ,

pendant l'année 1835 (*officiel*).

Monsieur le Préfet.

Le Conseil de salubrité vient vous rendre compte de ses travaux, pendant l'année 1835. Le nombre et la nature de ces travaux démontrent, d'une manière positive, que la Capitale, qui, depuis long-temps, n'a été considérée que comme une ville de consommation, peut être maintenant regardée comme une ville manufacturière ; on y voit, en effet, chaque jour s'élever de nouveaux établissemens, de nouvelles fabriques où se préparent, par de nouveaux procédés, des produits qui, fabriqués avec économie, se répandent non seulement en France, mais encore à l'étranger.

Le Conseil, qui a tenu 31 séances, a dû discuter 406 rapports, savoir :

Rapport sur une fabrique d'acétate de plomb, 1.—Sur des établissemens d'affinage d'or et d'argent, 4. — Sur une fabrique d'amidon, par de nouveaux procédés, 1. — Sur des fabriques de poudres et d'amorces fulminantes, 5. — Sur les amphithéâtres de l'Ecole de Médecine, 1. — Sur un appareil, pour séparer les urines des matières fécales, 1. — Sur de nouveaux appareils, employés dans l'art du vidangeur, 2. — Sur des ateliers d'aplatissage des cornes et des ergots, 4. — Sur la fabrication de petites pièces d'artifices, 1. — Sur la préparation des pièces d'artifices, dites de sûreté, 2. — Sur l'asphyxie de trois ouvriers dans un puisard, 1. — Sur des établissemens de bains, 3. — Sur l'emploi des balances en cuivre chez les boulangers, 1. — Sur un atelier de battage de laine, 1. — Sur une fabrique de planches de bitume, 1. — Sur des fabriques de bleu de Prusse, 2. — Sur la fabrication des bougies d'acide margarique, 3. — Sur des plaintes portées contre les bougies, dites du Soleil, 1. — Sur la vente d'un remède, *les Boules de Nancy*, 1. — Sur une fabrique de boutons en os, corne et bois, 1. — Sur des ateliers de boyauderie, 2. — Sur des plaintes portées contre une brasserie, 2. — Sur l'établissement d'une briqueterie, 1. — Sur une fabrique de brome et d'iode, 1. — Sur des buanderies, 15. — Sur des plaintes portées contre les laboratoires des cafés de Paris, 1. — Sur des établissemens pour la carbonisation du bois, 5. — Sur des fabriques de carton, 2. — Sur des fabriques de chandelles, 5. — Sur une fabrique de chandelles-bougies, 1. — Sur l'établissement des chantiers de bois à brûler, 6. — Sur une fabrique de chapeaux, 1. — Sur les établissemens de charcutiers, 2. — Sur l'établissement de chaudières à vapeur, 8. — Sur des établissemens de chiffonniers, 8. — Sur l'emploi du ciment de Pouilly, 1. — Sur des fabriques de cire à cacheter, 2. — Sur une fabrique de coke, 1.—Sur des fabriques de colle de peau, 2.—Sur un liquide pour conserver les cadavres, 1.—Sur la préparation des cornichons, 1.—Sur des établissemens de corroyeurs, 7.—Sur des fabriques de cuirs vernis, 4.—Sur des dépôts de cuirs verts, 3.—Sur un atelier pour la décortication des légumes, 1.—Sur le dédorage des vieux bronzes et l'enlèvement de l'argent sur le vieux plaqué, 1.—Sur des fabriques de dégras et d'huile pour les tanneurs, 2.—Sur un dépôt d'acide, 1.—Sur des dépôts de charbons de bois, 22. — Sur un dépôt de fromages, 1.—Sur un dépôt de chiffons, 1.—Sur un dépôt de noir des raffineurs, 1.—Sur des établissemens de distillateurs de liqueurs, 10. — Sur un atelier de doreur, 1.—Sur un atelier de doreur sur perles d'acier, 2.—Sur les eaux du canal de l'Ourcq, 2.— Sur la nature de l'eau contenue dans des réservoirs, qui existent chez quelques porteurs d'eau, 1. — Sur les eaux qui sortent d'une fabrique de couleurs minérales, 2. — Sur la conduite dans les égoûts, des eaux provenant de quelques fabriques et manufactures, 1. — Sur des fabriques d'eau de javelle, 9.—Sur un atelier d'écarrissage, par un nouveau procédé, 2.—Sur des ateliers d'écarrissage, par l'ancien procédé, 2. — Sur l'établissement d'un échaudoir, 1. — Sur l'éclairage de la halle au beurre, par le gaz, 1.—Sur une épidémie, signalée chez des élèves en droit et en médecine, 1.—Sur des fabriques d'encre à écrire, 2.—Sur une fabrique d'encre d'imprimerie, 1. — Sur des fabriques, ou dépôts d'engrais, 11.—Sur une fabrique d'étain en feuilles, 2.—Sur l'établissement d'un étal de boucher, 1.— Sur les exhumations, 1.—Sur le moyen de distinguer des farines mêlées de fécule, 3.—Sur la classification de quelques fabriques, 1. — Sur des fabriques de machines, 2. — Sur l'établissement de féculeries, 4.—Sur des filatures de coton, 3.—Sur l'établissement des filtres dans les casernes, 1.—Sur la proposition d'établir des filtres dans les prisons, 1. —Sur une fonderie de bijoux en fonte, 1. — Sur une fonderie de caractères d'imprimerie, 1.—Sur une fonderie de cendres d'orfèvres, 1.—Sur une fonderie de graisse, 1.—Sur l'établissement des fonderies de métaux, 6.—Sur des fonderies de suif, 6. — Sur la vidange des fosses d'aisances, 7. — Sur l'application d'un fourneau dans la vidange des fosses, 3. — Sur l'établissement d'un fourneau de fusion, 1. —Sur l'établissement d'un fourneau à réverbère, 1. — Sur l'établissement des fours à chaux, 3.— Sur l'établissement des fours à brûler les oignons, 2. — Sur la vente des fruits verts, 1.—Sur des plaintes portées contre la fumée provenant de la combustion du charbon de terre, 2.—Sur la présence, dans les communes rurales, des dépôts de fumier, 1.—Sur des fabriques de gaz pour l'éclairage, 5. — Sur l'établissement d'une fabrique de gaz portatif pour l'éclairage, 1.—Sur des hôtels garnis, mal tenus, 2. — Sur l'infection de divers points dans le quartier de la Cité, 1.—Sur l'inhumation des corps des suppliciés, 1.—Sur un établissement d'impression sur étoffes, 1. —Sur un établissement de lavage et peignage de laine, 1.—Sur des établissemens de lustreurs de peaux, 3.—Sur l'établissement de machines à vapeur à basse, moyenne et haute pression, 33.— Sur des plaintes portées contre une mare infecte, existant dans un jardin particulier, 1. — Sur des ateliers de marroquiniers, 3.—Sur une fabrique de mastic de fontaine, 1.—Sur la désinfection des matières fécales, 1. — Sur une fabrique de mèches soufrées, 2. — Sur un atelier de mégissier, 1.— Sur des plaintes portées contre une ménagerie, 1.—Sur des fabriques de noir animal, 3. — Sur une fabrique de noir de fumée, 1.—Sur des établissemens de nourrisseurs, 14.—Sur la nourriture des porcs avec la viande de cheval, 1.—Sur la préparation d'un pain avec la farine mêlée d'un septième de fécule de riz, 1. —Sur la panification de la fécule, 3. — Sur l'établissement d'une papeterie, 1. — Sur des fabriques de papiers peints, 3. — Sur des ateliers de peignage et de battage de crin, 4. — Sur les cadavres des personnes décédées, par suite de la petite vérole, 1.— Sur un établissement de plombier, 1.—Sur la vente d'une pommade pour faire pousser les cheveux, 1. — Sur l'établissement des porcheries, 5. — Sur des fabriques de produits chimiques, 3. — Sur une raffinerie de sel de varech, 1. — Sur deux raffineries de sucre, 2. — Sur des fabriques de savon, 2. — Sur la révision de l'instruction touchant les secours à donner aux noyés et asphyxiés, 1. — Sur un atelier de secrétage et de coupage de poil, 1. — Sur du sel de cuisine supposé falsifié, 1. — Sur le sel de cuisine tiré des salines du Midi, 1. — Sur des fabriques de sucre indigène, 4. — Sur l'établissement d'une tannerie, 1. — Sur des établissemens de teinturiers, 23. — Sur des fabriques de toiles cirées et vernies, 3. — Sur une fabrique de tôle vernie, 1. — Sur des établissemens de tripiers, 4. — Sur des fabriques de vernis, 2. — Sur une fabrique de verre pour les instrumens d'optique, 1. — Sur la vidange des fosses d'aisances, 2. — Sur des fabriques de vinaigre, 3. — Sur une fabrique de visières et feutres vernis, 1. — Sur la vente du vulnéraire suisse, 1.

Si, parmi ces rapports, il en est, M. le Préfet, qui méritent peu de fixer votre attention en raison de ce que déjà, dans des rapports généraux des travaux du Conseil, les questions qu'ils soulèvent ont été suffisamment traitées, il en est d'autres qui doivent être le sujet de graves réflexions puisqu'ils portent, 1° sur le développement de l'industrie; 2° sur des industries nouvelles; 3° sur des procédés qui peuvent contribuer à l'amélioration de l'hygiène publique. Les rapports sur lesquels le Conseil croit devoir fixer votre attention portent sur les objets ci-après indiqués :

Fabrique d'Amidon par un nouveau procédé.

Une demande vous a été faite, par un industriel, pour l'établissement d'une fabrique d'amidon à Gravelle, commune de Charenton-Saint-Maurice; cette demande, qui a été examinée par le Conseil, l'a porté à reconnaître que le procédé mis en pratique par le pétitionnaire, doit être utile pour la salubrité publique en ce que, dans le mode de fabrication suivi, il n'y a plus à craindre les émanations putrides qu'exhalent les eaux qui proviennent du travail de l'amidon; en effet, dans la fabrique de Gravelle, le blé, grossièrement moulu et gonflé par son séjour dans l'eau, est introduit dans des sacs de toile, peu serrée, qui sont placés dans une auge circulaire; des cylindres cannelés passent continuellement sur ces sacs sur lesquels, en même temps, il tombe une certaine quantité d'eau. Par le contact de l'eau et à l'aide de la pression imprimée par les cylindres, l'amidon est entraîné avec une certaine portion de gluten très divisé, il est reçu dans des réservoirs qui sont destinés à le recueillir; il reste, dans les sacs, du son et une partie du gluten; une autre partie du gluten sort par les mailles de la toile formant les sacs, et il peut être recueilli au dehors.

Ce gluten, ainsi que les résidus, peuvent être employés à la nourriture des animaux domestiques.

L'amidon produit dans cette opération, est ensuite lavé, puis il est converti en masses et livré à la consommation; les eaux sont conduites à la rivière, avant qu'elles aient pu subir la fermentation, qui est la seule cause de l'insalubrité attribuée à ces eaux.

Mais, Monsieur le Préfet, le procédé employé à Gravelle, en vertu d'un brevet d'invention, tout ingénieux qu'il puisse paraître, a déjà été dépassé, et un industriel du département de l'Aisne a appliqué en grand le procédé suivi par les chimistes dans leurs essais; de façon qu'avec deux ouvriers il retire, dans dix heures de travail, l'amidon contenu dans cinq cents kilogrammes de farine; il en sépare le gluten, et obtient plus d'amidon que l'on n'en obtenait par les anciens procédés. Par l'ancien procédé on obtient, au plus, 45 pour 100 d'amidon; par le nouveau on obtient :

1° en amidon fin 55 p. 100.

2° en amidon gros noir 10 p. 100.

différence, 20 p. 100. Cet industriel a, en outre, trouvé le moyen : 1° d'approprier le gluten, extrait des farines, de manière à pouvoir le transporter partout où il pourrait trouver de l'emploi: 2° de faire fermenter l'eau qui a servi à obtenir l'amidon et à en faire, soit une boisson vineuse, soit de l'alcool.

Il est probable, Monsieur le Préfet, que bientôt les procédés suivis à Vervins seront rendus publics, et que la préparation de l'amidon, qui se trouve rangée dans la première classe des établissemens dangereux, insalubres et incommodes, exigera une nouvelle classification.

Fabriques d'Amorces et Poudres fulminantes.

C'est vers le milieu de l'année 1816 que la fabrication des poudres et des amorces fulminantes prit naissance en France; cette industrie, qui resta stationnaire jusqu'en 1819, prit alors un grand développement; aujourd'hui la fabrication des poudres et amorces est exploitée par un assez grand nombre d'industriels, et il y a peu de temps, on portait le nombre des capsules fabriquées dans une seule année, au chiffre de huit cent millions.

L'extension que prenait la fabrication d'un produit dont la plus grande partie est expédiée à l'étranger, a dû faire naître la concurrence, et de nouvelles demandes en autorisation vous ont été adressées. Ces demandes méritaient d'être sérieusement examinées, la fabrication des poudres et des amorces fulminantes étant dangereuse, et ayant déjà causé des accidens; il était donc nécessaire d'obvier, par une foule de précautions, à l'imprudence des ouvriers, et de les forcer, en leur imposant des conditions sévères, à prendre des mesures qui pussent les préserver des dangers auxquels ils sont exposés.

Déjà des améliorations avaient été indiquées, sous le rapport de la salubrité, aux fabricans, et dans les deux établissemens où se fabrique la plus grande quantité de la poudre fulminante, des appareils, dus à l'un des membres du Conseil de salubrité (M. Chevalier), ont été employés avec succès pour condenser les vapeurs qui se développent pendant la fabrication du mercure fulminant. Il restait à prescrire, aux fabricans, des mesures de sûreté. Ce sont ces mesures que le Conseil a formulées de la manière suivante :

1° Toute usine pour la fabrication des poudres et amorces fulminantes sera complètement isolée de toute habitation et éloignée des routes et des chemins ; elle sera close de murs de tous côtés ;

2° L'atelier de fabrication du fulminate sera éloigné de tous les autres ateliers, et particulièrement de la poudrière et des dépôts des esprits (*alcools*) nécessaires pour le travail ;

3° Les autres ateliers seront isolés les uns des autres et construits en charpente et plâtre sans moellons; le sol en sera recouvert d'une lame de plomb ;

4° Il ne sera pas fait de feu dans ces ateliers, et on ne devra pas y travailler à l'aide de la lumière artificielle ;

5° Les murs du séchoir seront garnis de tablettes en bois blanc, dont la plus élevée ne recevra rien ; ces tablettes seront placées à une telle hauteur que l'on puisse atteindre les objets que l'on y aurait placés sans être obligé de monter, soit sur une chaise, soit sur un banc ;

6° Il ne pourra être employé de tamis en fils métalliques, et les tamis employés devront être garnis, à leur bord inférieur, d'une bande de plomb;

7° La poudre grainée et séchée sera renfermée dans des bouteilles garnies de jonc, et ces bouteilles seront transportées à la poudrière;

8° La poudrière sera absolument isolée; elle sera munie d'un paratonnerre; la seule rangée de tablettes qui y sera posée, le sera à une telle hauteur que pour atteindre les bouteilles placées sur ces tablettes, on n'ait pas besoin de monter; le sol de cette poudrière sera recouvert par une lame de plomb;

(Les membres du Conseil ont reconnu qu'il était difficile de faire détonner le fulminate de mercure placé sur une lame de plomb.)

9° Aucun transvasement de poudre ne pourra être fait, dans la poudrière, sous quelque prétexte que ce soit;

10° Les boîtes dans lesquelles les ouvriers renferment les bouteilles de poudre seront garnies en cuir rembourré en laine ou en crin;

11° On ne transportera, à la fois, dans l'atelier de charge que la dixième partie, au plus, de la poudre qui doit être travaillée dans la journée;

12° Le directeur de l'établissement et le chef des ateliers auront seuls la clef de la poudrière;

13° Le chef des ateliers devra posséder des connaissances chimiques et présenter une responsabilité morale;

14° Aucun ouvrier ne pourra être âgé de moins de 18 ans; nul ouvrier ne pourra non plus fumer dans la fabrique ni dans les ateliers;

15° Aucune fabrique de poudres et d'amorces fulminantes ne pourra s'établir sans avoir d'avance déposé un plan exact de toutes les dispositions intérieures, dispositions qui, après leur adoption, ne pourraient être changées, sous aucun prétexte, sans une nouvelle autorisation.

Le Conseil a l'honneur de vous informer qu'il s'occupe, en ce moment, de la rédaction d'une instruction sur la préparation des poudres fulminantes, instruction qui vous sera présentée lorsque les membres qui en sont chargés auront reçu des fabricans les documens qu'ils ont cru nécessaire de consulter.

Amphithéâtres de l'Ecole-de-Médecine et Musée Dupuytren.

Des plaintes vous ont été adressées à deux reprises différentes, sur des odeurs méphitiques qui s'exhalaient, disait-on, des amphithéâtres de la Faculté de médecine et du Musée Dupuytren; ces plaintes ayant été adressées au Conseil, des visites furent faites et il fut reconnu que ces plaintes n'avaient aucun fondement; il fut en outre reconnu : 1° que s'il y avait, lors de la visite, des émanations fétides, elles provenaient de masses énormes d'excrémens déposés derrière un monceau de pierres par les ouvriers des plaignans;

2° qu'il n'y avait rien dans les pavillons qui pût répandre au loin une mauvaise odeur; 3° que le Musée Dupuytren ne pouvait donner lieu à aucune émanation, puisque ce Musée ne contient que des os desséchés, des pièces en cire, des peintures, enfin des objets conservés dans de l'esprit de vin.

Les pavillons d'anatomie n'étant pas classés, tout désagréable que puisse être leur voisinage pour les acquéreurs des terrains de la nouvelle rue Racine, on peut seulement exiger qu'ils soient tenus en bon état; aussi le Conseil vous a-t-il demandé que ces pavillons fussent visités, de temps en temps, par l'inspecteur des établissemens classés, dans le but de reconnaître la manière dont ils sont tenus.

Le Conseil pense qu'on pourrait diminuer le désagrément du voisinage des pavillons en en cachant la vue : l'on pourrait atteindre ce but à l'aide de treillages à claire-voie, établis à l'instar de ceux qui existent déjà sur un point de l'Ecole pratique.

Appareil mobile destiné à servir de fosse d'aisances, en désinfectant les matières fécales à mesure de leur introduction dans les appareils destinés à les recevoir.

Une autorisation vous ayant été demandée de placer au ministère de la guerre, un appareil destiné à séparer les urines des matières fécales et à désinfecter ces matières, l'auteur, au moyen d'un abonnemeut annuel, se charge de toujours entretenir son appareil en bon état, de faire enlever les récipiens mobiles toutes les fois que besoin sera, et cela sans donner d'odeur dans le bâtiment.

Le Conseil, après avoir vu l'appareil, après avoir entendu le constructeur, pense qu'il a cherché à introduire l'amélioration la plus importante possible dans la vidange des fosses d'aisances, c'est-à-dire la séparation des liquides et des solides et la désinfection des unes et des autres; il a été d'avis que les essais tentés par l'auteur, ne peuvent qu'être avantageux à la solution de la grande question *du meilleur mode de débarrasser Paris des fosses d'aisances anciennes et de leur détestable mode de vidange*; que cet auteur doit être encouragé, et que les essais faits au Ministère de la guerre, ne présentant aucun inconvénient, il y avait lieu de lui accorder la permission de faire ces essais.

Sur de nouveaux appareils employés dans la profession de vidangeur.

Vous avez fait connaître au Conseil des appareils employés par un des vidangeurs de Paris, et qui consistent : 1° en un fourneau, contenant du charbon allumé, qu'on introduit dans la fosse à vider, fourneau dans lequel on jette une poudre aromatique; 2° en un second fourneau que l'on place sur le tonneau destiné à enlever les matières ; ce fourneau doit servir à brûler les gaz qui se développent, lorsqu'on fait usage de la pompe pour enlever les eaux vannes ; 3° en des hottes fermées à charnières, hottes que l'ouvrier, à l'aide d'un mécanisme simple, ouvre et ferme à volonté avec une extrême facilité.

Le Conseil, qui s'est occupé à plusieurs reprises de l'examen de ces appareils, a été d'avis 1° que l'introduction d'un fourneau dans les fosses d'aisances est dangereuse et peut donner lieu à des explosions : une foule de faits viennent appuyer cette opinion ; 2° que ce moyen n'est pas nouveau, et qu'il a été employé à Strasbourg ; 3° que l'emploi d'un fourneau sur le tonneau peut, dans quelques cas, être avantageux en brûlant les gaz qui se répandent dans les habitations et dans les rues environnantes ; mais que dans d'autres, il peut devenir, selon les localités, un sujet d'incendie et d'explosion ; 4° que les hottes fermées offrent, pour remplir les tonnes, un avantage immense, et que l'emploi de ces tonnes et de ces hottes est préférable à celui des tinettes. En effet, la vidange se fait plus rapidement, et des tonnes, de la contenance de deux mètres, peuvent être emplies en 25 à 30 minutes ; dans les mêmes circonstances, il faudrait, pour emplir 25 tinettes, de 45 à 50 minutes.

En résumé, le Conseil a été d'avis de l'utilité des hottes qui lui ont été soumises ; mais il pense que, dans diverses circonstances, il y aurait du danger à introduire dans les fosses, un fourneau allumé qui, dans le cas où ces fosses contiendraient un mélange gazeux détonnant, pourrait donner lieu à une explosion et à des malheurs peut-être irréparables.

Fabrication de pièces d'artifices, dites de sûreté.

Un artificier vous a demandé la permission de fabriquer et de vendre des pièces d'artifices de sa composition, pièces qu'il a désignées par le nom d'*Artifices de sûreté, destinés à être employés contre les malfaiteurs, et en cas de dangers et de circonstances imprévues.* Le Conseil, après avoir examiné la demande et avoir pris connaissance des pièces d'artifices et de leur confection, a reconnu que si, dans quelques cas, les pièces pouvaient être utiles, elles pouvaient aussi être employées par les malfaiteurs eux-mêmes dans diverses circonstances ; par ces raisons, le Conseil a été d'avis qu'il n'y avait pas lieu à accorder la permission demandée.

Asphyxie de trois ouvriers dans un puisard.

Vous avez été informé que trois ouvriers, appartenant à une fabrique sise dans l'une des communes du département de la Seine, avaient succombé asphyxiés par l'air d'un puisard, dans lequel ils avaient pénétré.

Le Conseil, à qui vous aviez demandé des renseignemens à ce sujet, s'est rendu sur les lieux, et il a su que ces asphyxies avaient été déterminées par le gaz acide carbonique; que le premier des ouvriers qui a succombé était dans un état voisin de l'ivresse et qu'il a dû sa mort à une imprudence; que les deux autres n'ont succombé que par suite de leur dévouement et de l'empressement qu'ils ont mis à porter des secours à leur camarade, négligeant, dans ce cas, de prendre les précautions qui leur avaient été recommandées par le chef de l'établissement, et en contrevenant positivement à ses ordres.

Il est douloureux de penser que souvent de semblables accidens, dus à l'imprudence que mettent des hommes à tout braver, dans un motif, assurément bien louable, portent le deuil dans les familles. Il est encore plus douloureux de penser qu'il est fort difficile, ou pour mieux dire impossible de prévoir ces accidens, et de les empêcher de se renouveler, puisqu'ils sont l'effet d'un sentiment noble, qu'il serait dangereux d'éteindre. On ne peut que recommander de prendre les précautions décrites dans les règlemens concernant le curage des puits et puisards.

Sur l'usage des balances en cuivre, pour peser la pâte avec laquelle le pain est confectionné.

Un rapport de l'inspecteur de la boulangerie de Paris, vous a fait connaître que, dans 559 boulangeries de la Capitale, sur 601 qui existent, on fait usage, pour peser la pâte destinée à faire le pain, de balances dont les plateaux sont en cuivre, et que les plateaux de ces balances, au lieu d'être nettoyés avec des linges, comme on pourrait le penser, le sont avec les chaînes qui suspendent ces balances, chaînes qui, pour cet usage, sont mises en pelottes et agissent comme le ferait une brosse.

Ce rapport, communiqué au Conseil, a vivement fixé son attention, sous le point de vue du danger qu'il peut présenter; en effet, la pâte, composée d'eau, de farine, et contenant en outre une certaine quantité de sel marin, s'attache aux plateaux des balances et exerce sur le métal une action chimique, dont le résultat est l'oxidation du cuivre; l'oxide ou les sels de cuivre formés pénètrent ensuite dans la portion de la pâte qui, plus tard, est détachée par le frottement des chaînes.

On conçoit que, dans ce cas, de l'oxide de cuivre peut être introduit dans le pain, et qu'il est important, dans l'intérêt de l'hygiène publique, de prendre des mesures pour empêcher que, par négligence ou par imprudence, du pain, qui contiendrait même de très petites quantités de sels de cuivre, soit livré à la consommation. Le Conseil a pensé qu'on préviendrait tout danger :

1° En obligeant les boulangers à n'employer que des balances dont les plateaux seraient en tôle étamée;

2° En prescrivant de nettoyer les plateaux des balances, au moyen d'un paquet fait avec des chaînes de fer étamé, qui ne serviraient qu'à cet usage :

3° En les astreignant à laver à l'eau chaude le paquet de chaînes et la terrine où ils le placeront ;

4° En défendant aux boulangers d'employer dans leurs boulangeries des ustensiles en cuivre jaune, ou rouge et en zinc ;

5° Enfin, en ordonnant aux boulangers, si l'on ne trouve pas convenable de leur imposer l'exécution des mesures indiquées dans les articles 1 et 3, de faire étamer solidement les chaînes et les plateaux de leurs balances, et les ustensiles qu'ils auraient en cuivre jaune et rouge et en zinc.

Fabrication des Bougies avec les Acides gras.

Déjà vous aviez appelé l'attention du Conseil sur une fabrique de bougies, avec les acides gras ; bougies connues sous le nom de *Bougies de l'Etoile,* du lieu où était située la fabrique.

Vous avez de nouveau, par suite de la translation de cet établissement sur un autre point, demandé des avis au Conseil sur les inconvéniens qu'il pourrait présenter, inconvéniens qui vous avaient été signalés.

Le Conseil, qui a examiné la question à diverses reprises, a reconnu que de nombreuses améliorations avaient été apportées dans cette fabrication. En effet, dans les premiers momens, les industriels, qui fabriquaient cette bougie, s'étaient trouvés dans la nécessité, pour que leurs mèches adhérassent à la matière formant la bougie, de faire subir à ces mèches une préparation, qui consistait à les imprégner d'une solution arsénicale; mais ce mode de faire ayant été signalé au Conseil, il fut interdit aux fabricans, qui trouvèrent un moyen simple, qui leur a permis de supprimer l'emploi de l'arsénic et d'obtenir des bougies dont la mèche est adhérente. Le Conseil s'est convaincu de ce fait, et les fabricans de la bougie de l'Etoile ont fait connaître au Conseil le procédé qu'ils emploient pour obtenir ce résultat satisfaisant.

Le Conseil a assisté à toutes les opérations qui se font dans la fabrique, et qui consistent, dans la saponification du suif, dans la décomposition, par les acides, des sels formés par la chaux, dans la séparation de l'acide margarique de l'acide oléique, enfin dans la conversion de l'acide solide en bougies; ils ont reconnu : 1° que le traitement des suifs par la chaux, opéré en vase clos, ne donne lieu à aucun dégagement d'odeurs incommodes, qu'il ne produit aucun bruit et qu'il ne peut, par conséquent, nuire au voisinage; 2° que les opérations de décomposition des sels de chaux, et le délavage des acides séparés de ces sels, sont d'une innocuité complète; 3° que le travail opéré par la presse hydraulique, pour séparer l'acide solide de la matière grasse liquide, ne cause ni bruit ni odeur; 4° que le moulage de la bougie, qui se fait au bain-marie, ne répand dans l'atelier même où il se fait, qu'une légère odeur de cire, qui n'a rien de désagréable.

La fabrication des bougies, par le même procédé, paraît se multiplier, et une seconde autorisation vous a été demandée pour la fabrication des bougies avec les acides gras, bougies que le pétitionnaire désigne sous le nom de *Chandelles-Bougie.*

Plaintes contre les Bougies, dites du Soleil.

Dans une plainte qui vous a été adressée, on vous signalait les bougies préparées avec les acides gras, et qui sont vendues sous le nom de *Bougies du Soleil*, comme contenant de l'arsénic, arsénic qui, en se volatilisant par l'effet de la combustion de quatre de ces bougies, aurait, dans un salon, causé à diverses personnes des maux de tête et donné lieu à un malaise général.

Le Conseil s'est de suite procuré de ces bougies, qui ont été examinées avec un soin minutieux; il fut reconnu, par suite de cet examen, que ces bougies ne contenaient point d'arsénic, et que la plainte qui vous avait été adressée n'était pas fondée.

Atelier de Boyauderie.

Des conditions devant être imposées à un atelier où l'on prépare les boyaux en très grande quantité, pour les exporter à l'étranger ; une visite de cet atelier fut faite : on reconnut que l'on pourrait utiliser, dans l'intérêt de l'agriculture, les issues et débris qui proviennent du travail de la boyauderie, en les convertissant en engrais, et en les mêlant, pour cela, avec de la poudre charbonneuse désinfectante.

Il fut établi que la quantité d'issues fournies par cet atelier, pouvait, dans une année, s'élever de 4 à 500 tonneaux qui, convertis en engrais, auraient une valeur de 4 à 5,000 francs.

Chauffage des Buanderies avec le Charbon de terre.

De nombreuses plaintes vous ont été successivement adressées par des blanchisseurs des communes rurales ; dans ces plaintes, on vous signalait l'alimentation des fourneaux de buanderies par le charbon de terre comme donnant lieu à des inconvéniens graves : le charbon, en brûlant, produisant des fuliginosités très légères qui, emportées par le courant d'air, vont tomber sur le linge placé dans *les étendoirs*, salissent ce linge, de manière à nécessiter quelquefois un nouveau blanchissage.

Des visites faites inopinément ont fait reconnaître au Conseil que les plaintes portées par des blanchisseurs sont fondées; aussi vous a-t-il proposé : 1° d'astreindre les blanchisseurs qui font usage du charbon de terre, à rendre leurs fourneaux fumivores, ou à leur interdire l'usage de ce combustible, et, à cet effet, de n'accorder à l'avenir de permissions qu'aux blanchisseurs qui prendront l'engagement de ne brûler que du bois ou du coke, ou de faire construire leurs fourneaux de manière à les rendre fumivores.

Plaintes portées contre les Laboratoires et Cuisines des Cafés de Paris.

Dans une plainte qui vous a été adressée, on vous signalait les Cafés de Paris *comme le réceptacle de tout empoisonnement et de désordres hygiéniques*, désordres que l'auteur attribue à l'habitude qu'ont prise les limonadiers de Paris d'employer, au lieu de vases d'argent, ou de plaqué solide, des vases faits avec des alliages connus sous les noms de *Maillechort*, de *Métal d'Alger*, etc., alliages qui, selon le plaignant, sont très nuisibles à la santé et très solubles dans les acides, de sorte que les vases peuvent être attaqués par les liqueurs qui y séjournent, et donner naissance à des sels métalliques, qui seraient portés dans l'économie animale.

A l'appui de cette théorie, l'auteur de la plainte vous signalait l'addition de l'acide sulfurique à l'eau-de-vie, dans le but de faire marquer à des eaux-de-vie n'ayant que 17° des degrés plus élevés, c'est-à-dire de 19 à 20°.

La plainte portée contre les limonadiers de

Paris étant très grave, elle fut le sujet d'un examen sévère et approfondi ; c'est par suite de cet examen que le Conseil a reconnu que les assertions émises par l'auteur de la plainte sont inexactes, et que le rédacteur de cette plainte n'est pas à la hauteur des connaissances acquises. En effet, le Conseil vous a fait connaître : 1° que les alliages employés dans quelques cafés, alliages qui sont les mêmes que ceux qui servent en Angleterre pour faire des théières, ne sont pas plus attaquables que les vases fabriqués avec l'argent du commerce qui, comme on le sait, contient une certaine quantité de cuivre ; 2° que l'alliage, connu sous le nom de *Métal d'Alger*, et qui est composé d'antimoine et d'étain, n'est pas plus attaquable par les acides que ne l'est l'argent du commerce ; 3° qu'il est démontré que les limonadiers ne cherchent point à élever le degré des eaux-de-vie, en y introduisant de l'acide sulfurique, par la raison que cet acide *au lieu d'élever le degré*, comme le prétend l'auteur, *l'abaisserait*, en donnant plus de densité au liquide ; qu'en outre, il en résulterait un liquide insupportable qui déterminerait *l'agacement des dents* ; 4° que les acides renfermés dans les liqueurs en petite quantité, même dans les ratafiats, ne sont pas susceptibles d'attaquer les vases employés par les limonadiers.

Le Conseil a pensé que la plainte était mal fondée, et qu'il devait n'y être donné aucune suite.

Etablissement de Charcutiers.

Un projet d'ordonnance sur les établissemens de charcutiers, a été examiné avec soin par le Conseil qui, dans cet examen, a cru devoir concilier d'une part : 1° les intérêts de la population, en demandant, au nom de l'hygiène publique, qu'il y ait propreté et salubrité dans les modes de préparation ainsi que dans les ustensiles employés à la confection de la charcuterie; 2° les intérêts de l'industrie, en demandant qu'on n'imposât aux charcutiers que des précautions nécessaires.

La publication de cette ordonnance et l'exécution des mesures qu'elle prescrit, mesures qui portent : 1° sur la construction des saloirs en bois, en pierre ou en grès; 2° sur la proscription des pressoirs revêtus de feuilles de plomb ou de tout autre métal; 3° sur la substitution des vases et ustensiles de fonte ou de fer battu, aux vases et ustensiles de cuivre étamé, et des vases de grès aux vases de poterie vernisée, tournera au profit de l'hygiène publique et fera cesser des accidens qui n'ont que trop souvent été signalés comme étant le résultat de la présence des sels de cuivre dans les viandes préparées dans les laboratoires des charcutiers.

Il est fâcheux que dans l'ordonnance on ait oublié d'imposer aux charcutiers qui font le saurage, de ne point employer à cette opération du bois peint, en raison du danger qu'il peut y avoir par la volatilisation de l'oxide de plomb.

Déjà le Conseil avait eu, dès le commencement de 1835, à s'occuper de ce qui concerne l'art du charcutier, par suite de plaintes qui vous avaient été adressées et qui vous signalaient des accidens causés par l'usage de la basse charcuterie vendue dans les environs des Invalides et de l'Ecole militaire. Le Conseil, qui avait fait des recherches à ce sujet, avait reconnu que les comestibles signalés comme ayant produit les accidens, avaient été préparés avec des viandes de rebut : par suite de ces recherches, il a été d'avis que l'Administration devait, par tous les moyens qui sont en son pouvoir, empêcher la vente de ces comestibles, qui sont d'une difficile digestion et qui peuvent, dans diverses circonstances, donner lieu à quelques accidens.

Sur la préparation des cornichons.

La présence des sels de cuivre dans les cornichons livrés au commerce pour les usages culinaires, et dans le vinaigre dans lequel on conserve ces cornichons, vous ayant été signalée, vous avez demandé, au Conseil, des renseignemens sur les moyens à mettre en pratique pour obtenir ces condimens exempts de ces sels vénéneux.

Le Conseil vous a adressé sur cet objet, un rapport dans lequel ces moyens sont indiqués;

mais ce rapport n'a cependant point été publié, sans doute parce qu'on y attribue peu d'importance; le Conseil ne pense pas que la présence des sels de cuivre dans un condiment puisse être tolérée, et il attribue même quelques coliques, quelques indispositions qu'on éprouve après le repas à l'ingestion de ces alimens, contenant des substances vénéneuses.

Enlèvement de l'or et de l'argent sur les vieux plaqués et sur les bronzes.

Un industriel qui enlève l'argent de dessus le vieux plaqué, qui sépare l'or des vieux bronzes et autres objets dorés, avait vu son atelier assimilé aux ateliers d'affinage, et rangé dans la première classe des établissemens dangereux, insalubres et incommodes. Cette décision lui ayant été notifiée, il vous a adressé une réclamation que vous avez renvoyée au Conseil.

L'examen de cette réclamation ayant été fait, et l'industriel ayant opéré devant une commission, le Conseil a été d'avis que l'industrie, qui était le sujet de la réclamation, pouvait être classée dans la deuxième catégorie de l'ordonnance du 14 janvier 1815, et que les établissemens de même nature ne devraient être autorisés, dans le voisinage des maisons, qu'aux conditions suivantes :

1° De n'opérer le traitement des vieux plaqués que par l'acide sulfurique, contenant quelques centimes d'acide nitrique, qu'au moyen d'appareils bien ventilés, et en portant le gaz dans l'atmosphère au-dessus des toits des maisons voisines ;

2° De prendre les mêmes précautions pour le dédorage des vieux bronzes et pour la fonte des lingots d'argent, de bronze et de vieux plaqué d'or ;

3° Enfin, d'exiger que dans les positions défavorables, le dédorage des vieux bronzes, et le mélange de l'acide nitrique à l'acide sulfurique, ne soient faits que pendant la nuit.

Atelier de Doreur sur perles de cuivre.

Un industriel avait ouvert, rue Saint-Avoie, n° 38, un atelier de doreur sur perles métalliques, sans avoir sollicité d'autorisation ; il exécutait dans cet atelier diverses opérations qui consistent : 1° à décaper des perles de cuivre, qu'il se procure dans le commerce, en les plongeant à plusieurs reprises dans un mélange composé d'une partie d'acide nitrique et de quatre parties d'eau, à les agiter continuellement dans ce liquide ; 2° à les dérocher par les moyens ordinaires ; 3° à les dorer au moyen d'un amalgame d'or et de mercure ; 4° enfin, à chauffer pour volatiser le mercure qui abandonne l'or sur ces perles.

L'emploi de ce procédé opératoire, dans lequel il y a dégagement de vapeurs acides, formation de vapeurs mercurielles, fut exécuté pendant deux ans, sans qu'il n'y eût aucune plainte contre le fabricant, lorsque tout à coup le Commissaire de police reçut un avis par lequel on lui signalait l'établissement comme étant nuisible à la salubrité et comme ayant déterminé des accidens sur diverses personnes d'une famille qui occupait l'étage placé immédiatement au-dessus de l'atelier. Par suite de cette plainte, une visite fut faite sur les lieux, et il fut reconnu : 1° que la famille qui habitait le logement situé au-dessus de l'atelier avait éprouvé de graves accidens produits par les vapeurs mercurielles, qui provenaient de l'atelier de doreur de perles; 2° qu'il n'y avait point de crevasses dans la cheminée de l'atelier, mais que le locataire de l'appartement supérieur avait commis l'imprudence de faire percer la cheminée, pour y faire passer l'extrémité d'un tuyau de poêle, et que c'est par l'ouverture de ce tuyau que les vapeurs mercurielles qui avaient déterminé les accidens s'étaient introduites; 3° enfin, que le fabricant dont la cheminée ne communiquait avec aucune autre, était innocent de l'accident dont on s'était plaint (1). Ce fait démontre que dans l'examen

---

(1) Un fait analogue a été signalé en 1774, le 3 août. Un baigneur qui demeurait rue Saint-Honoré, ayant allumé à 7 heures du matin, dans une cheminée, un feu de charbon, le gaz, produit de la combustion, pénétra dans une chambre voisine, dont la cheminée communiquait avec celle du bai-

des demandes qui pourraient être adressées par la suite au Conseil, pour des établissemens de doreur, il sera convenable de s'assurer si les cheminées sont assez élevées, et si le tuyau n'est pas en communication avec d'autres pièces de la maison.

---

gneur, par un même tuyau. La production de ce gaz détermina la mort de M. Lemaire, marchand de modes, et de sa femme, qui habitaient cette chambre, où ils furent trouvés asphyxiés à 9 heures du matin. (*Mémoires de l'Académie des Sciences*, 1775, page 493). Entre autres faits plus récens, on doit citer :

1° Celui qui a été observé dans la maison qui fait le coin de la rue de Bondi et du boulevart Saint-Martin. Dans une chambre où l'on n'avait pas fait de feu, deux femmes furent asphyxiées dans la nuit, ainsi qu'un chien qui se trouvait dans la même chambre. Un des membres du Conseil reconnut que l'acide carbonique qui avait donné lieu à cet accident, avait pénétré par la porte du poêle de la salle à manger, poêle où l'on n'avait pas fait de feu, et que le gaz provenait du premier étage, où un dentiste avait passé la nuit à faire cuire des dents artificielles, dans un fourneau de coupelle, alimenté par du charbon.

2° Un fait dont Vauquelin a été le sujet : ce savant chimiste ayant été passer deux jours à la campagne, laissa à boire et à manger à un chat, à un chien et à deux serins, puis il ferma les portes de l'appartement ; à son retour, Vauquelin retrouva cet appartement plein de fumée, et les animaux morts : un examen attentif des faits, lui fit connaître que la fumée et les gaz non respirables qui avaient tué les animaux, étaient descendus par la cheminée de l'appartement supérieur dans le sien, qui était au rez-de-chaussée.

On citerait facilement un grand nombre d'accidens qui sont dus à la même cause.

Eaux du Canal de l'Ourcq.

Des plaintes vous ayant été portées contre les eaux du canal de l'Ourcq, qu'on signalait comme étant de mauvaise qualité, vous avez fait connaître ces plaintes au Conseil, qui a chargé une commission de faire des expériences, afin de constater si ces plaintes étaient fondées. Des expériences faites par la commission, il résulte que les eaux de ce canal, même lorsqu'elles ne sont pas filtrées, se sont beaucoup améliorées depuis que le canal est en plein courant ; qu'elles cuisent parfaitement les légumes, qu'elles sont bonnes pour les savonnages, et qu'elles contiennent même, dans quelques cas, moins de sels solubles que les eaux de la Seine, que leur emploi dans tous ces usages ne peut présenter aucune espèce d'inconvénient.

Eaux contenues dans des réservoirs existant chez des Porteurs d'Eau.

Vous aviez été prévenu qu'il existait, dans Paris, et notamment dans le quartier de la Sorbonne, des réservoirs établis par des porteurs d'eau, et que cette eau était vendue pour les usages alimentaires.

Ces réservoirs ont été examinés sous le rapport de la salubrité, et le Conseil a reconnu que ces réservoirs étaient de véritables filtres, semblables à ceux qui sont établis dans quelques maisons de détention et qui ont obtenu l'approbation du Conseil. L'eau, qui se trouvait dans ces réservoirs, avait d'ailleurs été puisée à la fontaine, dite de Saint-Severin, qui est alimentée par les eaux de la Seine.

Sur la conduite, dans les Egoûts, des Eaux qui proviennent de quelques grandes fabriques.

Vous avez soumis au Conseil la question de savoir s'il serait possible de débarrasser la voie publique des eaux provenant des fabriques, et de pourvoir à l'écoulement de ces eaux en les conduisant directement dans les égoûts, à l'aide de canaux souterrains.

Le Conseil, après avoir examiné avec le plus grand soin cette question. est d'avis qu'il y aurait un très grand intérêt d'empêcher l'écoulement dans les rues, des eaux sales ou fortement colorées, acides ou alcalines, infectes ou souvent très chaudes, que les nombreux ateliers établis versent dans la ville sur la voie publique; on sait que des plaintes ont fait connaître que ces eaux ont souvent taché ou décoloré les habits des passans, donné lieu à des brûlures assez graves, pour les hommes, à la chute du sabot des pieds des chevaux; qu'on parviendrait ainsi à une amélioration dans la propreté des rues et dans la sécurité des passans.

Le Conseil pense que l'Administration atteindrait ce but en décidant: 1° que tout atelier qui a à faire écouler au dehors des eaux sales, dangereuses ou insalubres, ne pourra être établi que là où l'on aura le moyen de faire écouler directement ces eaux par un conduit souterrain, soit dans un égoût, soit dans la rivière; 2° que l'établissement des ateliers qui n'ont à verser, sur la voie publique, que de l'eau propre, soit froide, soit chaude, pourra être permis, sans avoir égard à la proximité de la rivière ou au passage des égoûts; mais à la charge, dans le cas où les eaux ne seraient pas versées directement par un conduit souterrain à la rivière ou dans un égoût, de ne les faire écouler sur la voie publique, que de manière qu'elles ne puissent pas être nuisibles aux piétons, et qu'elles puissent, au contraire, servir à laver sans inconvénient le pavé et les ruisseaux des rues; 3° que les eaux particulières, qui peuvent être introduites à toute heure, et pour ainsi dire par saccades dans les égoûts, ne devront l'être qu'au moyen d'un tuyau descendant vers le bas de l'égoût, près de son radier, pour ne jamais pouvoir blesser ou mouiller les égoûtiers qui pourraient être surpris par un écoulement inattendu.

Le Conseil a pensé que l'Administration pourrait trouver un obstacle, dans l'adoption de ces mesures, par la nécessité qu'il y aurait dans leur application, de remuer continuellement le sol des rues, de faire de larges percemens dans les voûtes ou seulement dans les murs des égoûts. Cependant, il croit qu'il serait possible d'éviter une grande partie de ces inconvéniens en se servant du forage, au moyen de la sonde, pour établir une communication convenable entre l'égoût et le sol de l'atelier. Quant à l'arrivée des eaux particulières, dans les égoûts, le Conseil pense qu'au lieu de les conduire par un tuyau jusqu'au radier, on pourrait faire aboutir la conduite au mur de l'égoût, et ne l'y faire saillir que de deux ou trois centimètres. Le plan de la conduite devrait être vertical et fermé par une tôle légère mobile sur une charnière placée à sa partie supérieure et faisant tablier devant l'ouverture de la conduite; cette disposition aurait l'avantage de ne pas encombrer l'intérieur des égoûts, de garantir les égoûtiers, en rejetant les eaux le long du mur, d'empêcher la rentrée de l'air infect dans les maisons, et enfin, de rendre très facile le curage des conduites particulières.

Atelier d'Ecarrissage par un nouveau procédé.

Les graves inconvéniens qui résultent, pour la salubrité publique, du traitement des débris des animaux par l'ancienne méthode, et telle qu'on la pratique à Montfaucon, a été, depuis longtemps, le sujet de justes plaintes et d'amères réflexions. Aussi, en 1823, une compagnie se présenta avec un projet d'exploitation, par privilége, de tous les débris d'écarrissage, à la condition principale de rendre les opérations d'un semblable établissement parfaitement salubres. Ce projet, adressé à l'un de vos prédécesseurs, fut soumis au jugement du Conseil, mais il fut unanimement rejeté; le Conseil ayant établi *que le système, de privilége exclusif, était contraire à toute amélioration future; néanmoins, ce projet pouvant offrir des résultats avantageux, le Conseil émit aussi l'avis que, comme entreprise particulière et sans privilége, il devait être encouragé.*

Dans un second rapport sur une autre demande faite par la même compagnie sur le même objet, mais sur de nouvelles bases, le Conseil crut encore devoir refuser la demande qui lui avait été soumise, après avoir reconnu que si ces nouvelles bases ne donnaient pas à la compagnie un privilége de droit, elles lui donnaient un privilége de fait.

Depuis quelques années, l'écarrissage a été le sujet de nouvelles demandes en autorisation que vous avez renvoyées au Conseil. L'une de ces demandes n'a pu avoir de suite; la commune où on voulait le placer ne concevant pas l'intérêt qu'il y aurait pour elle, d'avoir, dans sa localité, un grand établissement industriel, et effrayée par le bruit qui avait été répandu à dessein, que l'on allait transporter dans cette commune le clos d'écarrissage, s'éleva en masse contre la demande, et menaça de détruire, à main armée, l'établissement s'il était autorisé.

Une autre de ces demandes s'appliquait à un établissement élevé à Grenelle, par MM. Payen, Buran et Cambacérès. Le Conseil a visité cet établissement à plusieurs reprises, soit sans avoir indiqué, soit après avoir fait connaître le jour de la visite.

Il fut reconnu dans toutes ces visites, et notamment dans celle du 29 janvier 1835, que les opérations se font de la manière suivante : 1° le cheval tué d'un coup de masse est saigné immédiatement, le sang qui coule sur un plan incliné garni de dalles, est reçu dans un tonneau, il est de suite desséché, pulvérisé et mêlé aux engrais; 2° la peau enlevée est mise de côté pour être livrée au tanneur, les crins coupés d'avance, vendus au marchand de *fair*, les pieds au marchand de peignes, les nerfs au fabricant de colle ; 3° les excrémens, mêlés à de la poudre désinfectante, sont réunis à l'engrais ; 4° la chair dépecée est portée dans une cuve, où elle est cuite à la vapeur, puis soumise à l'action de la presse, desséchée et pulvérisée pour être vendue comme engrais ; 5° l'eau qui a servi à la cuisson de la viande est séparée en deux parties distinctes, l'une oléagineuse est vendue aux fabricans de savon, l'autre aqueuse et chargée de gélatine est coulée dans des baquets, où elle se prend en gelée, et fournit de la colle, dite colle de peau, employée par les peintres en bâtimens ; 6° les os, séparés de la viande, sont ou convertis en noir animal ou triés pour être livrés aux fabricans d'objets en os.

Le Conseil, convaincu de l'avantage incontestable que les nouveaux procédés que nous venons de faire connaître peuvent apporter dans la salubrité et l'assainissement de Paris et de ses environs et dans l'intérêt progressif de l'agriculture, vous a proposé d'accorder aux pétitionnaires l'autorisation qu'ils sollicitent, en exigeant d'eux des conditions qui sont surabondantes.

Le Conseil n'a donné son avis qu'après une entière conviction, et cette conviction est telle qu'il pense que l'art de l'écarrissage est arrivé, par les procédés de MM. Buran, Cambacérès et Payen, à un tel point de perfection, sous le rapport de l'assainissement, que cet art pourrait être exercé, non seulement à Grenelle, mais encore dans l'intérieur de Paris, sans qu'il y eût danger pour la salubrité publique.

Eclairage de la Halle au Beurre par le Gaz.

La question d'éclairer, par le gaz, la halle où se fait la vente du beurre ayant été soulevée, des observations vous furent adressées contre ce mode d'éclairage qui, disait-on, aurait de graves inconvéniens, *en raison de l'action que pourront avoir, pour les matières contenues dans le marché* (le beurre), *la chaleur et les émanations qui ne peuvent manquer de résulter de ce mode.*

Cette objection à l'éclairage de la halle ne pouvait être regardée, dans l'état actuel de la science, comme étant sérieuse ; elle fut cependant parfaitement combattue par M. Lenoir, inspecteur-général des halles et marchés, puis renvoyée au Conseil pour avoir son avis.

Après avoir fait examiner la localité et la question, le Conseil a été d'avis : 1° que des becs de gaz, placés à trois mètres au-dessus du sol, ne peuvent nuire au beurre en mottes qui est posé ou sur le sol ou sur des tables de pierre, soit en raison de la chaleur que ces becs développent, soit en raison de l'odeur qui pourrait résulter de la combustion incomplète des gaz ; 2° qu'il y aura avantage à adopter l'éclairage au gaz, pour la halle au beurre, par la raison qu'elle sera plus fortement ventilée qu'elle ne l'était auparavant; 3° que la halle au beurre qui est très mal éclairée, le sera parfaitement par le moyen du gaz, ce qui est d'un avantage immense pour l'acheteur.

Maladie épidémique signalée chez des Élèves en Droit et en Médecine.

Le bruit s'étant répandu dans la capitale, qu'une maladie épidémique sévissait sur les élèves en droit et en médecine qui étaient venus dans la capitale pour suivre leurs cours, vous avez chargé le Conseil de prendre des renseignemens à ce sujet.

Des recherches et renseignemens pris sur l'état sanitaire des étudians en droit et en médecine, ne permettent pas de croire que la mortalité soit plus grande parmi eux cette année qu'elle ne l'est ordinairement, c'est-à-dire qu'elle ne l'a été les années précédentes. La différence qui vous a été signalée, à cet égard, tient à une plus grande population; car il est démontré que le nombre des élèves en droit est plus considérable cette année, et que celui des élèves en médecine est presque doublé.

La maladie à laquelle la plupart des élèves ont succombé, est la fièvre typhoïde; le changement de climat, de régime, d'habitude, l'habitation dans des logemens étroits, mal aérés, les excès de travail ou de toute autre nature, sont les causes ordinaires du développement de cette maladie parmi les jeunes gens qui se rendent à Paris, quel que soit le genre d'occupation auquel ils se livrent.

Exhumations.

Votre attention a été fixée sur la demande, qui vous a été faite, de la création d'une place de médecin-inspecteur, chargé spécialement de veiller à la salubrité de ces opérations, demande que vous avez renvoyée à l'examen du Conseil.

Lors de cet examen, il fut reconnu que la personne qui vous proposait la création d'une place de médecin inspecteur, range les cas d'exhumations en deux catégories; dans la première, sont les exhumations où il s'agit simplement d'extraire un cadavre d'une fosse temporaire pour l'inhumer ensuite dans un autre lieu, ou dans une fosse de famille; dans la deuxième, sont rangées les exhumations qui peuvent être faites de cadavres qui avaient été enterrés dans la fosse commune.

L'auteur de la demande cherche à démontrer l'utilité qu'il y aurait, dans tous les cas d'exhumations, de faire assister le Commissaire de police d'un médecin familiarisé avec les détails qui, dans l'intérêt de la salubrité, se rattachent à ce genre d'opérations; il fait observer que ce médecin pourrait régulariser l'emploi du chlore ou des chlorures, tirer parti de l'observation de la nature des terrains, de l'état des caveaux, des enveloppes qui entourent le cadavre, des causes qui ont produit la mort, etc., etc., et déduire de toutes ces observations quelles sont les mesures à prendre pour prévenir tout danger d'insalubrité.

Le Conseil a été d'avis, que la création d'une place de médecin inspecteur des exhumations, serait utile sous plusieurs rapports, et particulièrement pour déterminer les précautions à prendre dans chaque cas particulier; pour indiquer les mesures à employer dans les cas de transport de cadavres d'un cimetière dans un lieu éloigné, pour faire des recherches spéciales dont les résultats seraient applicables à la salubrité des cimetières; mais qu'il faudrait ne donner cette place qu'à un homme apte à la remplir, et en exigeant de lui une surveillance exacte, non seulement à l'égard de chaque exhumation, mais encore relativement à tout ce qui peut intéresser la salubrité des cimetières.

Dans la demande qui vous a été adressée, l'auteur indiquait dans son travail, un moyen de reconnaître, sans difficulté et d'une manière certaine, le nom de chaque personne dont le cadavre aurait été inhumé dans des fosses communes, et d'en trouver le corps sans beaucoup de peine. Le Conseil vous fera observer que ce moyen, qui consiste à estampiller chaque bière et à lui appliquer un numéro qui répondrait à un numéro semblable inscrit sur un registre, en regard du nom de la personne dont le cadavre est contenu dans la bière, a déjà été proposé par l'un des membres du Conseil, M. le docteur Marc; et il est d'avis que cette mesure, qui est de la plus grande importance dans la recherche des cadavres de personnes soupçonnées mortes par suite de crimes, et particulièrement d'empoisonnement, devrait être mise en pratique le plus tôt possible.

Moyen de distinguer les Farines mêlées de Fécule.

M. Boiteux vous ayant, par une lettre, annoncé qu'il avait découvert un procédé chimique à l'aide duquel il pouvait reconnaître la fécule de pomme de terre mêlée à la farine de froment, et déterminer les proportions exactes du mélange, il a fait suivre l'annonce de sa découverte de considérations, d'économie politique et d'intérêt commercial. Cette lettre a été soumise à l'examen du Conseil, qui a mis l'auteur à même d'expérimenter et de prouver ce qu'il avait avancé. Des expériences faites, il résulte pour le Conseil : 1° que le procédé mis en pratique par l'auteur, procédé qu'il n'a pas communiqué, peut être mis en usage pour signaler dans une farine la présence de la fécule ; 2° que ce procédé pèche, lorsqu'il est appliqué à faire connaître les proportions d'un mélange de farine et de fécule ; 3° que ce procédé paraît être long, mais qu'il pourrait cependant être employé lorsque des discussions s'élèvent entre des boulangers et des meûniers, sur la nature des farines qu'on soupçonnerait être mêlées de fécule ; 4° que les considérations d'économie politique et d'intérêt commercial, émises par l'auteur, manquent de justesse et sont réfutables par des faits.

Plaintes portées contre une Fabrique de Chaudronnerie.

Plusieurs propriétaires de maisons sises rue des Batailles, à Chaillot, vous ont porté des plaintes contre un établissement exploité même rue, nos 7 et 9, par M. Charles Derosne, établissement dans lequel on vous signalait : 1° un dépôt de matières animales et la fabrication du charbon animal ; 2° la formation d'un appareil pour fabriquer le gaz pour l'éclairage ; 3° enfin, une grande fabrique de chaudronnerie qui, par le bruit qu'elle cause, rend les propriétés voisines inhabitables.

La Conseil ayant été appelé à examiner si les plaintes étaient fondées ou non, a reconnu et constaté : 1° que le sieur Derosne n'avait, dans son établissement, ni dépôt de matières animales, ni fabrique de charbon ; 2° qu'il avait un manége qui sert à la pulvérisation du charbon, mais que cette opération n'a rien d'incommode ni d'insalubre pour le voisinage ; 3° qu'il y a bien, dans l'établissement de la rue des Batailles, un appareil pour la fabrication du gaz, mais que cet appareil, qui a été établi pour faire des expériences, n'est pas employé depuis long-temps ; 4° que le bruit signalé par les voisins, comme rendant les maisons voisines inhabitables, a été reconnu comme produit par un grand nombre d'ouvriers qui frappent continuellement, du matin au soir, avec de lourds marteaux, sur des plaques ou chaudières énormes, soit pour planer les métaux, soit pour river les attaches; 5° que les propriétaires des maisons voisines doivent éprouver un dommage considérable par le voisinage de cet établissement. Le Conseil, tout convaincu qu'il est de la grave incommodité que cause aux propriétaires de la rue des Batailles, le voisinage de la fabrique de M. Derosne, n'a pu, cette cause d'incommodité n'étant pas classée, vous proposer de prendre des mesures pour la faire cesser ; cependant, Monsieur le Préfet, l'industrie prenant de l'extension, et des fabriques analogues à celle formée à Chaillot pouvant s'établir, il serait peut-être convenable de prendre des mesures pour qu'à l'avenir cette industrie soit classée et ne puisse être nuisible aux propriétés voisines.

Filtres établis dans diverses prisons.

Des appareils pour la filtration des eaux, ayant été établis, d'après le système de M. de Fonvielle, dans les prisons de la Conciergerie, de la Force et de Sainte-Pélagie, vous avez voulu avoir l'avis du Conseil sur le plus ou moins d'avantages que ces filtres peuvent présenter.

L'examen de ces filtres ayant été fait, il a été reconnu que l'eau qu'ils fournissent est aussi transparente, aussi limpide que peut l'être toute eau filtrée, et qu'elle fournit aux détenus une boisson dont ils apprécient d'autant plus les avantages qu'elle a remplacé l'eau trouble dont ils étaient souvent obligés de se servir. Il résulte cependant des renseignemens obtenus dans les prisons, que ces filtres ont besoin d'être nettoyés plusieurs fois dans l'année, mais cette opération est l'affaire de quelques heures ; elle n'est nullement embarrassante et ne donne lieu qu'à une très faible dépense. En résumé, le Conseil est d'avis que ces filtres se recommandent par la simplicité de leur mécanisme, par le bas prix auquel on peut les faire établir et par le mérite qu'ils ont de remplir parfaitement leur destination. Le Conseil émet le vœu que de semblables appareils soient établis dans toutes les maisons de détention et dans les dépôts de mendicité de votre ressort.

Vidange des Fosses d'aisances par de nouveaux procédés.

Vous avez, à plusieurs reprises, demandé au Conseil son opinion sur les procédés employés par MM. Payen et Buran, dans la vidange des fosses d'aisances, procédés qui consistent : 1° à enlever, à l'aide de la pompe les matières liquides, les *seaux vannes ;* 2° à mêler aux matières solides, une poudre désinfectante, de manière à en faire un engrais qui n'a plus l'odeur de matière fécale, et qui peut être transporté, en plein jour, dans un tombereau, sans qu'on puisse soupçonner quelle est la nature de ce produit, et qui peut être déposé partout, puisqu'il ne répand aucune odeur.

Le Conseil, ayant examiné l'emploi de ce procédé, dans dix-huit cas différens, a acquis la conviction que le procédé, proposé par MM. Payen et Buran, présente de nombreux avantages sur l'ancien procédé, avantages qui consistent : 1° dans la désinfection complète des matières solides, désinfection qui ne peut plus être mise en doute ; 2° dans l'avantage de ne plus avoir à craindre, dans les maisons, lors de la vidange des fosses d'aisances, des émanations infectes qui souvent donnent lieu à l'altération des bronzes, des tableaux, de l'argenterie, des peintures et quelquefois à des commencemens d'asphyxie ; 3° dans l'assurance, pour les ouvriers vidangeurs, de n'avoir plus à redouter l'asphyxie et la mort ; 4° dans la facilité d'obtenir de suite un engrais solide qui n'a pas besoin, comme la poudrette, d'être longuement desséché sur le sol, en perdant une partie de sa valeur, et en répandant, pendant cette dessication, des émanations infectes; 5° que l'emploi de ce moyen fera disparaître, des environs de la capitale, ces cloaques infects qui sont nuisibles, non seulement à la santé, mais encore aux intérêts d'une grande partie de la population de Paris et de la Banlieue.

Vente de Fruits verts sur les Marchés de la Capitale.

La vente de fruits, non encore mûrs, sur les marchés, a fixé votre attention, et vous avez consulté le Conseil sur la question de savoir : *si la consommation des fruits encore verts, parvenus à peine au premier degré de maturité, est nuisible à la santé des habitans de la Capitale et surtout des enfans, et si le mal, résultant de cette consommation, nécessite que l'Administration intervienne, par une ordonnance, pour défendre l'apport et l'exposition, sur les marchés, de tous les fruits qui ne seraient pas arrivés à leur complète maturité.*

Le Conseil pense qu'il est impossible d'élever

le moindre doute sur la qualité nuisible des fruits mangés encore verts. L'expérience, de tous les temps et de tous les pays, a prouvé que l'usage de ces alimens donnait lieu à des maladies des organes digestifs, les unes passagères et bornées à la saison des fruits, les autres durables et altérant, pour un temps plus long, une des fonctions qui importe le plus à la santé des hommes : *des diarrhées*, *des dyssenteries*, *des digestions laborieuses et accompagnées de flactuosités*, *des affections vermineuses*, *des irritations de l'estomac et des intestins, etc.*, ont été le plus souvent observées à la suite de ce genre d'alimentation.

Le Conseil est encore d'avis, que ce n'est pas le lieu de citer les nombreuses autorités médicales qui justifieraient l'assertion qu'il a émise, puisqu'il est facile de comprendre que le mal que nous attribuons à l'usage abondant et prolongé des fruits verts doit surtout être observé sur le peuple peu aisé de la Capitale, qui trop souvent abuse de ce genre d'alimentation et en fait un usage exclusif; ce mal doit surtout se manifester chez les enfans des pauvres, naturellement faibles, disposés aux affections strumeuses et chez lesquels une mauvaise alimentation et des maladies des organes digestifs ne peuvent qu'augmenter cette disposition aux scrophules. En thèse générale, il est donc certain qu'il y aurait avantage à ce que l'Administration pût encore ici veiller sur la santé du peuple et le préserver de ses entraînemens; mais il est facile d'exercer en cette matière la surveillance désirable sans apporter trop d'entraves au commerce des fruits dans la Capitale? La question a paru des plus difficiles, car si l'on ne peut interdire la vente des fruits verts qu'à l'aide des mesures très gênantes pour le commerce, peut-être vaudrait-il mieux que l'Administration s'abstînt et s'en reposât sur l'intérêt privé.

En résumé, l'avis du Conseil est que l'usage abondant et prolongé des fruits verts est certainement une source de maux physiques pour le peuple, et que si l'Administration peut parvenir à l'en préserver par des mesures d'une exécution facile et non gênante pour le commerce, ce sera certainement un nouveau service qu'elle aura rendu.

Sur la présence de Dépôts d'immondices dans les Communes rurales.

Des avis vous ayant été donnés sur les causes d'insalubrité qui résultaient, pour les habitans de la commune de Genevilliers, de la présence, près des maisons, de dépôts d'immondices, vous avez voulu avoir à ce sujet l'avis du Conseil.

Le Conseil a fait faire des visites dans cette commune, et par suite de ces visites faites, en la compagnie de M. le Maire, il a été constaté : 1° que les habitans de Genevilliers ont adopté la coutume de former des dépôts de fumiers et d'immondices sur les abords des divers chemins qui conduisent à la commune, et, comme ces chemins sont assez nombreux, il en résulte que ces dépôts entourent pour ainsi dire le village, et qu'ils se trouvent à une très petite distance des murs des dernières maisons, de sorte que le village se trouve, en diverses circonstances, dans une atmosphère insalubre, chargée d'émanations infectes; 2° que des dépôts semblables existaient dans des cours appartenant à des particuliers, et notamment, dans trois cours dépendantes de grandes fermes; que ces dépôts étaient formés de fumier, c'étaient les plus rares, d'autres étaient formés de gadoue seulement, d'autres étaient formés de couches de fumier et de couches intermédiaires de gadoue; c'est particulièrement ce dernier genre de dépôt qu'ils ont vu dans les cours des fermiers; 4° que l'odeur fétide et les vapeurs putrides qui s'exhalent de ces dépôts d'immondices, pendant tout le temps que dure leur fermentation, sont nuisibles aux personnes qui sont soumises à leur influence; 5° qu'il serait utile de régler, par une ordonnance, les conditions auxquelles les habitans pourraient former de pareils dépôts, non seulement dans la commune de Gènevilliers, mais encore dans toutes les communes rurales du département de la Seine. Le Conseil aurait voulu vous présenter la base de cette ordonnance, mais il a pensé qu'il faudrait, primitivement, avoir l'avis de MM. les Maires de ces communes; aussi vous a-t-il demandé des renseignemens sur les meilleures mesures à prendre relativement aux dépôts d'immondices, fumiers, etc., dans le but de concilier tout à la fois les intérêts de la salubrité de la commune, et ceux des cultivateurs qui font usage de ces engrais.

Etablissement de Gaz portatif pour l'éclairage.

Dans une demande qui vous a été adressée, M. Houzeau Muiron sollicitait l'autorisation : 1° d'établir, sur la route des Batignolles à Clichy, une usine pour la fabrication du gaz pour l'éclairage, gaz qui serait extrait des matières grasses et résineuses; 2° l'autorisation de transporter à domicile, ce gaz, de la fabrique à l'intérieur de Paris.

Le Conseil, qui a été chargé de l'examen de cette demande, savait déjà que de semblables établissemens existent à Elbeuf, à Sedan, à Reims et à Amiens; cependant, il a dû examiner les avantages et les inconvéniens qui pourraient résulter de la mise en activité de l'usine du sieur Houzeau Muiron. Les inconvéniens que le Conseil a dû vous signaler, sont : 1° la grande dimension des voitures qui pourraient gêner la circulation; 2° la mobilité de la voiture qui pourrait se mouvoir dans le moment où on la met en communication avec le réservoir particulier, destiné à recevoir le gaz, qui doit être employé dans une localité quelconque; 3° enfin, l'accès trop facile de ces réservoirs et du défaut de ventilation des localités dans lesquelles ils sont renfermés.

Les avantages consistent : 1° dans la facilité du mode de transport du gaz, opéré dans un état de légère pression ; 2° dans l'odeur moins forte et moins pénétrante du gaz obtenu par la distillation des résines et des corps gras ; 3° en ce qu'on est à l'abri des accidens qui peuvent arriver aux becs qui communiquent, par des conduits souterrains, avec le réservoir général, et, parmi ces accidens, nous signalerons l'interruption subite de l'éclairage ; 4° dans la facilité qu'il y a d'établir ce mode d'éclairage, sans exposer le pavé de la voie publique à être remué, soit pour la pose des conduits, soit pour les réparations plus ou moins fréquentes qu'ils exigent ; 5° dans la possibilité, pour le consommateur, d'avoir continuellement à sa disposition du gaz, d'en employer plus ou moins et de ne payer que ce qu'il emploie.

Ces inconvéniens et ces avantages ayant été étudiés, le Conseil a été d'avis que l'usine du sieur Houzeau pourrait être autorisée, mais en imposant au demandeur diverses conditions qui sont : 1° l'emploi de voitures d'une moindre dimension que celle de la voiture présentée comme modèle ; 2° l'emploi d'un mode de frein, destiné à empêcher la voiture de se mouvoir au moment du déchargement du gaz ; 3° l'établissement des réservoirs de gaz dans une pièce affectée spécialement à cet usage, pièce qui serait ventilée et fermée à clef; 4° enfin, la fixation des précautions à prendre pour la pose des tuyaux et des robinets à l'intérieur, précautions qui doivent être assimilées à celles qu'on exige des compagnies qui maintenant s'occupent de l'exploitation du gaz pour l'éclairage.

Nourriture des Porcs avec la Viande du Cheval (1).

Peut-on, sans inconvénient pour la santé publique, permettre la vente, l'abattage et le débit des porcs engraissés avec de la chair de cheval, soit que cette chair leur ait été donnée à l'état cuit ou à l'état de crudité?

L'Administration ayant été avertie que plusieurs personnes qui ont des porcheries faisaient usage, pour la nourriture de leurs porcs, des débris des animaux, cette question, d'une haute importance, a été soumise au Conseil qui l'a étudiée avec le plus grand soin, et de manière à pouvoir la résoudre d'une manière positive. C'est par suite de longues recherches, que le Conseil a été

(1) On trouve dans le *Traité de la Police, de Lamarre*, qu'en 1669, des habitans et des laboureurs de La Villette nourrissaient leurs chiens et leurs porcs avec des débris d'animaux abattus aux boucheries, ou avec la chair de ceux qui étaient conduits aux voiries pour être tués; ces débris étaient fournis à des nourrisseurs par un nommé Tolnay, qui était vidangeur.

d'avis que l'Administration doit favoriser de tout son pouvoir, et par des motifs puissans d'économie administrative et d'hygiène, la direction qu'ont prises certains industriels, dans la modification qu'ils ont apportée dans le régime des porcs destinés à l'engrais. Sous le rapport de l'économie administrative, on donnera aux chevaux hors de service une plus grande valeur ; l'on crée, à la porte de Paris, une nouvelle branche d'industrie très lucrative ; on livre à la population une masse plus abondante de nourriture animale qui lui est si nécessaire ; enfin, l'on trouve le moyen de tirer un parti avantageux des produits autrefois en partie perdus; car si les chevaux, préparés par les nouveaux moyens, ne peuvent pas être consommés par les porcs dans toutes les saisons, comme leurs chairs se dessèchent facilement, elles peuvent être conservées pour un autre temps, ou bien transportées dans les campagnes où elles opéreront certainement des effets qui seront très avantageux sous le rapport de l'hygiène. Le Conseil établit que les porcs, nourris avec la viande de cheval, ne changeront pas de caractère, qu'ils ne deviendront pas féroces, et par conséquent, plus dangereux pour les enfans comme on avait voulu le faire craindre ; que la viande des porcs qui auront fait usage de cette nourriture sera bonne et salubre, qu'elle n'aura ni mauvais goût ni mauvaise odeur, et que la cuisson et l'action digestive sont plus que suffisantes pour détruire tous les principes qu'un aliment mal choisi aurait pu introduire dans les chairs destinées à devenir notre propre nourriture; enfin, qu'il n'y a pas de meilleur moyen pour détruire tous les chantiers d'écarrissage et faire disparaître de la porte de la Capitale, ces établissemens qui excitent notre horreur, qui font perdre tant de valeur aux propriétés auprès desquelles ils sont situés, et dont il a été impossible à l'administration de se débarrasser, malgré les efforts qu'elle n'a cessé de faire pour cela depuis plus d'un siècle.

Le Conseil a aussi cru devoir vous faire connaître, Monsieur le Préfet, que l'emploi dans les porcheries de viandes provenant des débris d'animaux, tout en faisant disparaître les chantiers d'écarrissage, impose cependant à l'Administration le devoir de veiller sur la manière dont sont tenues les porcheries, contenant un grand nombre d'animaux, et cette surveillance est d'autant plus nécessaire, qu'il a été reconnu que la nourriture animale donne aux excrémens des porcs une fétidité plus grande et plus désagréable que celle qui est particulière à ces excrémens, lorsque l'animal est soumis au règne végétal. Le Conseil a pensé, en outre, qu'il serait peut-être utile de fixer sur ce point l'attention de MM. les Maires des communes rurales, en les priant de surveiller, d'une manière toute particulière, ceux de leurs administrés qui donneront, à leurs porcheries, un accroissement de proportions, qui ne se trouverait pas en rapport avec les habitudes et les besoins ordinaires des fermiers et des habitans des campagnes.

Préparation du Pain avec la Farine mêlée d'un septième de Farine de Riz.

Vous avez voulu savoir : 1° si l'Administration pouvait permettre, sans qu'il y eût inconvénient pour la santé publique, la vente du pain fabriqué avec 6 parties de farine et 1 partie de farine de riz ; 2° s'il y avait des conditions à imposer aux manutentionnaires qui emploieraient ce mode de faire ; 3° enfin, quelle est la qualité du pain fabriqué par cette méthode.

Le Conseil, après avoir assisté aux expériences, après avoir désigné des membres d'une commission, qui ont fait usage de ce pain, vous a fait connaître que le pain préparé avec six parties de farine et une de riz n'est pas nuisible à la santé, qu'il est savoureux et appétissant, qu'il est d'une bonne conservation et durcit moins vite que le pain préparé par la méthode ordinaire ; enfin, que lors de son usage l'estomac s'en est bien accommodé ; mais le Conseil n'a pu vous donner des renseignemens sous le point de vue de ses qualités nutritives, comparées à celles du pain de froment, cette question étant une de celles qui, dans l'état actuel de la science, est des plus difficiles, et qui ne peut avoir de solution que dans un usage prolongé du pain ; le Conseil a cependant été d'avis qu'on pouvait permettre la vente de ce pain : 1° en lui donnant une forme autre que celle du pain préparé avec la farine du froment ; 2° en exigeant que ce pain porte une indication qui fasse connaître au public que ce pain contient du riz.

Préparation d'un Pain avec la Farine mêlée de Fécule.

L'administration ayant reçu une demande en autorisation pour la préparation d'un pain avec la farine mêlée de fécule, pain dont il avait été envoyé un échantillon, le Conseil, appelé à examiner cette demande, tout en reconnaissant que le pain presenté n'était pas désagréable au goût, et qu'il n'était pas susceptible de nuire à la santé, a émis l'opinion que cette demande ne pouvait être jugée que lorsque des expériences auraient été faites en présence de membres du Conseil. Le demandeur, qui avait pris un brevet d'invention, s'étant soumis à cette exigence, et ayant fait des expériences, le Conseil a reconnu que la quantité de pain obtenu par l'emploi de la farine était plus considérable que celle qui provenait d'une même quantité de farine mêlée de fécule, résultat tout à fait contraire à celui avancé par le breveté, qui croyait devoir obtenir une plus grande quantité de pain par l'emploi de son mélange.

Le procédé mis en pratique par l'auteur est le même que celui qu'avait décrit Pleisch dans son journal (*Journ. sur Techn. and. Chimie*, T. 6, 1829, *cahier* 4.), procédé qui a aussi été mis en pratique par divers auteurs.

Le Conseil a été d'avis que ce pain ne pouvait être nuisible à la santé, mais il ne s'est pas prononcé sur ses qualités nutritives ; il a émis l'opinion, que si du pain fait avec de la farine mêlée de fécule était livré à la consommation, il faudrait, comme on l'a déjà dit pour le mélange du riz, que ce pain eût une forme particulière, afin que le public sût quelle est la nature de l'aliment qui lui est vendu.

Fabrique de Produits Chimiques.

Une demande vous a été faite par deux industriels d'établir à Bondy, sur les terrains et près des bassins où l'on exploite la poudrette, un laboratoire de produits chimiques, laboratoire dans lequel serait utilisée une partie des urines contenues dans les bassins, à l'effet d'en retirer les sels ammoniacaux, en faisant usage de procédés particuliers, et en agissant à vases clos.

Le Conseil, qui a fait visiter les lieux et prendre des renseignemens sur le genre de fabrication qui y est mis en pratique, a été d'avis qu'une semblable demande devait être accueillie favorablement, convaincu qu'il en résulterait un avantage immense pour l'hygiène publique, si on parvenait à utiliser, comme on l'a déjà fait en Allemagne, des produits qui, abandonnés à la surface du sol, y éprouvent la fermentation putride et donnent naissance à des miasmes qui sont souvent portés par les vents sur les habitations voisines.

Sur des Sels de Cuisine falsifiés.

Des plaintes vous ayant été adressées contre un raffineur qui avait livré des sels qu'on vous avait signalés comme étant falsifiés, vous avez demandé qu'une visite fût faite chez ce raffineur. Cette visite, comme on devait s'y attendre, fut sans résultat; les sels trouvés dans ses magasins furent reconnus comme étant de bonne qualité.

Déjà, Monsieur le Préfet, le Conseil, dans divers rapports, vous avait fait connaître que le mélange des sels avec diverses substances de peu de valeur, particulièrement avec la poudre de plâtre, et avec les sels de varech, ne se faisait pas d'avance dans les raffineries, mais au moment même de charger les voitures, et de porter ces sels en ville.

Un des membres du Conseil, qui s'est occupé de l'analyse des sels, et qui en a examiné 3,023 échantillons, prélevés chez les débitans de Paris et des communes rurales, a fait connaître au Conseil, dans des rapports faits en novembre 1832 et en février 1833, quels sont les moyens à mettre en usage pour atteindre les fraudeurs et faire cesser une adultération qui peut être nuisible à la santé; de nouvelles recherches faites par le Conseil lui permettent d'émettre l'avis que la fraude deviendra beaucoup moins considérable, si le sel de varech, que l'on prive maintenant de la plus grande quantité de l'iode qu'il contient, mais qui retient des sels de potasse, était mêlé, à son entrée dans le département de la Seine, d'une certaine quantité de poudre de racine et de gentiane, qui, en communiquant à ce sel une saveur amère, ne permettrait pas qu'on le mêlât aux sels destinés aux usages culinaires; cette mesure, Monsieur le Préfet, tournerait aussi au profit des marchands de sel qui ne se livrent point à la fraude, et qui se voient chaque jour enlever leurs cliens par des hommes qui dans un espoir de lucre font des mélanges frauduleux et livrent aux débitans le sel à un prix moins élevé que celui auquel il est vendu.

Sels des Salines du Midi.

Un épicier de Paris, ayant fait venir des sels provenant des salines du midi de la France (des salines de Bagnas, de Villeroy, de Mèze), pour les mettre en vente, ces sels, différant par la couleur et par le grain de ceux qui sont livrés ordinairement au commerce, et qui sont tirés des salines de Marennes, de Noirmoutiers, du Croisic et de l'Ile-de-Rhé, vous furent signalés comme étant du sel de morue, qui ne devait pas être livré au commerce.

Le Conseil a reconnu : 1° que ce sel, qui est tiré de Cette, et qui provient des salines du Midi, est plus pur que les sels vendus journellement à Paris ; 2° qu'il contient moins d'eau ; en effet, 100 parties de ce sel pris dans les magasins de cet épicier étaient composées de 96,25 de sel, et de 3,75 d'eau ; ces 96,25 de matières solides ne contenaient qu'une partie de substances insolubles étrangères au sel marin, tandis que les sels marins que l'on vend journellement à Paris, ne fournissent sur 100 parties, que 92 parties de sel sec qui retiennent encore 2 et quelquefois 2 1/2 pour 100 de matières insolubles étrangères au sel marin.

Par suite de ces recherches, le Conseil est convaincu que le sel tiré des salines du Midi est plus pur que les sels vendus journellement à Paris, et qui sont tirés de *Marennes*, du *Croïsic*, de l'*Ile-de-Rhé* et de *Noirmoutiers* ; que ces sels, en raison de leur pureté, sont préférables pour la préparation des alimens, et pour en retirer l'acide hydrochlorique pur.

Sur la Classification de quelques Fabriques.

Le Conseil ayant été appelé à vous donner son avis sur le classement de quelques genres d'industrie qui n'avaient pas été compris dans les lois et ordonnances, concernant les établissemens dangereux, insalubres et incommodes, il a été d'avis :

1° Que, vu l'état de transition dans lequel se trouve la fabrication des chapeaux de soie, dits imperméables; que, vu le danger inhérent à cette industrie, et la presque impossibilité d'obliger les fabricans à ne préparer leurs vernis qu'en dehors de leurs fabriques et dans des localités isolées, la fabrication des chapeaux en soie, rendus imperméables au moyen d'un vernis, doit être rangée dans la première classe des établissemens soumis aux décrets et ordonnances, des 15 octobre 1810 et 14 janvier 1815;

2° Que les forges à bras, où l'on fabrique de grosses pièces, de petites enclumes, des essieux de voitures, de gros étaux, etc., forges où l'on brûle une grande quantité de houille, doivent être rangées dans la seconde classe de la nomenclature des établissemens insalubres ou incommodes;

3° Que les fabriques et grands dépôts d'éther doivent être rangés dans la première classe, tant à cause du danger continuel d'incendie qu'ils présentent, que par suite des brûlures graves et mortelles auxquelles ils donnent lieu; que les dépôts d'éther où l'on ne conserve pas plus de 50 litres à la fois de ce liquide devront être rangés dans la seconde classe.

Le Conseil, adoptant l'avis émis par le Conseil d'État, pense que les pharmaciens qui préparent de l'éther, ou qui en ont chez eux moins de 50 litres, ne devront pas être assujettis à une classification.

Sur les Améliorations à introduire dans les Voiries, les Modes de Vidange, et les Fosses d'Aisances de la ville de Paris.

L'Administration, s'occupant, d'apporter de grandes améliorations dans l'hygiène de la Capitale, et voulant hâter le moment où il lui serait possible d'exécuter des projets arrêtés depuis long-temps pour supprimer la voirie de Montfaucon, le Conseil de salubrité du département a dû être consulté, et un rapport sur cette grave question et sur celles qui s'y rattachent a été rédigé par une commission, lu et discuté en séance et adopté. Nous nous bornerons, Monsieur le Préfet, à vous remettre sous les yeux les conclusions de ce rapport.

La vidange des fosses d'aisances, dans la ville de Paris, est devenue une charge très grave pour les propriétaires, et cette charge tend toujours à s'accroître; cela tient aux modifications apportées dans la construction de ces fosses, à l'emploi plus abondant des eaux, emploi nécessité par la forme actuelle des siéges, et surtout par l'usage des bains à domicile.

Il est évident que la première des conditions, pour obtenir un résultat à la fois économique et salubre, est de séparer, sur les lieux même de la production, les matières solides d'avec les matières liquides, de conserver celles qui ont une valeur intrinsèque, et de rejeter celles qui ne sont qu'embarrassantes.

Depuis plus d'un demi-siècle, quelques hommes animés de l'amour du bien public, et plusieurs spéculateurs ont dirigé leurs recherches sur la manière d'obtenir cette séparation ; nous devons mettre à leur tête Girard et Gourlier, M. Cazaneuve, Sanson, Derosne, Chaumet, les auteurs de l'article qui se trouve dans le *Mémorial de l'Officier du Génie*, enfin MM. Payen et Dalmont, architectes.

Le système de Gourlier est séduisant ; s'il n'a pas encore été soumis à toutes les expériences qu'il nécessite, on peut assurer d'avance qu'il doit réussir, et qu'on en tirera un parti avantageux.

Les avantages du projet de Gourlier se retrouvent à un plus haut degré dans celui qui a été adopté pour les casernes et pour le corps du génie militaire.

Le système des fosses mobiles a pour lui la sanction du temps ; il peut s'appliquer partout, il facilite l'enlèvement des matières et permet de le faire sans odeur et sans malpropreté, il préserve les ouvriers du danger d'asphyxie ; il empêche la dégradation de nos édifices, et contribue à augmenter la masse disponible des engrais.

On ne peut pas prévoir les conséquences les plus graves, envoyer ces liquides dans des puisards, et les mettre en communication avec la nappe supérieure du sol dans laquelle aboutissent nos puits; la prudence exige qu'on ne les dirige pas dans la seconde nappe qui, sur bien des points de Paris, fournit encore de très bonne eau; s'il est possible de la conduire, sans de grands inconvéniens, dans les courans tout à fait inférieurs, l'avis de beaucoup de personnes expérimentées est qu'on ne doit pas le faire *sous Paris*, pour des quantités d'eau trop considérables, et qu'il faut réserver cette ressource pour des localités mal disposées et qui se rencontrent rarement.

Tout prouve que l'on peut sans inconvénient envoyer à la Seine les liquides provenant des fosses d'aisances; un travail fait autrefois par Hallé et Fourcroy sur les boues de Paris, ajoute un grand poids à cette opinion; les jaugeages anciens et récens, ainsi que l'observation journalière des faits, démontrent que la quantité d'eau sale envoyée à la Seine et comparée à l'eau de cette rivière, sera si minime, qu'elle restera toujours inaperçue, et ne pourra nuire en aucune manière à la salubrité.

Pour conduire ces eaux à la Seine, la première idée qui se présente est de les jeter dans un des trois grands égoûts qui entourent Paris du côté du Nord.

Une foule de faits et d'observations prouvent que cet envoi dans les égoûts des matières liquides provenant des vidanges, n'infectera pas ces égoûts et ne fera pas courir de danger à ceux qui les parcourront; que cette infection sera d'autant moins à craindre avec les appareils de Gourlier, avec ceux des fosses mobiles, et celui qui a été adopté par le génie militaire, que, par ces différentes méthodes, la séparation se faisant lentement et successivement, les liquides n'emportent avec eux que très peu de matières solides.

Tout semble démontrer qu'en mélangeant à une suffisante quantité d'eau les liquides provenant des fosses d'aisances, on pourrait sans inconvénient les jeter sur la voie publique, et s'en débarrasser de cette manière; mais la prudence exige qu'avant de rien innover à cet égard, ce projet soit soumis à des expériences minutieuses et multipliées; ces expériences sont d'autant plus importantes, qu'elles peuvent avoir pour résultat d'augmenter les revenus de la Ville, en lui faisant vendre une quantité considérable des eaux qu'elle possède et dont elle peut disposer.

Si la préparation de la poudrette a jusqu'ici été considérée comme une des industries les plus infectes et les plus incommodes, on peut dire qu'elle peut être aujourd'hui des moins désagréables, ce que nous devons aux moyens d'assainissement récemment découverts, ou qui, plus anciennement connus, n'ont été mis en usage que depuis peu de temps et sur une grande échelle.

Pour favoriser l'emploi de ces moyens et arriver par eux à des résultats d'une haute importance, il ne suffit pas à l'Administration d'être animée des plus louables intentions, elle doit encore obtenir, par ses démarches auprès de l'autorité supérieure, une modification dans la classification des établissemens où se préparent les matières fécales, et surtout employer les moyens qui sont à sa disposition pour faire revenir le public des préventions qu'il a contre ces sortes d'établissemens ; elle rencontrera d'abord de très grands obstacles, mais elle peut être assurée du succès, si elle y met du temps et de la persévérance.

Les changemens proposés sont d'une telle importance, ils doivent avoir des conséquences si utiles et si étendues, qu'ils suffiraient pour illustrer et recommander à la reconnaissance des générations futures le nom des Administrateurs qui parviendraient à les obtenir.

Là se bornent, M. le Préfet, les principaux rapports sur lesquels le Conseil désirait fixer votre attention ; il aurait pu cependant vous en signaler d'autres, et particulièrement la révision de l'instruction sur les secours à donner aux noyés et asphyxiés ; mais cette instruction devant être publiée, elle se fera connaître par elle-même.

Tel est le résumé succinct des travaux dont le Conseil s'est occupé pendant l'année 1835 ; il ose espérer que vous voudrez bien le revêtir de votre approbation, convaincu que vous êtes du zèle et de l'activité qu'il apporte dans l'examen approfondi de toutes les affaires qui lui sont soumises.

Nous sommes, avec respect, etc.,

Les Membres du Conseil de salubrité,

PARENT-DUCHATELET, *vice-président*; LECANU, *secrétaire*; A. CHEVALLIER, *rapporteur*; MARC, HUZARD père, PELLETIER, GAUTHIER DE CLAUBRY, BARRUEL, VILLERMÉ, GIRARD, DEYEUX, baron LARREY, ADELON, ORFILA, LABARRAQUE, ESQUIROL, PETIT, CADET-GASSICOURT, PARISET.

Paris, 22 janvier 1836.

N° 35. RAPPORT GÉNÉRAL

SUR

LES TRAVAUX DU CONSEIL DE SALUBRITÉ

pendant l'année 1836.

MONSIEUR LE PRÉFET,

Le Conseil a l'honneur de vous présenter le résumé général de ses travaux, pendant l'année 1836.

395 rapports ont été faits dans le cours de ladite année, 180 pendant le premier semestre, 215 pendant le second. Jamais, dans un semblable espace de temps, le Conseil n'avait été appelé à donner son avis sur un plus grand nombre d'affaires. Le tableau suivant, dans lequel chacune des questions soumises à son examen se

trouve classée par ordre alphabétique, vous fera connaître, d'un seul coup d'œil, combien elles ont été variées, combien certaines d'entre elles se sont reproduites fréquemment, combien de fois les rapports des commissions ou des délégués du Conseil ont eu pour objet, soit des propositions de modification à des ordonnances de police déjà existantes, de classemens d'industries nouvelles, ou du moins encore non classées; soit des mesures de salubrité intéressant des communes entières, de vastes établissemens publics tels que les halles et les marchés; soit des demandes en autorisation formées par des industriels; soit enfin des plaintes de propriétaires ou de locataires voisins contre des ateliers ou des fabriques.

Dans le premier cas, on indique combien de fois le Conseil a cru devoir proposer d'accorder ou de refuser l'autorisation sollicitée, de tolérer, pendant un temps déterminé, l'existence d'établissemens non autorisés; dans le deuxième, combien de fois les plaintes des voisins ont paru fondées, ou contrairement ont paru n'avoir aucun fondement.

NATURE DE L'AFFAIRE.	OBJET DU RAPPORT.	RAPPORT PROPOSANT l'autorisation.	une tolérance.	un refus.	de donner suite aux plaintes.	de rejeter les plaintes.	TOTAL des rapports.
Abattoir.	Demandes d'autorisation.	2	»	»	»	»	2
Acide nitrique ou sulfurique (Fabrique d').	*Idem.*	1	»	»	»	»	1
	Plainte.	»	»	»	1	»	1
Acide pyroligneux (Fabrique d').	Demande d'autorisation.	1	»	»	»	»	1
Amorces fulminantes (Fabr. d').	*Idem.*	2	»	»	»	»	2
Amphithéâtres de dissection.	Rapport de commissaire de pol.	»	2	»	»	»	2
Aplatissage de cornes (Atelier d').	Demandes d'autorisation.	6	1	»	»	»	7
Appréteurs de peaux (Atelier d').	*Idem.*	2	»	»	»	»	2
Artifices (Fabrique d').	*Idem.*	»	»	1	»	»	1
Bains de vapeurs (Etablissement de).	*Idem.*	4	»	»	»	»	4
Bitumes (Fonte de).	*Idem.*	1	»	»	»	»	1
Bois de chauffage (Chantier de).	*Idem.*	6	»	1	»	»	7
Boisson rafraîchissante.	Plainte.	»	»	»	»	1	1
Bougies stéariques (Fabrique de).	Demandes d'autorisation.	2	»	»	»	»	2
	A reporter.						34

NATURE DE L'AFFAIRE.	OBJET DU RAPPORT.	RAPPORTS PROPOSANT l'autorisation.	une tolérance.	un refus.	de donner suite aux plaintes.	de rejeter les plaintes.	TOTAL des rapports.
	Report.						34
Bourre (Battage de la).	Proposition de classement.	1	»	»	»	»	1
Boyauderies.	Demande d'autorisation.	1	1	»	»	»	2
Brasserie.	*Idem.*	1	»	»	»	»	1
Briqueterie.	*Idem.*	2	»	»	»	»	2
Brochage de livres (Atelier de).	Conditions à imposer.	»	»	»	»	»	1
Buanderies.	Demandes d'autorisation.	28	»	1	»	»	29
Caoutchouc (Ateliers pour la dissolution du).	Proposition de classement.	»	»	»	»	»	1
Carbonisation du bois par le procédé des forêts.	Demande d'autorisation.	1	»	»	»	»	1
Cartons (Fabrique de).	*Idem.*	1	»	»	»	»	1
Céruse (Fabrique de).	*Idem.*	1	»	»	»	»	1
Chandelles (Fabriques de)	*Idem.*	6	»	»	»	»	6
Chapeaux (Fabrique de).	*Idem.*	8	»	»	»	»	8
Charbon de bois (Dépôt de).	*Idem.*	14	»	»	»	»	14
Chaudronnerie (Atelier de).	Plainte.	»	»	»	1	»	1

Chiffonniers.	Demandes d'autorisation.	21	»	5	»	»	26
Choléra.	Indication de cas de choléra.	»	»	»	»	»	2
Cirage (Fabrique de).	Plaintes.	»	»	»	1	»	1
	Proposition de classement.	»	»	»	»	»	1
Cire à cacheter (Fabrique de).	Demande d'autorisation.	1	»	1	»	»	2
Colle de peaux et de pâte (Fabrique de).	*Idem.*	1	»	»	»	»	1
Cornes et crins (Dépôt de).	*Idem.*	1	»	»	»	»	1
Corroyeries (Atelier de).	*Idem.*	10	1	»	»	»	11
Coupeurs de poils (Ateliers de).	*Idem.*	1	»	»	»	»	1
Crins (Battage de).	Proposition de classement.	»	»	»	»	»	1
Cuirs vernis (Fabrique de).	Demandes d'autorisation.	2	1	»	»	»	3
Cuirs verts (Dépôt de).	*Idem.*	1	»	»	»	»	1
Dégras (Fabrique de).	*Idem.*	»	1	»	»	»	1
Distillerie d'eau-de-vie.	*Idem.*	4	»	»	»	»	4
Eau de javelle (Fabrique d').	*Idem.*	11	»	1	»	»	12
Ecarrissage (Clos d').	*Idem.*	»	»	2	»	»	2
Ecarrissage central (Clos d').	Projet.	»	»	»	»	»	1
Echaudoirs à abattre des porcs.	Demande d'autorisation.	1	»	»	»	»	1
Emaux (Fabrique d').	*Idem.*	1	»	»	»	»	1
Encre d'imprimerie (Fabr. d').	*Idem.*	»	1	»	»	»	1
Engrais animal (Fabrique d').	*Idem.*	3	2	»	»	»	5
Epizootie.	Indication d'un cas.	»	»	»	»	»	1
Epuration de sang.	Demande d'autorisation.	»	»	1	»	»	1
Etang (Curages d').	Mesures à prendre.	»	»	»	»	»	1
Farine de lin et moutarde.	Falsification.	»	»	»	»	»	1
Féculerie.	Plainte.	»	»	»	1	»	1
	Demande d'autorisation.	1	»	»	»	»	1
	A reporter.						188

NATURE DE L'AFFAIRE.	OBJET DU RAPPORT.	RAPPORTS PROPOSANT l'autorisation.	une tolérance.	un refus.	de donner suite aux plaintes.	de rejeter les plaintes.	TOTAL des rapports.
	Report.						188
Fer (Usine à travailler le).	Demande d'autorisation.	1	»	»	»	»	1
Fonderies de métaux.	*Idem.*	11	1	»	»	»	12
Fosses d'aisances.	*Idem.*	»	»	1	»	»	1
Four à chaux.	*Idem.*	3	»	»	»	»	3
Four à plâtre.	*Idem.*	4	»	»	»	»	4
Fumigation (Appareil à).	*Idem.*	»	»	1	»	»	1
Gaz (Usine à fabriquer le).	*Idem.*	3	»	»	»	»	3
Id. (Classification des usines à).	Proposition de modification.	»	»	»	»	»	1
Goudron (Dépôt de).	Demande d'autorisation.	1	»	»	»	»	1
Gélatine (Fabrique de).	*Idem.*	»	»	1	»	»	1
Gourdes (Fabrique de).	*Idem.*	1	»	»	»	»	1
Graisses (Fonderie de).	*Idem.*	3	2	»	»	»	5
	Plainte.	»	»	»	1	»	1
Halles et marchés.	Projet d'assainissement.	»	»	»	»	»	1
Huiles (Moulin à extraire les).	Demande d'autorisation.	1	»	»	»	»	1
Huiles de résine (Atelier à extraire les).	*Idem.*	»	1	»	»	»	1

Impressions sur étoffes (Fabr. d').	*Idem.*	2	»	»	»	»	2
	Plainte.	»	»	»	1	»	1
Indigo soluble (Fabrique d'). .	Demande d'autorisation. . . .	1	»	»	»	»	1
Insalubrité.	Indication des causes générales d'insalubrité.	»	»	»	»	»	4
Lustreurs en pelleteries (Ateliers de).	Demandes d'autorisation. . .	2	»	»	»	»	2
Machines à vapeur.	*Idem.*	37	1	1	»	»	39
Mégisseries.	*Idem.*	4	»	»	»	»	4
Noir animal, noir d'os, noir de fumée (Fabrique de).	*Idem.*	6	»	»	»	»	7
	Plainte.	»	»	»	1	»	1
Nourrisseur (Établissement de).	Demandes d'autorisation. . . .	7	1	1	»	»	9
Ognons brûlés.	Plainte sur leur qualité. . . .	»	»	»	1	»	1
Os (Ateliers de blanchîment d').	Demande d'autorisation. . . .	1	»	»	»	»	1
Pain.	Proposition de mesures relatives à son poids.	»	»	»	»	»	1
Papeteries.	Demandes d'autorisation. . . .	2	»	»	»	»	2
Papiers peints (Fabrique de). .	*Idem.*	8	»	»	»	»	8
Plâtre (Battage du).	Propositions relatives à son classement.	»	»	»	»	»	1
Plomb laminé (Fabrique de). .	Demande d'autorisation. . . .	1	»	»	»	»	1
Porcheries.	*Idem.*	2	»	»	»	»	2
Produits chimiques.	*Idem.*	1	»	»	»	»	1
	Plainte.	»	»	»	»	1	»
Poudre fulminante (Fabrique de).	Demande d'autorisation. . . .	1	»	»	»	»	1
Poteries (Fabrique de). . . .	*Idem.*	3	»	»	»	»	3
Prussiate de potasse (Fabrique de).	*Idem.*	1	»	»	»	»	1
Puits (Curage de).	Proposition de modification à l'ordonnance qui les concerne.	»	»	»	»	»	1
	A reporter. . .						320

NATURE DE L'AFFAIRE.	OBJET DU RAPPORT.	RAPPORTS PROPOSANT l'autorisation.	une tolérance.	un refus.	de donner suite aux plaintes.	de rejeter les plaintes.	TOTAL des rapports.
	Report. . .						320
Salpêtrerie.	Demande d'autorisation. . . .	1	»	»	»	»	1
Savonnerie.	*Idem*.	3	»	»	»	»	3
Sel ammoniac (Fabrique de). .	*Idem*.	»	1	»	»	»	1
	Idem.	2	»	»	»	»	2
Sel (Raffinerie de).	Indication de leur falsification.	»	»	»	»	»	7
	Projets au sujet de leur falsification.	»	»	»	»	»	5
Sirop de fécule.	Demandes d'autorisation. . . .	2	»	»	»	»	3
	Plainte.	»	»	»	»	1	»
Suif d'os (Ateliers pour l'extraction du).	Demandes d'autorisation. . . .	3	»	»	»	»	3
Id. en branches (Fabrique de). .	*Idem*.	2	»	»	»	»	3
	Idem.	3	»	»	»	»	6
Sucre (Raffineries de).	Plaintes.	»	»	»	2	»	2
	Demandes relative à l'emploi de leurs résidus.						

Taffetas gommés (Fabrique de).	Demande d'autorisation. . .	1	»	»	»	»	1
Tapis (Battage des).	Proposition de classement. . .	»	»	»	»	»	1
Teintures (Ateliers de). . . .	Demandes d'autorisation. . . .						
Id. et dégraissage (Ateliers de).	*Idem.*	10	»	»	»	»	10
Toiles cirées (Fabrique de). . .	*Idem.*	2	»	»	»	»	2
Variole.	Proposition concernant les individus morts de cette maladie.	»	»	»	»	»	1
Vernis (Fabrique de).	Demande d'autorisation. . . .	1	»	»	»	»	1
Verrerie.	*Idem.*	2	»	»	»	»	2
Voiries.	*Idem.*	1	»	»	»	»	1
	TOTAL. . .						375

A ces 375 rapports, nous en devons ajouter 20 autres, dont les uns ont été provisoires et les autres inutiles, par suite du retrait des demandes d'autorisation. Le total des rapports est donc de 395.

Ainsi, 1° dans ses 395 rapports, le Conseil, pendant l'année 1836, a dû traiter plus de 100 questions tout-à-fait distinctes;

Examiner 30 propositions de modification à des ordonnances de police, de classemens d'industries nouvelles, — de mesures générales de salubrité, — 14 plaintes. — 343 demandes d'autorisation.

De ces 14 plaintes, 10 lui ont paru fondées, 4 sans fondement.

De ces 343 demandes d'autorisation, 289 ont donné lieu de sa part à des propositions d'autorisation, avec ou sans conditions. — 17 de tolérance. — 18 de refus d'autorisation. — 19 à des rapports provisoires, ou sont devenues nulles, par suite du retrait.

2° De toutes les demandes en autorisation soumises à l'examen du Conseil, les plus nombreuses de beaucoup, en les classant d'après leurs nombres relatifs, ont été celles :

De machines à vapeur, 45.—De buanderie, 29. — D'établissemens de chiffonniers, 27. — De dépôts de charbons, 15. — de fonderies de métaux, 13. — De fabriques d'eau de javelle, 13. — D'ateliers de teintures et de dégraissages, 10. — D'établissemens de nourrisseurs, 9.

Viennent ensuite les chantiers de bois de chauffage, 8. — Les fabriques de chapeaux, 8. — Les fabriques de papiers peints, 8. — Les ateliers pour l'aplatissage de cornes, 7. — Les fabriques de noir animal, 7. — Les fabriques d'engrais animal, 6.

3° Proportionnellement au nombre de demandes en autorisation, dont ils ont été l'objet, ceux des établissemens industriels qui ont le plus fréquemment motivé des propositions de refus, sont les suivans :

Clos d'écarrisage, 2 demandes d'autorisation, 2 propositions de refus. — Épuration de sang, 1 demande d'autorisation, 1 proposition de refus. —Fabrique d'artifices, 1 demande d'autorisation, 1 proposition de refus. — Fabrique de cire à cacheter, 2 demandes d'autorisation, 1 proposition de refus. — Fonderie de suif en branches, 3 demandes d'autorisation, 1 proposition de refus. —Boutique de chiffonnier, 27 demandes d'aurisation, 5 propositions de refus.

4° Les établissemens industriels qui ont soulevé les plaintes fondées des voisins, sont :

2 fabriques de cirage. — 2 raffineries de sucre. — 1 fabrique d'acide sulfurique. — 1 atelier de chaudronnier. — 1 féculerie. — 1 fonderie de graisse. — 1 fabrique d'impressions sur étoffes. — 1 fabrique de noir animal. — 1 fabrique d'ognons brûlés.

La comparaison de ces données statistiques et de celles qu'ont fournies les années précédentes, donnera l'idée du mouvement de l'industrie dans le ressort de la Préfecture de Police, pendant ces mêmes années ; par exemple, fera voir que, dans l'année 1836, les fabriques de bougies stéariques, complètement inconnues il y a moins de dix ans, se sont beaucoup multipliées, en même temps que le nombre des machines à vapeur y suivait la marche progressive qu'il avait offerte depuis plusieurs années ; elle continuera à signaler, d'une manière toute particulière, les établissemens industriels dont l'existence est pour le voisinage la cause fréquente d'oppositions ou de plaintes fondées, et, dans le cas de demandes nouvelles en autorisation d'industries analogues, contribuera plus puissamment à faire imposer des conditions de nature à prévenir de semblables plaintes ; enfin, en rendant plus sensible à chacun des membres du Conseil, la nature des questions qui s'agitent le plus fréquemment dans son sein, elle fournira au besoin, à la conscience de tous, d'utiles et précieux enseignemens pour le choix de leurs futurs collègues,

Disons d'abord quelles modifications le Conseil désirerait qu'on apportât aux ordonnances de police concernant :

La vente du pain ;

Le curage des puits ;

L'emploi des vases et ustensiles en cuivre ;

Celui des machines à vapeur.

Dans quelles classes il proposerait de placer à l'avenir :

Les dépôts de plâtre :

Le battage des tapis, du crin, de la bourre de laine ;

Les fabriques de cirage dit *Anglais ;*

Les ateliers pour la dissolution du caoutchouc ;

Les ateliers pour le brochage des livres.

Nous indiquerons ensuite les mesures de salubrité qu'il a cru utile d'adopter, relativement aux communes de Meudon et de Gentilly, sur l'assainissement desquelles l'autorité locale l'avait consulté ;

Aux marchés dans lesquels on extrait, en grand nombre, les langues et les cervelles de moutons ;

Au raffinage et à la vente du sel ;

A la fabrication et à la vente des farines de lin et de moutarde ;

A la construction d'un écarrisage central projeté par l'Administration ;

A l'exposition des individus morts de la variole.

Toutes questions d'un intérêt majeur, on pourrait presque dire général.

Nous nous proposions, en terminant, de tracer l'exposé des conditions que le Conseil, dans ses rapports de 1836, a jugé nécessaire d'imposer, par suite de demandes en autorisation. Nous étions persuadés qu'un semblable exposé, reproduit les années suivantes, ne tarderait pas à fournir une sorte de code que chacun de ses membres pourrait au besoin consulter avec fruit. Si parfois, en effet, les inconvéniens, les dangers que présentent certains établissemens, les meilleures mesures à prendre pour les prévenir, les atténuer, ou les faire disparaître, ne se présentent pas immédiatement à l'esprit de ceux-là mêmes que leur longue expérience, ou leurs connaissances spéciales, rendent cependant plus essentiellement propres à nos travaux, à plus forte raison échappent-ils à beaucoup d'autres. Or, ceux-ci, pour aider leur moindre expérience, ceux-là leurs souvenirs, n'auraient qu'à consulter les rapports généraux dans lesquels il aurait précisément été fait mention des conditions précédemment imposées dans des circonstances analogues. Mais nous avons cru plus convenable de ne point embarrasser ce rapport général d'une énumération que sa nature même n'eût pas manqué de rendre fastidieuse, et de conserver les notes nombreuses que déjà nous avions recueillies, pour publier plus tard, en nous aidant de tous les rapports lus au Conseil depuis son établissement, le résumé complet des conditions de salubrité ou de sûreté que chaque genre d'industrie semble plus spécialement réclamer.

Des Modifications proposées aux Ordonnances de Police, concernant le Curage des Puits, l'Emploi des Vases et Ustensiles en cuivre, la Construction des Machines à vapeur.

Dans un rapport en date du 4 mars, le Conseil,

après avoir proposé d'apporter quelques modifications de peu d'importance aux articles 9, 10 et 14 de l'ordonnance du 8 mars 1814, sur le curage des puits, a proposé de remplacer, par la suivante, plus complète, et que nous reproduisons presque textuellement, en raison de son importance, l'instruction qui s'y trouvait jointe :

« Lorsqu'il est nécessaire de curer un puits ou d'y descendre, pour y faire quelques réparations, le premier soin que l'on doit avoir est de s'assurer de l'état de l'air qu'il renferme ; cet air peut être vicié par différentes causes et donner lieu à des accidens très-graves : il faut donc descendre une lanterne allumée jusqu'à la surface de l'eau ; si elle ne s'éteint pas après avoir brûlé pendant un quart d'heure, on la retire, et, par le moyen d'un poids attaché à une corde, on agite fortement l'eau jusqu'à son fond ; on redescend la lanterne : si, à cette seconde épreuve, la lumière ne s'éteint pas après dix minutes ou un quart d'heure, les ouvriers peuvent commencer leurs travaux, mais il importe qu'ils soient revêtus d'un bridage.

Si la lumière s'éteint, on remarquera la profondeur à laquelle elle cesse de brûler ; on ne descendra pas dans le puits, parce qu'on y serait asphyxié.

Le gaz ou l'air méphytique qui ne permet ni la combustion, ni la respiration, peut être du gaz azote, du gaz acide carbonique, de l'hydrogène sulfurique, ou un mélange de plusieurs de ces gaz.

Dans l'incertitude où l'on est de sa véritable nature, il faut, quel qu'il soit, renouveler l'air du puits, et le moyen le plus certain et le plus prompt est la ventilation.

Pour l'établir, il faut, avec des planches, du plâtre et de la glaise, boucher hermétiquement l'ouverture du puits; au milieu de cette espèce de couvercle, ou près de son bord, si le puits est très-large, ménager un trou d'un décimètre environ de largeur sur lequel on placera un fourneau ou réchaud en terre, disposé de manière à ce qu'il ne puisse recevoir d'autre air que celui du puits. On ajoutera, près de la mardelle, un tuyau fait à l'instar des tuyaux à incendie, garni en dedans d'une spirale en fil de fer pour le maintenir ouvert en plein diamètre, et qui descendra dans le puits jusqu'à un décimètre au-dessus de la surface de l'eau. Cet appareil une fois établi, on remplira le fourneau de braise ou de charbon allumé et on le couvrira d'un dôme en terre cuite ou en tôle, surmonté d'un bout de tuyau de poêle, afin de lui donner la propriété d'activer la combustion et de déplacer ainsi beaucoup d'air pendant un temps donné. Quand le fourneau a été en activité pendant une heure ou deux, suivant la profondeur et la largeur du puits, on l'enlève et on descend la lanterne; si la lumière s'éteint encore à peu de distance de l'eau, c'est que le gaz méphytique s'y renouvelle; alors il faut mettre le puits à sec, attendre quelques jours, l'épuiser de nouveau et recommencer l'application du fourneau ventilateur; ou, si on ne peut établir cet appareil, y substituer un tarare ou tout autre ventilateur dont le fourneau ira prendre l'air au fond du puits pour le jeter au dehors; tel serait le ventilateur de Wuttig, dont le docteur Marc a donné la description dans ses *Nouvelles Recherches sur les secours à donner aux asphyxiés et aux noyés*, fig. 8; telle serait enfin la ventilation par l'air forcé au moyen de soufflets en cuir ou mieux en bois, dont le tuyau descendrait jusqu'à une très petite distance de la surface de l'eau, ce moyen pouvant offrir, dans beaucoup de cas, des avantages par la facilité avec laquelle on l'applique.

Après quatre heures de ventilation, on descendra la lanterne, et si elle s'éteint encore, il faudra renoncer à l'usage du puits et le condamner. S'il y avait eu asphyxie d'un ou de plusieurs ouvriers, il faudrait :

1° Sortir promptement l'asphyxié du puits, l'exposer au grand air et de suite appeler un médecin;

2° Le déshabiller avec le plus de promptitude possible, et si les vêtemens sont mouillés on les fendra, pour aller plus vite, avec des ciseaux ou avec un couteau, en ayant le soin toutefois de ne pas blesser le corps, et pendant toute cette opération de tenir la tête plus élevée que le reste du corps;

3° On placera le corps assis sur un fauteuil, une chaise, un banc, et un individu, placé derrière lui, soutiendra la tête; on lui jettera de l'eau froide, par verrées, sur le corps, et principalement au visage, et l'on continuera longtemps à le faire;

4° De temps à autre on s'arrêtera, pour tâcher de provoquer la respiration en comprimant, à plusieurs reprises, la poitrine de tous côtés, en même temps que le bas ventre de bas en haut.

5° Si l'asphyxié commençait à donner quelques signes de vie, il ne faudrait pas discontinuer les affusions d'eau froide; seulement, il faudrait avoir le soin, dès qu'il ferait quelques efforts pour respirer, de ne pas lui jeter de l'eau de manière à ce qu'il en pût entrer par la bouche;

6° S'il faisait quelques efforts pour vomir, il faudrait lui chatouiller l'arrière-bouche avec la barbe d'une plume;

7° Dès qu'il pourra avaler, il lui faudra faire boire de l'eau vinaigrée;

8° Lorsque la vie sera rétablie, il faudra, après avoir bien essuyé le corps, le coucher dans un lit bassiné et donner un lavement avec de l'eau dégourdie, dans laquelle on aura fait fondre gros comme une noix de savon, ou encore à laquelle on aura ajouté, pour chaque lavement, deux cuillerées à bouche de vinaigre. »

C'est ici le cas de rappeler, ainsi que l'ont fait jusqu'ici les rapporteurs du Conseil, les résultats obtenus en dehors du Conseil par les personnes chargées, sous la direction de M. Marc, d'administrer des soins aux asphyxiés et noyés. Pendant l'année 1836, on a constaté :

391 cas de submersion ;
194 cas d'asphyxie par des gaz délétères ;
89 cas par strangulation.

Sur ce nombre :

127 noyés ;
59 asphyxiés par des gaz délétères ;
5 strangulés

ont pu être rappelés à la vie ; mais il importe de faire remarquer que, parmi les 264 noyés qui n'ont pu être rappelés à la vie, plusieurs n'ont été retirés de l'eau que long-temps après la submersion, souvent même lorsque déjà leurs cadavres entraient en putréfaction.

L'ordonnance concernant les ustensiles et vases en cuivre a également paru au Conseil mériter d'être modifiée, en ce sens qu'il serait utile de remplacer l'ancienne dénomination d'ustensiles et de vases en cuivre par celle d'ustensiles et de vases en cuivre et en divers autres métaux, afin que l'attention du public ne se portât point sur le cuivre exclusivement, puisque ce métal n'est pas le seul dont l'emploi peut, dans certaines circonstances, offrir de graves inconvéniens. Le zing notamment offre des inconvéniens analogues à ceux du cuivre, la facilité avec laquelle il est attaqué par un très grand nombre de substances, les propriétés émétiques de ses combinaisons doivent le faire exclure pour la préparation ou la conseravtion des matières alimentaires en général, et en particulier pour celle du lait, à la conservation duquel on avait récemment proposé de l'employer de préférence au fer-blanc, parce que, disait-on, il en retarde davantage la coagulation.

La cuisson des alimens devra être interdite dans des vases en zinc ou en plomb; leur conservation, dans des vases en cuivre étamé ou non étamé, en zinc, en plomb; mais il ne faudrait pas, dans ce dernier cas, et comme l'avait pensé l'Administration, proscrire l'emploi de tous les vases métalliques étamés ou non étamés, car, par exemple, les vases en fer nu ou recouverts d'étamage, loin d'offrir des inconvéniens, peuvent au contraire être employés à cet usage avec une entière sécurité.

Dans une de ses visites, un délégué du Conseil, ayant remarqué que la porte par laquelle on communique de l'intérieur de l'atelier avec la cage d'une machine à vapeur à haute pression, existant dans une fabrique de ouate, se trouvait à l'affleurement du plan vertical du volant, de telle sorte que lorsque ce volant se trouvait mis en mouvement, un ouvrier inattentif, passant d'une des pièces dans l'autre, pouvait avoir une partie de ses vêtemens saisis, et par suite être victime, a émis l'avis d'imposer au demandeur l'obligation de renfermer dans un grillage en fer solidement établi la portion du volant contigu à la porte d'entrée.

Le Conseil, appréciant toute l'importance de cet avis, a pensé qu'il serait à désirer que, dans des cas analogues, on fît de cette mesure de sûreté une condition expresse, et que par conséquent, elle fît l'objet d'un article additionnel aux réglemens sur les machines à vapeur.

Propositions de Classement d'Etablissemens non encore classés, ou de Modifications à des Classemens existans.

Parmi les industries non classées dont les dangers ou les inconvéniens sont tels, qu'ils doivent nécessairement les faire assimiler à celles que les lois, ordonnances ou réglemens ont déclaré insalubres, incommodes ou dangereuses, le Conseil a signalé cette année :

La vente en gros du plâtre ;

Le battage des tapis, de la bourre de laine, du crin ;

La dissolution du caoutchouc ;

Le brochage des livres ;

il a en même temps jugé convenable d'établir une distinction entre les usines à gaz proprement dites, et les ateliers dans lesquels on prépare le gaz nécessaire à l'éclairage de l'établissement dont ils dépendent.

Il a pensé, relativement à la vente du plâtre, que les dépôts dans lesquels cette vente s'effectue, devraient être rangés dans deux classes différentes d'après leur situation ;

Etre placés dans la troisième, lorsqu'ils seraient, par exemple, formés dans des arrière-cours sur lesquelles ne s'ouvriraient point les fenêtres des voisins, ou sur des emplacemens éloignés de la voie publique, ainsi que des habitations, et lorsque le déchargement des voitures pourrait s'y faire sans nuire sensiblement, soit à de nombreux passans, soit aux voisins;

Au contraire, être placés dans la deuxième, s'ils s'ouvraient directement sur la voie publique, dans des rues ou sur des routes fréquentées, ou bien encore, se trouvaient entourés de maisons prenant jours sur eux.

Par analogie, il a cru devoir proposer d'assimiler aux établissemens de seconde classe, ceux dans lesquels on se livre au battage des tapis, de la bourre de laine, du crin; le bruit monotone de ces opérations, l'énorme quantité de poussière qu'elles projettent dans l'atmosphère sont des causes permanentes de plaintes fondées. La poussière que produit le battage du crin, chargée qu'elle est de molécules organiques animales, plus ou moins altérées, plus ou moins infectes, pourrait même compromettre gravement la santé des personnes dont les organes respiratoires seraient depuis long-temps irrités.

Les fabriques de cirage, dit *Anglais*, en raison des vapeurs plus ou moins désagréables qui se dégagent lors du mélange de l'acide sulfurique avec les matières charbonneuses, lesquelles vapeurs d'abord chargées d'acide acétique, le sont ensuite d'acide sulfurique, et plus tard encore d'acide hydro-sulfurique, lui ont semblé devoir être classées, au moins lorsque l'opération se fait fréquemment, ou sur des masses considérables.

Les ateliers dans lesquels on opère la dissolution du caoutchouc ont, de leur côté, paru au Conseil devoir être placés dans la deuxième classe, auprès des fabriques de vernis à l'esprit de vin, tant à cause des dangers d'incendie qu'ils présentent, qu'à cause de l'odeur qu'ils répandent au dehors. Il y a une remarquable analogie entre ces deux industries.

Un événement récent, l'incendie de la rue du Pot-de-Fer, ayant engagé l'Administration à consulter le Conseil sur les mesures de sûreté qui pourraient être exigées des brocheurs, son avis s'est résumé dans les propositions suivantes :

1° Astreindre les brocheurs qui doivent travailler en grand à une déclaration préalable, avec indication des lieux dans lesquels ils se proposent de former leurs ateliers;

2° Exiger d'eux de ne monter ces ateliers que dans des bâtimens complètement isolés, de plafoner les séchoirs, de n'établir que des communications indirectes entre les séchoirs et autres parties de l'établissement, d'entourer les poêles et les portions de leurs tuyaux, placés dans les ateliers, de grillages en fil de fer à mailles de un centimètre carré d'ouverture, de ne déposer les papiers ni devant les ouvertures des séchoirs, ni sur le côté de ces ouvertures ;

3° De publier une instruction dans laquelle on les inviterait à préférer aux simples poêles le chauffage à la vapeur, ou par le moyen de calorifères, à faire usage de cordes imprégnées d'une forte dissolution d'alun, à ne se servir que de lampes à cheminées de verre pour le travail de la nuit, à ne mettre à leurs poêles que des tuyaux solidement assemblés, à placer au dehors des séchoirs la porte du foyer ou des poêles, à faire nettoyer fréquemment les tuyaux, et surtout à n'employer que de la houille, qui donne une suie difficilement combustible.

Malheureusement le bas prix du brochage des livres éloigne la possibilité d'arriver plus directement encore au but que l'on se pourrait proposer, en raison des dépenses trop considérables qu'exigerait la construction d'ateliers complètement à l'abri du feu.

Enfin, le Conseil, consulté au sujet de la distinction qu'il serait juste d'établir entre les fabriques dans lesquelles on produit le gaz nécessaire à l'éclairage de l'établissement, ou dans lesquelles on emploie à cet usage du gaz importé du dehors, a cru, en grande partie, conformément aux avis précédemment énoncés par le Comité consultatif des Arts et Manufactures et par M. Rohault, architecte-commissaire de la Petite Voirie, qu'il convenait de considérer comme des appareils domestiques, partant de ne pas les classer, les appareils qui ne fournissent de gaz que pour la consommation du propriétaire, quelle que fût d'ailleurs la matière employée, la forme de l'appareil destiné à la décomposer, pourvu que le gazomètre fût placé dans une pièce spéciale convenablement ventilée, et que sa capacité ne dépassât pas six mètres cubes; qu'il convenait de ne pas classer davantage les réservoirs à gaz produits dans d'autres localités, mais de classer les appareils qui fournissent du gaz destiné à être employé au dehors, ainsi que les réservoirs en contenant plus de deux mètres cube.

Les appareils assimilés à des appareils domestiques, les réservoirs à gaz de deux mètres cubes de capacité, et au-dessous, ne devront toutefois être autorisés qu'après la visite de MM. les architectes-voyers et des membres du Conseil.

Proposition du Conseil, concernant: 1° *des Causes d'Insalubrité existant dans les communes de Meudon et de Gentilly;* 2° *le raffinage et la Vente du Sel;* 3° *la Fabrication et la Vente des Farines de moutarde et lin;* 4° *la Vente des Langues et des Cervelles de moutons.*

M. le Maire de la commune de Meudon, ayant cru devoir attribuer la périodicité des fièvres qui désolent, chaque automne, un grand nombre d'habitations du Bas-Meudon, aux émanations marécageuses du bras de rivière placé entre cette partie de la commune et les îles Panckouke et Séguin, le Conseil a fait de cette lettre, qui lui fut renvoyée dans le courant d'août, l'objet d'une étude toute particulière à la suite de laquelle il a proposé, pour faire disparaître cette grave cause d'insalubrité, ou de faire établir un barrage de manière à s'opposer au passage de l'eau dans le bras de la Seine qui longe le Bas-Meudon, en le comblant lui-même, ou mieux encore, de transformer ce bras de rivière en un canal de grandeur et de profondeur telles, qu'il pût constamment recevoir les eaux de la rivière.

L'autorité locale d'une autre commune, la commune de Gentilly, s'était plainte des inconvéniens, non moins réels, non moins grands, qu'aurait pour les habitans de ces localités, l'existence de bassins dans lesquels viennent se rendre les immondices des égouts de Bicêtre.

Le Conseil a proposé d'engager l'Administration des Hospices à faire établir au voisinage de cet hospice, des fosses mobiles, ou autres, suffisantes pour retenir la totalité des matières fécales, et les urines qui en proviennent, à diriger ses eaux ménagères vers un point quelconque du sol, où leur présence ne pût devenir, pour le voisinage, une cause d'insalubrité et d'incommodité; à supprimer complètement les bassins et la voierie, actuellement existans.

De nombreuses analyses de sels de cuisine,

saisis par MM. les Commissaires de police, chez divers épiciers de Paris et de la Banlieue, ont fourni la preuve que la falsification de cette substance condimentaire, après avoir, pendant quelque temps, presque entièrement cessé, se reproduisait peut-être plus fréquente que par le passé. Des proportions considérables de chlorure de potassium, de sulfate de potasse et de soude d'iodure de potassium, de plâtre trouvés dans les sels mis en expérience, indiquaient, à n'en pas douter, qu'ils avaient été adultérés, les uns avec des sels provenant des salpêtreries, les autres avec des sels de varech, les autres enfin avec le plâtre en poudre, que depuis quelques années un industriel bien connu débite, presque publiquement, sous le nom de poudre à mélanger avec le sel. Un des échantillons examinés ne renfermait pas moins de 1/16 de son poids de plâtre en poudre.

Dans deux autres échantillons, il a été trouvé des traces de cuivre; dans un autre encore, des traces d'arséniate; très probablement l'arséniate provenait de ce que le raffineur s'était servi, pour raffiner le sel, d'une bassine dans laquelle il avait précédemment préparé de la combinaison arsénicale; du moins, a-t-il été reconnu qu'un arséniate avait été récemment préparé dans son laboratoire; le cuivre, à n'en guère douter, provenait de ce que dans la plupart des ateliers on emploie à cette opération, contrairement aux ordonnances de police, des chaudières en cuivre.

Pour prévenir les dangers de la présence, même en très minime proportion, d'un sel d'arsénic ou de cuivre dans le sel marin destiné aux usages de la table, il suffira de tenir sévèrement la main à ce que les raffineurs de sels n'emploient pas à ce raffinage des chaudières en cuivre; qu'ils les remplacent, par exemple, par des chaudières en tôle, et aussi à ce qu'ils y consacrent exclusivement certaines d'entre elles.

Mais il est beaucoup plus difficile de prévenir l'adultération du sel marin par les sels de varech, les sels des salpétriers, le plâtre; la cause principale en est que les mélanges ne se font guère que chez les raffineurs, et au moment même des livraisons; de telle sorte, que chez ceux-la même qui, de notoriété publique, se livrent à ces fraudes, les visites des membres du Conseil n'amènent le plus ordinairement aucun résultat. Les sels de leurs magasins ne renferment aucune substance frauduleuse, et la matière étrangère qu'ils y mélangent au moment de les livrer au commerce est soigneusement cachée aux yeux.

On avait proposé de faire opérer à l'improviste des visites chez les raffineurs, marchands et débitans de sels, d'analyser ces sels dans leurs magasins mêmes; de saisir ceux reconnus falsifiés, afin que les peines portées contre les délinquans leur fussent ensuite appliquées, par qui de droit; mais cette mesure a été jugée impraticable, si l'analyse complète devait être faite chez les raffineurs et débitans de sels; inutile, même nuisible, si l'examen des sels devait se borner à la recherche de l'iode, la seule à peu près des matières étrangères dont la présence fût susceptible d'être constatée avec certitude, hors d'un laboratoire. En effet, dans le cas où le sel n'eût pas contenu d'iode, il aurait fallu en permettre la vente au moins jusqu'à nouvel ordre, quoique à d'autres égards il peut être fraudé. C'est à la suite de la discussion approfondie à laquelle avait donné lieu, au sein du Conseil, cette question pleine d'intérêt, qu'il vous a été proposé, Monsieur le Préfet, d'ordonner à vos subordonnés de prélever secrètement des échantillons de sels, tant blancs que gris, chez un grand nombre de marchands et de débitans, chez tous les raffineurs, chez ceux-ci le plus possible, au moment du chargement des voitures qui vont le distribuer à leur cliens ; d'enfermer ces échantillons dans des flacons, de préférence à des sacs qui seraient susceptibles d'absorber en totalité l'hydriodate de potasse ; d'indiquer sur les échantillons saisis, les noms des détenteurs ; de fermer chaque flacon d'un double cachet, l'un de M. le Commissaire, l'autre du fabricant ou du marchand, et d'envoyer de suite et directement à un membre du Conseil un échantillon, tandis qu'un autre semblable serait remis à la Préfecture pour être au besoin confronté avec le premier, en présence même des délinquans.

Une fraude non moins commune, non moins

coupable que la précédente, parce qu'elle porte sur des matières employées comme médicamens, est la falsification des farines de lin et de moutarde.

L'École de Pharmacie de Paris, en appelant votre attention sur cet objet, en vous faisant remarquer que de la vente d'une farine de mauvaise qualité pouvait dépendre la mort d'un individu, puisque employée presque exclusivement aux sinapismes, ses effets rubéfians doivent être à la fois énergiques, instantanés, déclarait qu'un très grand nombre d'herboristes et d'épiciers droguistes, vendent des farines de lin et de moutarde de plusieurs qualités ; de telle sorte, que c'est à peine si les qualités inférieures renferment véritablement de la graine de lin ou de la graine de moutarde, tant y est grande la proportion des matières étrangères, dans la farine de moutarde, la farine de moutardelle, ou moutarde des champs, à peine active, le tourteau de colza ; et dans la farine de lin, le tourteau de semences de lin, dont on a extrait l'huile par la pression, le son, la sciure de bois même. Elle réclamait en même temps une ordonnance qui prescrirait aux droguistes, herboristes et épiciers, de ne vendre qu'une seule qualité de farine de moutarde, qu'une seule qualité de farine de lin, toutes deux uniquement préparées avec des semences pures et récentes, celle de moutarde, de préférence avec la semence dite vulgairement moutarde grise, parce que celle-ci est infiniment plus active.

Tolérer la vente de ces farines de différentes qualités, ce serait évidemment tolérer qu'on en vendît de mauvaises.

Le Conseil de salubrité, prenant en sérieuse considération la demande de l'École de Pharmacie, a appelé toute votre sollicitude sur cet important objet, et proposé, afin de rendre véritablement profitable l'ordonnance sollicitée, d'y joindre certaines dispositions pénales dont les applications seraient faites par les tribunaux.

Par sa lettre du 23 août, M. le Préfet de police avait signalé au Conseil l'inconvénient grave que présente, dans les différens marchés, l'ouverture des têtes de moutons, pour en extraire les langues et les cervelles. Un délégué, dans un rapport approuvé par le Conseil, a proposé de faire consacrer dans chaque marché, à l'opération précitée, un espace particulier, de le faire daller, entourer d'une cloison en planches de la hauteur de deux mètres, et à claire-voie jusqu'à hauteur d'appui, en ménageant au-dessous du toit un vide d'environ un mètre, afin que l'air pût y circuler plus facilement; de placer intérieurement des tables ou des billots, des tablettes destinées à recevoir les têtes, et une borne-fontaine, dont la clef serait laissée entre les mains de l'inspecteur du marché, afin que chaque jour de marché, après l'enlèvement des têtes, qui n'y devraient jamais séjourner au-delà de 24 heures, et des débris, un abondant lavage pût entretenir la propreté du lieu.

Cette disposition aurait l'avantage de ne pas gêner les marchands, qui ne pourraient enlever dans les abattoirs, les langues et les cervelles, sans que leur marchandise long-temps exposée au courant de l'air, meurtrie durant le transport, perdît de sa fraîcheur apparante, partant de son prix. Elle éviterait au public le spectacle dégoûtant de l'opération même, des débris d'os et de chairs saignantes, de ruisseaux de sang couvrant le sol; aussi bien que le serait l'obligation pour les tripiers d'enlever les têtes et les cervelles dans des boutiques ou des magasins particuliers, et n'exposerait pas, comme dans ce dernier cas, à former de nouveaux foyers d'infection en raison de l'impossibilité presque absolue de surveiller convenablement la bonne disposition, la bonne tenue de magasins, de boutiques appartenant à des particuliers.

Enfin, et c'est par là que nous terminerons l'analyse de ceux des rapports du Conseil qui ont trait à des mesures de salubrité d'un intérêt général, ou tout du moins ne concernant pas des établissemens industriels particuliers, le Conseil, dans le courant de l'année 1836, a dû traiter l'importante question de savoir quelles précautions l'Administration devrait prescrire dans le cas de décès par suite de variole. Cette question avait été soulevée par un rapport détaillé d'un habile praticien de la capitale, M. le docteur Berthelot, duquel il résultait qu'à la suite du décès d'une jeune fille de 17 ans, morte d'une variole confluente avec suppuration, et dans un temps chaud qui détermina rapidement la putréfaction, un nombre considérable de varioles se manifestèrent en peu de jours au voisinage de la maison que cette jeune fille avait habitée, et sous la porte de laquelle le corps était resté exposé pendant une heure.

Dans son rapport ce praticien proposait :

1° D'envelopper, d'un drap pénétré d'eau chlorurée, le corps de ceux qui meurent de la variole et de les ensevelir dans ce drap;

2° De ne pas permettre l'exposition publique de ce corps.

Le Conseil a pensé qu'il convenait d'adopter la première de ces mesures, en conseillant toutefois de ne procéder à l'emploi du drap chloruré qu'après que la mort aurait été dûment et légalement constatée.

D'où la nécessité d'une ordonnance qui reproduirait d'abord les dispositions prescrites à l'égard des décès par les lois et règlemens, qui indiquerait ensuite le mode à suivre dans la préparation de l'eau chlorurée, dans l'application du drap que cette eau aurait pénétré.

Mais, considérant qu'il est important de ne point blesser d'anciens usages et de ne point froisser des sentimens religieux sans de très graves motifs, et lors même que ces motifs existent, qu'il faut encore examiner si l'on peut obtenir des résultats satisfaisans par des moyens moins rigoureux, le Conseil n'a pas cru qu'on devait adopter la seconde des mesures proposées ; a pensé que, *hors les cas extraordinaires et qui devront être appréciés*, il suffirait que l'Administration ordonnât que le corps des individus qui auront succombé à la variole soient, au moment d'être mis dans le cercueil, enveloppés d'un linceuil trempé dans une solution concentrée de chlorures alcalines, et de rendre les agens des Pompes funèbres responsables de l'exécution de cette mesure.

Tel est, M. le Préfet, l'exposé fidèle des travaux du Conseil pendant l'année 1836. En parcourant les très nombreux rapports dont nous venons de tracer l'analyse, vous remarquerez que plusieurs d'entre eux sont signés des noms de Parent-Duchatelet et de Girard, dont les signatures manquent au bas de ce rapport général. C'est que l'année 1836 a vu périr et Parent et Girard ; ils ne sont plus, toujours prêts à nous encourager de leur zèle, à nous aider de leur longue et riche expérience. Le Conseil a fait en eux des pertes que nos collègues appelés à l'honneur mérité de les remplacer, déplorent avec nous, tant ils les sentent difficiles à compenser ; et pour nous, en rappelant leurs derniers travaux, c'est un devoir de payer à ces infatigables, à ces excellens collègues, un dernier tribut d'affection et de regrets.

Nous sommes, avec respect, etc.,

Les Membres du Conseil de salubrité,

MARC, *vice-président;* BEAUDE, *secrétaire;* LECANU, *rapporteur;* E. GAUTHIER DE CLAUBRY, ADELON, baron LARREY, BUSSY, J. JUGE, A. CHEVALLIER, EMERY, F. CADET-GASSICOURT, D'ARCET, PETIT, LABARRAQUE, HUZARD, BARRUEL, J. PELLETIER, E. PARISET, ESQUIROL, HUZARD fils, ORFILA, GUERARD.

N° 36. RAPPORT GÉNÉRAL

DES

TRAVAUX DU CONSEIL DE SALUBRITÉ

pendant l'année 1837.

Monsieur le Préfet,

Le Conseil de salubrité est dans l'usage de vous faire annuellement un rapport général sur ses travaux, et, pour satisfaire à cet usage, il a l'honneur de vous présenter le rapport de l'année 1837.

Le développement toujours croissant de l'industrie, ajoute chaque année à l'importance et à l'étendue des fonctions du Conseil ; des questions plus nombreuses, plus vastes, et quelquefois entièrement nouvelles, lui sont journellement soumises ; de nombreux documens, intéressans pour l'Administration et pour l'industrie, sont le résultat de ses travaux ; en les faisant passer de nouveau sous vos yeux, dans un résumé rapide, le Conseil a l'espoir de montrer qu'il a justifié votre confiance, et il croit aussi faire une chose utile en pensant qu'il livre à la publicité des documens utiles; il espère même que cet exemple pourra provoquer des publications semblables dans les départemens où elles n'ont pas encore été faites.

La publicité des rapports généraux des Conseils de salubrité des départemens, serait d'une grande importance, car elle servirait à faire profiter tous ces Comités consultatifs, isolés entre eux, des travaux les uns des autres; elle établirait une espèce de lien scientifique entre ces corps congénères, et elle pourrait donner quelque chose de plus général à la jurisprudence de l'Administration; elle servirait enfin à faire progresser l'hygiène publique, cette science pour laquelle on a déjà tant fait et pour laquelle cependant il reste tant à faire.

La différence des industries, qui sont exploitées dans les divers départemens, la différence topographique, la différence des usages et des mœurs, dans les diverses localités, donneraient à ces documens un intérêt et une utilité que rien ne pourrait remplacer; le résultat de leur ensemble serait une statistique annuelle, hygiénique et industrielle de la France, qui, après un certain nombre d'années, pourrait permettre de déduire des conséquences d'une haute importance pour l'Administration et d'une grande vérité pour la science.

En émettant de semblables vœux, le Conseil,

Monsieur le Préfet, sait qu'il n'est pas dans vos attributions d'en réaliser l'exécution, mais il croit devoir signaler une chose utile, déjà mise en pratique dans quelques départemens, et qui, provoquée par l'Administration supérieure, pourrait avoir les plus heureux résultats.

L'année 1837, ainsi que nous l'avons déjà indiqué, a présenté un accroissement dans le nombre des affaires soumises au Conseil, ce nombre a été de 427, celui des rapports de 423, la différence entre le nombre des rapports et celui des affaires, tient à ce que souvent plusieurs affaires qui avaient des connexions intimes ont été traitées dans un seul et même rapport.

Ces rapports ont eu pour objet, ainsi que les années précédentes, des sujets d'intérêt général et des faits d'intérêt individuel ; dans la première classe se rangent le classement des nouveaux établissemens, les rapports spéciaux sur certaines industries, les maladies communes à certaines professions, la falsification des substances alimentaires, l'assainissement de la voie publique, les épizooties et les maladies épidémiques.

Dans la seconde classe se trouvent, presque exclusivement, des demandes d'autorisation pour former des établissemens classés et des plaintes contre ces établissemens.

Le nombre des affaires soumises au Conseil, d'après la division qui vient d'être établie est le suivant :

DÉSIGNATION DES AFFAIRES soumises AU CONSEIL DE SALUBRITÉ.	OBJET des RAPPORTS.	Nombre des Rapports.		Conclusions des Rapports.					Situation des ÉTABLISSEMENS ou DES LOCALITÉS	
				Autorisations.			Plaintes			
		TOTAL des rapports.	Rapports provisoires ou supplémentaires.	Propositions d'accorder.	Propositions de tolérance.	Propositions de refus.	Fondées.	Non fondées.	Dans Paris.	Hors Paris.
	Report.	204	12	134	6	6	12	9	74	94
Féculeries.	Demandes d'autorisation.	2	»	»	»	2	»	»	»	2
Fonderies de métaux.	*Idem.*	9	»	9	»	»	»	»	9	»
	Plainte.	1	»	»	»	»	»	1	1	»
Fonderies de caractères.	Demandes d'autorisation.	3	»	3	»	»	»	»	3	»
	Plainte.	1	»	»	»	»	»	1	1	»
Foule pour les chapeaux.	Demande d'autorisation.	1	»	1	»	»	»	»	»	1
Fumiers.	Plainte sur les dépôts de fumier.	1	»	»	»	»	1	»	»	1
Gaz (Usine pour la fabrication du).	Demandes d'autorisation.	2	»	2	»	»	»	»	1	1
Gazomètres.	Demandes d'autorisation pour l'établissement des.	2	»	2	»	»	»	»	2	»
Gélatine (Fabrique de).	Demande d'autorisation.	1	»	1	»	»	»	»	»	1
Graisses (Fonderies de).	*Idem.*	6	1	5	»	»	»	»	»	5
	Plaintes.	4	1	»	»	»	3	»	2	1
Grippe.	Rapport sur l'épidémie de la grippe,	1	»	»	»	»	»	»	1	»
Huile (Épuration d').	Demandes d'autorisation.	3	1	1	1	»	»	»	1	1
	Plainte.	1	»	»	»	»	»	1	1	»
Impression sur étoffes.	Demande d'autorisation.	1	»	1	»	»	»	»	»	1
	Plainte.	1	»	»	»	»	1	»	1	»
Impression sur toiles cirées.	Demande d'autorisation.	1	»	1	»	»	»	»	»	1
Incendies.	Dans une fabrique de noir d'os.	1	»	»	»	»	»	»	»	1
	D'un tuyau de zinc.	1	»	»	»	»	»	»	»	1
Insalubrité.	Plaintes sur l'insalubrité de la voie publique et de ses dépendances.	4	»	»	»	»	4	»	»	4
Lustreur de peaux.	Demande d'autorisation.	1	»	1	»	»	»	»	1	»
Maillechor.	Sur les avantages et les inconvéniens que présente son emploi dans l'économie domestique.	1	»	»	»	»	»	»	»	»
Mégisseries.	Demandes d'autorisation.	4	»	4	»	»	»	»	1	3
	Plainte.	3	»	»	»	»	1	2	2	1
Mélasses.	Sur la classification des ateliers de purification de mélasse de sucre indigène.	1	»	»	»	»	»	»	»	»
Momification des cadavres.	Demandes d'autorisation pour de nouveaux procédés.	2	»	2	»	»	»	»	2	»
Moulage sur les cadavres (Inconvéniens du).	Projet d'ordonnance.	1	»	»	»	»	»	»	»	»
Noir animal (Fabrique de).	Demandes d'autorisation.	2	»	1	»	1	»	»	2	»
	Plaintes.	3	»	»	»	»	1	2	»	3
Noir de fumée (Fabrique de).	Demande d'autorisation.	1	»	1	»	»	»	»	1	»
Oseille (Fabrique d').	*Idem.*	1	»	1	»	»	»	»	1	»
Papiers peints (Fabrique de).	*Idem.*	7	»	7	»	»	»	»	7	»
Papiers altérés.	Rapport sur du papier contenant du grès, et destiné à envelopper le sucre.	1	»	»	»	»	»	»	»	»
Plâtre (Four à).	Demandes d'autorisation.	3	»	2	»	1	»	»	»	3
Plumes et Duvets.	Proposition de ranger dans la 2e classe les ateliers d'épuration de	1	»	»	»	»	»	»	»	»
	Plainte.	1	»	»	»	»	1	»	1	»
Porcheries.	Demandes d'autorisation.	7	»	5	»	1	»	»	1	5
	(Un rapport a été demandé, par le Ministre du Commerce, sur les inconvéniens que peut présenter l'usage de la viande comme nourriture des porcs.)									
Pompes à incendie.	Demande d'autorisation.	1	»	»	»	»	»	»	1	»
Potasse factice (Fabrique de).	*Idem.*	2	»	2	»	»	»	»	2	»
	Idem.	1	»	1	»	»	»	»	»	1
Poudre fulminante (Fabrique de).	Rapport général sur la fabrication et instruction.	1	»	»	»	»	»	»	»	»
Produits chimiques (Fabrique de).	Demandes d'autorisation.	5	1	4	»	»	»	»	»	4
	Plaintes.	2	1	»	»	»	»	1	»	1
Puits.	Plainte sur l'insalubrité de l'eau d'un.	1	»	»	»	»	1	»	»	1
Quinine (Fabrique de sulfate de).	Demande d'autorisation.	1	»	1	»	»	»	»	»	1
Rage.	Vers Lombrics, cause de rage chez les chiens.	1	»	»	»	»	»	»	»	»
Rapports.	Demande du Conseil pour la copie de ses rapports.	1	»	»	»	»	»	»	»	»
Résine (Fabrique d'huile de).	Demandes d'autorisation.	3	»	2	1	»	»	»	»	3
Savon (Fabrique de).	Proposition de classification.	1	»	»	»	»	»	»	»	»
Sécrétage de peaux.	Demandes d'autorisation.	4	»	4	»	»	»	»	2	2
Sel.	Demande d'autorisation pour un atelier.	1	»	»	»	1	»	»	1	»
	Sur la falsification du sel.	1	»	»	»	»	»	»	»	»
Sel (Raffinerie de).	Demande d'autorisation.	1	»	1	»	»	»	»	1	»
Sondes de gomme élastique.	Plainte sur une fabrique de.	1	»	»	»	»	»	1	1	»
Sucre indigène (Fabrique de).	Demande d'autorisation.	1	»	1	»	»	»	»	»	1
	Sur un nouveau moyen de raffiner le.	2	»	»	»	»	»	»	»	»
	(Renseignemens demandés au Ministre du Commerce sur la fabrication du sucre indigène.)									
Suifs (Fonte des).	Demandes d'autorisation pour des ateliers.	5	2	3	»	»	»	»	2	1
	Plainte.	1	»	»	»	»	1	»	»	1
Tannerie.	Demande d'autorisation.	1	»	1	»	»	»	»	1	»
Teinturiers (Ateliers de).	*Idem.*	14	»	14	»	»	»	»	11	3
	Plaintes.	2	»	»	»	»	2	»	2	»
Toiles peintes (Fabrique de).	Demande d'autorisation.	1	»	1	»	»	»	»	»	1
Triperies.	*Idem.*	1	»	»	»	1	»	»	»	1
	Plaintes.	3	»	»	»	1	»	3	3	»
Vacheries.	Demandes d'autorisation.	16	»	16	»	»	»	»	14	2
Vapeur (Chaudières à).	*Idem.*	10	»	10	»	»	»	»	6	4
Id. (Machines à).	*Idem.*	40	1	39	»	»	»	»	26	13
	Plainte.	1	»	»	»	»	1	»	1	»
Variole.	Sur l'augmentation des décès causés par la variole.	1	»	»	»	»	»	»	»	»
Vernis (Fabrique de).	Demandes d'autorisation.	2	»	1	»	1	»	»	»	2
	Plainte.	1	»	»	»	»	1	»	»	1
Vinaigre (Fabrique de).	Demandes d'autorisation.	4	»	4	»	»	»	»	2	2
Vins.	Plainte générale sur la falsification des.	1	»	»	»	»	»	1	»	»
Verres d'optique (Fabrique de).	Demande d'autorisation.	1	»	1	»	»	»	»	»	1
	TOTAUX.	427	20	292	8	15	30	22	192	174

DÉSIGNATION DES AFFAIRES soumises AU CONSEIL DE SALUBRITÉ.	OBJET des RAPPORTS.	Nombre des Rapports.		Conclusions des Rapports.					Situation des ÉTABLISSEMENS ou DES LOCALITÉS.	
				Autorisations.			Plaintes.			
		TOTAL des rapports.	Rapports provisoires ou supplémentaires.	Propositions d'accorder.	Propositions de tolérance.	Propositions de refus.	Fondées.	Non fondées.	Dans Paris.	Hors Paris.
Abattoir.	Plainte sur un abattoir communal.	1	»	»	»	»	1	»	»	1
Alimens.	Plaintes sur la sophistication des (Dans deux cas, des accidens avaient eu lieu après l'ingestion des alimens. Le 3e rapport est sur une plainte générale.)	3	»	»	»	»	»	3	»	»
Allumettes fulminantes.	Accidens causés par des.	1	»	»	»	»	»	»	»	»
	Vente sur la voie publique d'.	1	»	»	»	»	»	»	»	»
Allumettes oxigénées (Fabr. d').	Demandes d'autorisation.	2	»	2	»	»	»	»	2	»
Ammoniac (Fabr. de sel) à Montfaucon.	Demande d'autorisation.	1	»	»	1	»	»	»	»	1
	Idem.	2	»	»	1	1	»	»	1	1
Amorces fulminantes (Fabr. d').	Accidens causés par les capsules fulminantes.	1	»	»	»	»	»	»	»	»
Arsénic.	Emploi de l'oxide de fer comme antidote.	1	»	»	»	»	»	»	»	»
Arséniate de potasse.	Sur son emploi pour blanchir les suifs.	1	»	»	»	»	»	»	»	»
Asphyxies.	Produite par la drêche.	1	»	»	»	»	»	»	1	»
	Appareil pour prévenir l'asphixie.	1	»	»	»	»	»	»	»	»
Assainissement.	Propositions d'assainissement des communes rurales.	1	»	»	»	»	»	»	»	»
Aveugles (Jeunes).	Examen d'un terrain pour y construire cet établissement.	1	»	»	»	»	»	»	»	»
Bains sulfureux.	Plainte sur un établissement.	1	»	»	»	»	»	»	1	»
Bains de fumigations.	Demande d'autorisation.	2	»	1	»	1	»	»	2	»
Baleine (Fanons de).	Propositions de classification pour la cuisson des fanons de baleine (2e classe).	1	»	»	»	»	»	»	»	»
	Plainte sur un atelier.	1	»	»	»	»	1	»	1	»
Blanchisseries par le chlore.	Demande d'autorisation.	1	»	1	»	»	»	»	»	1
Bleu de Prusse (Fabrique de).	*Idem.*	1	»	1	»	»	»	»	1	»
	Plainte sur une fabrique.	1	»	»	»	»	»	1	1	»
Boissons (Fabrication de).	Demandes de permissions.	2	»	»	2	»	»	»	2	»
Bonbons coloriés.	Sur la visite annuelle des.	2	1	»	»	»	»	»	»	»
Bougies stéariques.	Demandes d'autorisation pour des fabriques.	8	2	6	»	»	»	»	6[a]	»
Boutons (Fabrique de).	Demande d'autorisation.	1	»	1	»	»	»	»	1	»
Brasseries.	*Idem.*	5	1	4	»	»	»	»	2	2
Briqueteries et poteries.	Demandes d'autorisation pour des fours.	5	1	4	»	»	»	»	3	1
Buanderies.	Demandes d'autorisation.	34	1	33	»	»	»	»	2	31[b]
Carbonisation du bois.	*Idem.*	4	»	3	»	1	»	»	»	4
Cérusiers (Ouvriers).	Sur les maladies qui les affectent, instruction à ce sujet.	2	»	»	»	»	»	»	»	»
Charbon de bois.	Demandes pour former des dépôts.	8	1	7	»	»	»	»	3	4
Chandelles (Fabriques de).	Demandes d'autorisation.	2	»	2	»	»	»	»	1	1
Chantiers de bois à brûler.	Demandes pour établir des.	6	»	5	»	1	»	»	3	3
Chaux (Fours à).	Demandes pour établir des fours.	2	»	2	»	»	»	»	»	2
Chiffonniers.	Demandes d'autorisation pour des dépôts de chiffons.	9	1	8	»	»	»	»	6	2
Cirage (Fabrique de).	Demande d'autorisation.	1	»	1	»	1	»	»	1	»
Colle de peaux (Fabrique de).	*Idem.*	1	»	1	»	»	»	»	1	»
	Plaintes contre des fabriques.	2	»	»	»	»	1	1	2	»
Couleurs (Fabrique de).	Demandes d'autorisation.	1	»	1	»	»	»	»	»	1
Cornichons.	Sur un nouveau moyen proposé pour la préparation des cornichons.	1	»	»	»	»	»	»	»	»
Cornes (Aplatissage de).	Demandes d'autorisation pour des ateliers.	5	1	4	»	»	»	»	3	1
Corroieries.	Demande d'autorisation.	14	»	14	»	»	»	»	11	3
Cuirs vernis (Fabrique de).	*Idem.*	2	»	1	1	»	»	»	1	1
	Plainte.	1	»	»	»	»	1	»	»	1
Cuivre.	Inconvéniens que présente le cuivre comme soudure, dans les vases de tôle qui servent à cuire les alimens.	1	»	»	»	»	»	»	»	»
Dérochage (Ateliers de).	Demande d'autorisation.	1	»	1	»	»	»	»	1	»
	Sur les moyens de les rendre moins insalubres. (Ce rapport a été fait pour la maison des Jeunes-Détenus.)	1	»	»	»	»	»	»	»	»
Dégras (Fabrique de).	Demande d'autorisation.	1	»	1	»	»	»	»	»	1
Distilleries d'alcool de mélasse, de pommes de terre, et de topinambours.	*Idem.*	13	»	12	»	1	»	»	3	10
	Plainte.	1	»	»	»	»	»	1	»	1
Doreurs sur métaux.	Demande d'autorisation pour des ateliers.	1	»	1	»	»	»	»	1	»
Drêche (Dépôts de).	Sur les précautions à prendre pour les dépôts de drêche.	1	»	»	»	»	»	»	»	»
	Accident causé par la drêche (*Voir* Asphyxies).									
Eau de javelle (Fabrique d').	Demandes d'autorisation.	10	1	9	»	»	»	»	5	4
Eau de Seltz.	Explosion d'un appareil.	1	»	»	»	»	»	»	1	»
Écoulemens d'eau.	Plaintes sur des.	2	»	»	»	»	»	2	»	2
Écarrissage (Clos d').	Rapport sur un clos central.	1	»	»	»	»	»	»	»	1
Égoûts de la Villette et de la Salpétrière.	Plaintes sur des.	2	»	»	»	»	2	»	1	1
Encre indélébile.	Rapport sur la qualité d'une.	1	»	»	»	»	»	»	»	»
Encre d'impression (Fabrique d').	Demande d'autorisation.	1	»	1	»	»	»	»	»	1
Engrais (Dépôts d').	*Idem.*	7	1	5	1	»	»	»	»	6
	Plaintes, projet de réglement.	2	»	»	»	»	2	»	»	2
Épizootie.	Sur des vaches laitières.	1	»	»	»	»	»	»	»	1
Étamage.	Plaintes sur divers étamages.	2	»	»	»	»	2	»	»	»
	Réclamation des distillateurs sur l'étamage de leurs vases et robinets.	1	»	»	»	»	»	»	»	»
Étamage de glaces.	Plainte sur un atelier d'.	1	»	»	»	»	»	1	1	»
Exhumation.	Rapport sur les précautions à prendre pour l'exhumation des débris de corps du cimetière de l'Ouest.	1	»	»	»	»	»	»	1	»
Farines.	Analyse des farines pour le pain des prisons.	3	»	»	»	»	»	»	»	»
Fécule (Fabrique de sirop de).	Demandes d'autorisation.	3	1	2	»	»	»	»	1	1
	Plainte.	1	»	»	»	»	1	»	1	»
	A reporter.	204	12	134	6	6	12	9	74	94

[a] On n'a pas jugé convenable de désigner les localités pour lesquelles il est fait des rapports supplémentaires.

[b] Dans ce nombre 26 rapports ont été faits pour une seule commune.

Nombre des rapports.		Conclusions des Rapports.					Situation des ÉTABLISSEMENS ou DES LOCALITÉS	
		Autorisations.			Plaintes			
des rapports.	Rapports provisoires ou supplémentaires.	Propositions d'accorder.	Propositions de tolérance.	Propositions de refus.	Fondées.	Non fondées.	Dans Paris.	Hors Paris.
4	12	134	6	6	12	9	74	94
2	»	»	»	2	»	»	»	2
9	»	9	»	»	»	»	9	»
1	»	»	»	»	»	1	1	»
3	»	3	»	»	»	»	3	»
1	»	»	»	»	»	1	1	»
1	»	1	»	»	»	»	»	1
1	»	»	»	»	1	»	»	1
2	»	2	»	»	»	»	1	1
2	»	2	»	»	»	»	2	»
1	»	1	»	»	»	»	»	1
6	1	5	»	»	»	»	»	5
4	1	»	»	»	3	»	2	1
1	»	»	»	»	»	»	1	»
3	1	1	1	»	»	»	1	1
1	»	»	»	»	»	1	1	»
1	»	1	»	»	»	»	»	1
1	»	»	»	»	1	»	1	»
1	»	1	»	»	»	»	»	1
1	»	»	»	»	»	»	»	1
1	»	»	»	»	»	»	»	1
4	»	»	»	»	4	»	»	4
1	»	1	»	»	»	»	1	»
1	»	»	»	»	»	»	»	»
4	»	4	»	»	»	»	1	3
3	»	»	»	»	1	2	2	1
1	»	»	»	»	»	»	»	»
2	»	2	»	»	»	»	2	»
1	»	»	»	»	»	»	»	»
2	»	1	»	1	»	»	2	»
3	»	»	»	»	1	2	»	3
1	»	1	»	»	»	»	1	»
1	»	1	»	»	»	»	1	»
7	»	7	»	»	»	»	7	»

apport sur des objets d'un intérêt général, etc.	42
apports sur des demandes d'autorisation,	315
— sur des plaintes,	50
apports supplémentaires ou provisoires,	20
Total	427

. tableau, joint au présent rapport général, ettra de juger du détail de ces rapports, de .ater leur objet et leur résultat, de détermi- ı nature des établissemens et leur situation; pouvons ainsi ne donner dans le présent ›rt que des résultats d'ensemble dont il sera de vérifier les détails en parcourant les co- :s du tableau.

n de suivre l'ordre établi dans les précédens ›rts généraux, et dont nous pensons qu'il pas convenable de s'écarter, pour ne pas : à l'examen et à l'intelligence des faits, nous s nous occuper d'abord des demandes d'au- ation, puis des plaintes, des propositions de ification, des rapports spéciaux à quelques stries, et nous terminerons par l'examen des orts d'un intérêt plus général.

DEMANDES D'AUTORISATION.

Le nombre des demandes d'autorisation pc former des établissemens classés, ou pour obte des extensions d'autorisation, a été, pour l'anı 1837, de 315. Les conclusions des rapports c donné les résultats suivans :

Propositions d'accorder l'autorisation	292
Propositions de tolérer l'établissement	8
Propositions de refuser l'autorisation	15
	315

Dans le nombre des propositions d'autorisatio 5 ont été faites pour un temps dont le Consei proposé de limiter la durée. Le conseil, en intı duisant cette innovation, a cru proposer u chose utile; car ces autorisations temporair qui sont fixées à 5 ou 10 années, ou qui, sa époque fixe, sont subordonnées à des conditio de voisinage, ont pour résultat de prévenir l plaintes qui s'élèvent souvent contre un établiss ment peu incommode dans l'origine, parce qu' était éloigné des habitations, mais qui, en raisc de l'accroissement et de la multiplication de c dernières, devient une véritable cause d'incon modité ou d'insalubrité. Ainsi, peuvent se trou ver conciliés les intérêts des industriels qui saver à quelles conditions ils peuvent former leurs ta blissemens, et ceux des propriétaires voisins qı n'ont plus la crainte de voir des terrains d'un e valeur, grevés d'une servitude fâcheuse, ıns beaucoup de cas, peut nuire d'une ma- grave à leurs intérêts.

s les 311 demandes d'autorisation, 161 ont rmées pour des établissemens situés dans ieur de Paris, et 150 pour des établisse- situés hors Paris et dans le ressort de la ture de Police. Cette division entre les éta- nens situés dans la ville et hors la ville, résenter un résultat intéressant, en mon- a tendance que présentent les établissemens ırter du centre des habitations, et en dési- quels sont les genres d'industrie qui ont pécialement cette tendance, l'Administra- eut la favoriser, ou la provoquer, en n'ac- ıt les autorisations qu'avec réserve pour blissemens qui paraissent vouloir se grou- ans l'intérieur des villes et qui peuvent y ıne influence fâcheuse.

ıs allons maintenant donner le tableau des ıdes d'autorisation, seulement pour les sions qui en présentent un certain nom- n les plaçant dans l'ordre de ce nombre .

DÉSIGNATION DES ÉTABLISSEMENS.	NOMBRE des demandes.	SITUATION des établissemens Dans Paris.	Hors Paris.	Refus.	Observation
Appareils à vapeur.	49	2	17	»	Le nombre des a reils établis est d Trois demandes a été faites pour appareils.
Buanderies.	33	32	31	»	
Vacheries.	16	14	2	»	
Corroieries.	14	11	3	»	
Teinturiers.	14	11	3	»	
Distilleries d'Alcool.	13	3	10	1	Le refus a eu pour un établisse situé hors Paris.
Fabriques d'eau de javelle.	9	4	5	»	
Fonderies de métaux.	9	9	»	»	
Chiffonniers.	8	6	2	»	
Dépôts de Charbon de bois.	7	3	4	»	
Fabriques de papiers peints.	7	7	»	»	
Fabriques de Bougies stéariques.	6	6	»	»	
Chantiers de Bois à brûler.	6	3	3	1	Le refus pour u blissenent situé Paris.
Dépôts d'Engrais.	6	»	6	»	
Porcheries.	6	1	5	»	
Fonderies de graisses.	5	»	5	»	
Brasseries.	4	2	2	»	
Briqueteries et poteries.	4	3	1	»	
Aplatissage de Cornes.	4	3	1	1	Le refus pour u blissement situé Paris.
Carbonisation de bois (Méthode des forêts).	4	»	4	1	Le refus pour localité hors Pari
Mégisseries.	4	1	3	»	
Produits chimiques.	4	»	4	»	
Fabriques de savon.	4	2	2	»	

On voit par ce tableau, que certaines pro sions sont presque exclusivement dans la v d'autres hors la ville ; ces résultats s'expliq souvent par les besoins ou les relations de établissemens ; mais ce ne peut être cepen

nquiétude que l'Administration doit voir
ıes spécialités se concentrer presque entiè-
t dans Paris, telles, par exemple, que les
ues de bougies stéariques qui, sur 6 qui ont
des demandes en 1837, se sont toutes fixées
Paris; les aplatisseurs de cornes, les ap-
; à vapeur y sont pour les deux tiers.

machines à vapeur, surtout, ont, depuis
ues années, pris une telle importance dans
strie, leur accroissement est tellement
ıé, que le Conseil croit devoir, monsieur le
, arrêter votre attention quelques instans
t objet; car c'est souvent dans les quar-
es plus populeux du centre de la ville, et
ceux où les émanations de leurs cheminées
nt porter le plus grand préjudice aux ines et aux propriétés voisines, que ces ma-
s seront établies.

1835, le nombre des demandes en autori-
pour des appareils à vapeur, chaudières et
ines fut de 33; en 1836, ce nombre fut de
; pour 1837, il est de 49; il est à remarquer
ur le nombre des demandes, il n'y a aucune
ısition de refus. Le nombre des appareils à
r établis, a même excédé le nombre des
ndes, car trois de ces dernières ont été fai-
ıur deux chaudières, ou machines, ce qui
le nombre des appareils à vapeur sur les-
il a été fait des propositions d'autorisation
37, à 52. En voici le détail, consigné dans
leau suivant.

DÉSIGNATION DES APPAREILS.	Nombre des demandes.	Nombre des appareils.	Haute Pression.	Basse Pression.	Dans Paris.
Machines.	39	41	36	5	27
Chaudières. . . .	10	11	5	6	7
TOTAUX. . .	49	52	41	11	34

Le nombre des demandes d'autorisation a ainsi divisé, relativement aux classes auxque les établissemens appartiennent.

1re classe,	45
2e classe,	136
3e classe,	130
Etablissemens non classés, mais pour lesquels il a été fait des demandes,	4
	315

Les propositions de refus, qui ont été de 1 se sont trouvées réparties de la manière suivan relativement aux classes auxquelles apparti nent les établissemens.

ASSE.	Nombre des Refus.	SITUATION des établissemens. Dans Paris.	Hors Paris.	PROPOSITIONS de refus relativement aux demandes.
sse. . .	5	3	2	1 à 9
se. . .	4	1	3	1 à 38
se. . .	3	«	3	1 à 42
lassé. . .	1	1	»	1 à 4
TAL. . .	13	5	8	1 à 23

te proportion, comme on le voit, est très relativement à la somme des demandes, et t s'explique facilement par les soins que le Conseil de tâcher de concilier les besoins ndustrie avec les justes exigences de la salu- de la sûreté et de la commodité du voisi- Le Conseil doit même dire que le plus grand re des oppositions qui sont formées contre nuveaux établissemens lors des enquêtes du *odo* et d'*incommodo*, sont souvent basées es préventions que les délégués chargés des rts se font un devoir de détruire, en se nt chez les opposans et en les éclairant sur ture des inconvéniens que peut présenter lissement, en leur indiquant surtout les riptions qu'impose l'Administration, lesquelles sont de nature à éloigner les incommo tés et les dangers qu'ils redoutent, et qu'ils sc en droit, eux intéressés, d'en faire surveiller l'e cution et même d'en dénoncer les infractio Nous devons le dire ici, monsieur le Préfet, ‹ interventions officieuses ont souvent fait ces des oppositions non suffisamment justifiées, qui paraissaient très difficiles à vaincre.

PLAINTES.

Les plaintes ont donné lieu à 54 rapports ; s ce nombre il y a eu 2 rapports supplémentair ce qui réduit le nombre des plaintes sur lesqu les le Conseil a statué à 52 :

Les plaintes reconnues fondées ont été de	30
— non fondées ont été de	22
	52

Relativement aux classes auxquelles apparti nent les établissemens qui ont donné lieu à d plaintes, ils se trouvent ainsi divisés :

Etablissement de 1re classe	16
— 2e classe	12
— 3e classe	5
Plaintes sur des établissemens non classés, sur des localités ou sur des faits généraux,	19
	52

ıtivement à la situation des établissemens localités, 24 plaintes ont eu lieu pour Pa- 22 hors Paris, 6 plaintes ne s'appliquent ıne localité; il est à remarquer que les ›s relatives à l'insalubrité de la voie publi- nt toutes eu lieu pour des localités situées ı ville. Voici un tableau dans lequel les ›s sont classées par ordre de nombre, par d'établissement ou par l'objet de la plainte ›s résultats consignés dans les rapports du il de salubrité.

CAUSES DES PLAINTES.	Nombre des plaintes.	Plaintes fondées.	Plaintes non fondées.	Situation des établissemens ou localités. Dans Paris.	Hors Paris.	Observations.
Insalubrité de la voie publique, . . .	4	4	»	»	4	
Altération des alimens.	3	»	3	»	»	
Fonderies de graisses.	3	3	»	2	1	Un rappor provisoire
Mégisseries. . . .	3	1	2	2	1	
Fabrique de noir animal.	3	1	2	»	3	
Triperies.	3	»	3	3	»	
Fabrique de colle de peaux.	2	1	1	2	»	
Dépôts d'engrais. .	2	2	»	»	2	
Egouts.	2	2	»	1	1	
Ecoulemens d'eau. .	2	»	2	»	2	
Etamage (Mauvais).	2	2	2	»	»	
Teinturiers. . . .	2	2	»	2	»	
Abattoirs.	1	1	»	»	1	
Bains sulfureux. . .	1	1	»	1	»	
Cuisson de fanons de baleine.	1	1	»	1	»	
Bleu de Prusse. . .	1	»	1	1	»	
Cuirs vernis. . . .	1	1	»	»	1	
Distillerie d'alcool. .	1	»	1	»	1	
Etamage de glace. .	1	»	1	1	»	
Fabrique de sirop de fécule.	1	1	»	1	»	
Fonderie de métaux.	1	»	1	1	»	
Fonderie de caractères.	1	»	1	1	»	
Impressions sur étoff.	1	1	»	1	»	
Epuration de plumes et duvets. . . .	1	1	»	1	»	
Epuration d'huile. .	1	»	1	1	»	
Insalubrité d'un puits.	1	1	»	»	1	
Dépôts de fumiers sur la voie publique. .	1	1	»	»	1	
Fabrique de produits chimiques. . . .	1	»	1	»	1	
Fonderie de suif. .	1	1	»	»	1	Un rappor supplémentaire.
Fabrique de sondes de gomme élastique. .	1	»	1	1	»	
Machine à vapeur. .	1	1	»	1	»	
Fabrique de vernis.	1	1	»	»	1	
Falsification du vin.	1	»	1	» *	»	* Point de désignation de localité. Plainte générale.
	52	30	22	24	22	

ımen de ces chiffres donne des résultats
ˌst pas sans intérêt d'examiner; ainsi, bien
établissemens de la première classe soient
ıombreux que ceux de la seconde classe,
ıx de cette dernière le soient moins que
le la troisième, que les prescriptions
plus sévères dans les premières classes
ıs la dernière, on voit cependant que les
ɔtions rigoureuses de l'Administration,
; conditions spéciales imposées par le
, ne sont pas toujours suffisantes pour
r toutes les causes d'incommodité pour le
ge; car la première classe a présenté plus
ies de plaintes que la seconde, et celle-ci
e la troisième. Ces faits s'expliquent faci-
lorsque l'on sait la tendance qu'ont les
iels à s'affranchir des conditions de salu-
ue leur impose l'Administration, condi-
ui sont regardées par eux comme plus gê-
qu'utiles; car les fabricans, par l'effet de
ıde, n'étant pas affectés désagréablement
inconvéniens ou les émanations de leurs
ıemens, ne voient souvent dans les condi-
ıi leur sont imposées, que des obligations
goureuses, peu utiles, et, qu'en conséquen-
ont toujours disposés à éluder.

i le Conseil, qui apprécie cette disposition
lustriels, est-il très circonspect dans ses
ıtions d'autorisation et dans les conditions
ndique comme devant être imposées aux
semens; cette sévérité se trouve suffisam-

ment justifiée par les chiffres que nous ven citer, qui montrent le peu de plaintes qui o déterminées par les établissemens classés; ce bre est vraiment peu considérable lorsqu considère la quantité des établissemens c qui existent dans le ressort de la Préfectu police.

Il est encore à considérer que toutes les tes soumises à l'appréciation du Conseil de brité, ne se sont pas trouvées également for car plus des deux cinquièmes n'ont pas pré de causes suffisantes pour les justifier. C montre que si les industriels sont disposés franchir des obligations qui les gênent, d'un côté les voisins ont souvent une trop grand ceptibilité, il y a donc nécessité d'une inte tion sage, éclairée, qui sache tenir la ba égale entre des exigences exagérées et une gence coupable ; sous ce rapport, le Cons fait tous ses efforts pour éclairer l'Administ et se mettre au niveau de l'importante m qui lui est confiée.

Les plaintes, à cela près d'une légère diff ce, se trouvent presque également partagée tre les établissemens situés dans Paris et Paris; cette différence, qui est légère, rel ment au chiffre, présente une importance réelle, lorsqu'on examine la nature de ces p tes; ainsi, dans les 22 plaintes qui ont été pour des localités situées hors Paris, 8 o pour cause le mauvais état de la voie publiq épendances, et 1 une cause spéciale; il donc seulement que 13 plaintes pour des mens industriels, parmi lesquels 11 apent à la première classe, et 2 seulela deuxième.

it par ce seul exposé, que presque toulaintes contre les établissemens de prelasse, qui sont de 16, ont été dirigées les établissemens situés hors Paris; il en nême pour les plaintes sur le mauvais état ie publique.

s 25 plaintes qui ont été faites pour l'inde la ville, 21 ont eu pour cause des étans industriels, dont 5 de première classe, euxième classe, 5 de troisième classe, 4 aites pour des causes diverses.

CLASSIFICATION D'ÉTABLISSEMENS.

esoin et les progrès toujours croissans de rie, obligent souvent l'Administration à nir pour fixer les conditions d'une indusvelle, ou pour régler l'exercice d'une indéjà ancienne, que les développemens et lifications apportés dans son exercice rennisible et incommode, d'inoffensive qu'elle abord. Les ordonnances de classement s croyez devoir provoquer pour cet obnsieur le Préfet, ne sont présentées à la n de l'Administration supérieure qu'après té, dans le sein du Conseil de salubrité, l'objet d'études longues et sérieuses; nous de nouveau faire passer sous vos yeux les sitions de classement qui ont été l'objet d ports pendant l'année 1837.

Quatre propositions ont été faites, et pour objet : 1° la préparation de l'huile de et la distillation de résine; 2° la purificati mélasses de sucre indigène ; 3° la cuisson nons de baleine; 4° l'épuration des plu duvets.

Huile de Résine et Distillation des Rési

La classification de la distillation des ré de la préparation de l'huile de résine a été de deux rapports dans le sein du Conseil industrie nouvelle a pris une extension marquée, par suite de l'application de la et de l'huile de résine à l'éclairage par le g inconvéniens que présentent ces opératio rient suivant que l'on prépare en grand seul l'huile de résine, ou bien suivant que l'o tille la résine directement pour produire ou bien l'huile de résine. La première opé présente tous les inconvéniens qu'offrent l ou l'épuration des résines rangées dans l mière classe des établissemens insalubres

Cette opération, la préparation de l'hu résine, se pratique au moyen d'un grand v fer, présentant deux ouvertures à sa partie rieure; par l'une s'introduit la résine et s

ésidus, et par l'autre passent les produits
stillation, qui vont se condenser dans de
s remplis d'eau. Les produits de la distil-
nt une huile d'abord limpide et volatile,
de l'essence de térébenthine, et qui en-
rient de plus en plus épaisse et colorée.
it le cours de la distillation, la production
huile est accompagnée d'une odeur forte
réable; il se dégage en même temps
ip de gaz inflammable. Le residu est une
charbonneuse d'une masse peu considé-
elativement au volume de la résine em-
et que l'on n'enlève qu'après un certain
d'opérations; une opération lorsque l'on
12 à 1500 kil. de résine, dure ordinaire-
isieurs jours.

endamment des inconvéniens que pré-
les épurations de résine, et qui sont
nes pour les distillations de résine, ces
emens présentent des chances d'incendie
possibilité des explosions qui peu-
oir lieu dans quelques parties de l'ap-
par les suites qui peuvent avoir lieu
foyer, au moyen des fissures que
ésenter le vase distillatoire, par l'obliga-
déboucher la cornue et de la recharger
on entier refroidissement, enfin par l'accu-
on de matières combustibles dans le voisina-
yer; pour ces causes, le Conseil a pensé que
olissemens devaient être rangés dans la 1re

L'opération qui consiste à distiller les r pour en obtenir le gaz, ou à distiller les de résine dans le même but, présente moi danger; ces opérations se font, ainsi que la mière, dans des cornues de fer, mais les qua qui sont soumises à la distillation sont considérables; la mauvaise odeur, les ch d'incendie et d'explosion sont moindres; au Conseil a-t-il pensé que ces établissemens vaient être placés dans la 2e classe.

Fanons de Baleine.

La cuisson des fanons de baleine donnai puis longtemps lieu à de nombreuses plainte lesquelles le Conseil avait été plusieurs fois pelé à donner son avis; mais ces établisse n'étant pas classés, l'Administration ne po intervenir que lorsqu'elle était saisie par plaintes mêmes; dans aucun cas, elle ne po en prévenir les causes, puisque ces établisse pouvaient se former sans autorisations pr bles; ces plaintes se multipliant, et ayant pour les quartiers souvent les plus popu l'Administration a cru devoir intervenir en posant une ordonnance de classement; le seil de salubrité, chargé de constater les c d'incommodité et d'insalubrité, a reconnu les étaient déterminées :

1° Par la combustion des rognures de ba et de matières animales que les fabricans ployaient pour chauffer les chaudières dest à la cuisson des fanons.

les vapeurs abondantes et l'odeur nau-
se dégagent pendant l'ébullition ;
les eaux fétides dans lesquelles les fa-
été macérés et bouillis, et qui sont en-
ées sur la voie publique ; ces eaux, qui
infectés, surtout en été, servent ordi-
ıt à plusieurs opérations ; car les fabri-
laissent fermenter à dessein, et l'ammo-
se produit dans ces eaux, favorise la
en ramolissant plus promptement les
que ne le ferait l'eau bouillante plus

nseil a pensé que l'on pourrait remédier
rtie de ces inconvéniens : 1° en obligeant
ans à ne brûler aucun des débris d'a-
qui proviennent de leurs opérations ;
geant la construction d'une hotte, con-
ıent établie au-dessus des chaudières,
êcherait les vapeurs de se répandre au-
lehors ; 3° en empêchant que les eaux
ation et de cuisson fussent jetées sur la
ique, mais bien portées aux égouts les
ns ; enfin, considérant que cette industrie
cause grave d'insalubrité et surtout d'in-
ité pour le voisinage, le Conseil vous a
monsieur le Préfet, de la ranger dans la

Purification de la mélasse.

ıouvelle industrie pour laquelle il vous

avait été demandé une autorisation, a s également une question de classement; ce dustrie, que l'on désignait sous le nom de fication des mélasses, consistait à faire év: du sirop de fécule, jusqu'à une consistanc épaisse, et à mélanger ensuite ce sirop av mélasses de sucre indigène, pour dimin saveur âcre qui leur est propre. Le délég Conseil, qui a été chargé de ce rapport, que ces mélasses ainsi mélangées, peuve vendues pour des mélasses de sucre de ca

Le Conseil a pensé qu'en raison du peu convénient que présentait cette industr pouvait la ranger dans la 3e classe des étal mens dangereux ou insalubres; mais que l' vait enjoindre à ces industriels, de ne leurs produits que pour ce qu'ils étaient blement, et non pour des mélasses de suc tique.

Epuration des Plumes et Duvets.

Les plumes et duvets, comme objets de l sont maintenant soumis à des nettoyag quens et faciles, qui présentent des ava réels, sous le rapport de la propreté et de l brité; mais les procédés employés pour o ces résultats ne sont pas sans inconvénien le voisinage; si le nettoyage a lieu par la v che, de la poussière d'une odeur désagréal dont il est facile d'apprécier l'insalubri

: et peut donner lieu à des plaintes juste- fondées; si l'opération se pratique par a de la vapeur, la buée et l'odeur qui se ent des appareils présentent au moins au- inconvéniens que dans le premier procédé; donc lieu, dans tous ces cas, à intervenir déterminer les conditions qui doivent être ées à ces établissemens. Le Conseil pense ette industrie est susceptible d'importans tionnemens; mais en attendant, et dans où elle se trouve, il croit qu'elle doit être dans la 2e classe, en se réservant de la lescendre plus tard dans la 3e classe, si les tionnemens désirés font disparaître une des inconvéniens qui existent aujour-

RTS PARTICULIERS A CERTAINES INDUSTRIES.

Sucre Indigène.

une lettre, en date du 10 avril, vous avez ndé au Conseil de salubrité, monsieur le , qu'il vous émît son opinion sur des piè- e vous lui aviez communiquées et qui t relatives à l'état de la fabrication du su- digène dans le département de la Seine; nseignemens vous étaient demandés par le re des finances. Une commission a été née pour rédiger ce travail, et elle a cons- lans son rapport : que cette question, qui s'éloignait des attributions du Conseil, ne p vait être résolue d'une manière satisfaisante a les documens qui lui avaient été transmis; ces documens, qui constataient l'existence et nombre des fabriques dans le département d Seine, n'indiquaient pas leur production; qu quantité de terre cultivée en betteraves n'é indiquée que pour l'arrondissement de Sai Denis, ainsi que la quantité de betteraves réc tées, qui était évaluée pour l'année 1836, d cet arrondissement à 22,935,425 kilogramn sur cette quantité, 977,000 kilogrammes s lement auraient été employés à la fabrication sucre; 17,908,425 kilogrammes employés à nourriture des bestiaux, et le reste vendu sur marchés de Paris. Que lors même que l'on au eu des indications semblables pour l'arrondis ment de Sceaux, il ne serait pas encore possi de résoudre la question d'une manière satisf sante, la quantité de sucre produit variant c près l'abondance des récoltes, la qualité des cines, la nature des terrains, le mode des eng et surtout les procédés de fabrication; que ce pourrait être qu'après des études longues l'observation en moyenne de la production plusieurs années, que l'on pourrait arrive quelques résultats approximatifs à ce sujet.

Enfin, la Commission a terminé son rapp en indiquant quelques fabriques du départem de la Seine, comme pouvant rivaliser par le produits avec les départemens du nord de elle a signalé également un nouveau e fraude, qui tendait, à cette époque, à uire dans cette industrie et qui consistait ger dans le raffinage, et surtout dans les les, des sucres de fécule aux sucres indi- insi qu'aux sucres de cannes, ce qui ait d'abaisser le prix du sucre en altérant té. Cette fraude avait été dénoncée à l'un ıbres de la Commission, par les raffineurs nes. Le Conseil doit ici ajouter, mon- Préfet, que, depuis cette époque, il n'est u à sa connaissance que ce genre de it été employé ; cependant il suffit qu'il sible, pour qu'il se fasse un devoir de le

.

Poudres et Amorces fulminantes.

ge, maintenant presque universel, des s fulminantes, pour amorcer les armes de a donné une très grande extension à la ion des poudres fulminantes; ces poudres base est le fulminate de mercure, sont es un objet de commerce important, car ce expédie dans presque toutes les con- t surtout en Amérique, une grande par- amorces fulminantes qui y sont em- : la fabrication de ces produits, qui est entièrement concentrée dans le dépar- de la Seine, a dû exciter l'attention de ité ; aussi à plusieurs reprises depuis 1823, époque du classement de cette industri fabriques de poudres et d'amorces fulmir furent-elles l'objet des travaux du Conseil lubrité. Malgré les prescriptions de l'Admin tion, des accidens graves, des malheurs dép bles eurent lieu dans certaines fabrique accidens furent mêmes occasionnés par le port des amorces, comme objet de commerc malheurs, dont quelques-uns étaient diffi éviter pour les fabricans, puisque chaque nement, dans une profession si nouvelle dangereuse, devenait une cause d'enseigne dûrent éveiller la sollicitude de l'Administr et vous avez demandé, monsieur le Préfet le Conseil vous fit un rapport et rédigeâ instruction sur la fabrication et le transpor poudres et amorces fulminantes. Un memb Conseil, qui avait fait de la question l'objet étude spéciale, fut chargé de cette tâche, e travail vous fut soumis, après avoir été lo ment et mûrement discuté par le Conseil. A pouvoir donner à ce travail, et surtout à truction qui devait y être jointe, une utilité tique, le délégué du Conseil a examiné, manière successive, toutes les opérations fabrication, en indiquant ce qu'elles avaie défectueux, et en prescrivant les précaution était convenable de prendre pour éviter les gers ; il signala aussi les modifications impo tes qu'il fallait faire subir aux moyens jus employés. Le Conseil a l'espoir que ces mo va être fait une rapide analyse, auront jet d'éloigner des accidens qui, s'ils ne : être complètement prévenus, seront du endus plus rares.

ınt la fabrication dans son principe, le du Conseil recommande que le ballon, uel se fait la dissolution du mercure, par ıitrique, soit placé sous une hotte, ou ı lieu ouvert, tel qu'un jardin, afin que urs qui se dégagent ne puissent nuire ; que mes précautions soient prises pendant ›pération, et surtout lorsque l'on mélange à la solution mercurielle; dans cette par- l'opération, le délégué propose de faire l'un appareil condensateur, qui permet de ir les produits qui se vaporisent et qui mercure, de l'alcool et une espèce d'é- d'autres principes encore se volatisent, une action très fâcheuse sur l'économie ; 'acide hydrocyanique, dont l'existence a ıstatée récemment dans les alcools, qui ınent de la fabrication des fulminates ; s doivent même engager l'Administration e l'appareil condensateur obligatoire.

›lus grandes précautions doivent être pri- r laver le précipité, et pour recueillir la qui reste dans les eaux mères ; on aura aucune portion du précipité ne se répande ›che dehors les vases ; si l'on s'en aperçoit, : l'enlever avec une éponge humide, que ·a soin ensuite de bien laver ; la séparation de la poudre, son enlèvement des vase lesquels elle a été lavée, doit se faire av spatule, ou couteau de bois ou de corne, dernier est préférable; la poudre doit êtr et conservée, avant d'être séchée, dans d quets de bois blanc, parfaitement sain nœuds ni fils; ces baquets seront couvert des toiles cirées, noires, tendues sur des de bois et sans clous apparens; il sera to important d'éviter que le fulminate ne se de au dehors, les plus petites quantités devront être enlevées avec l'éponge, lorsq seront aperçues,

La préparation de la poudre fulmina une des opérations qui présente le plus d ger, elle se pratique en mêlant une par fulminate de mercure avec une demi-par nitre, et en opérant le mélange au moyen molette ou d'un rouleau de bois, sur une de marbre mouillé; le rapporteur prescrit servir d'une table de marbre noir et d'hu suffisamment la poudre, de crainte qu'en à se sécher sous l'action de la molette rouleau, une détonation n'en soit la quence.

L'opération du grenage suit la préparat la poudre; ce grenage s'opère dans des ta crin, dont la partie inférieure doit être gar lames de plomb, d'une épaisseur d'un mi tre au moins; on a constaté que cette épa de plomb était indispensable, pour que le

: lame ne déterminât pas l'explosion de re : les tamis de cuir, autrefois prescrits onseil, sont d'un mauvais usage par leur : détérioration et doivent être remplacés tamis de crin. La table sur laquelle se 'enage doit être en bois blanc, recouvert offe de laine *lainée*, sur laquelle on pla- e toile cirée noire; c'est sur cette der- ie doit tomber la poudre tamisée.

opération terminée, on procède au sé- ui a lieu en étendant la poudre, par petites ;, sur des feuilles de papier gris, qui se- cées dans des boîtes de bois blanc, de 3ı tres 3 millimètres de hauteur et de lon- recouvertes de congés, pour éviter qu'au- rtion de la matière ne se loge dans les an- s boîtes seront placées sur des tablettes. ura soin dans cette opération comme dans ı mélange de la poudre et dans celle du :, d'éviter que des objets divers ne soient iur des tablettes supérieures, et que, par ute sur la table ou dans les boîtes, elles sent déterminer des explosions funestes; s et les plafonds, qui dominent cette par- atelier, devront être garnis de planches, viter la chute du plâtre, ou bien peints à ou stuqués à l'italienne.

oudre séchée est ensuite passée au tamis, ı séparer le pulvérin et les grainettes, qui portés à la fabrication; il ne faut jamais er à écraser les grainettes, car des détona-

tion, peuvent en être le résultat : la poudr
ra provisoirement être placée sur des ta
crin jusqu'à l'instant où, pour être gardée
gasin, elle devra être mise dans des bout
dont les plus grandes ne pourront conten
de cinq kilogrammes de poudre ; ces bou
seront enveloppées de jonc, ainsi que le so
taines bouteilles à liqueurs, et ensuite rec
tes d'une basane; elles seront placées isol
dans le magasin à poudre, et devront p
être prises avec facilité avec la main, san
soit nécessaire de s'élever sur des corps étra
des accidens ont failli être le résultat de
faites en s'élevant sur des chaises, pour p
la poudre dans le magasin.

Relativement à la fabrication des capsu
Conseil a cru devoir prescrire les conditio
vantes : les bouteilles destinées à la charg
capsules ne devront jamais être posées pa
dans l'atelier, mais être placées dans une b
bois rembourrée de crin ou de cuir ; elles
vront contenir que la quantité de poudre
saire à la fabrication d'une partie de la jo
le transvasement de la poudre des bo
magasins dans les bouteilles de la consom
journalière, ne doit pas avoir lieu dans la
où est le magasin, mais au dehors et sur u
ble recouverte d'une toile cirée noire.

La table des femmes qui chargent les ca
devra également être recouverte d'une toile
au-dessous de laquelle seront plusieurs

e; elle ne sera pas placée devant la

ıain qui contient les capsules qui doivent sous la presse, sera placée de côté, relati- t à l'ouvrier qui l'introduit, de façon à ce e puisse être blessé, si une détonation eu dans le moment où il introduit cette ous les rouleaux de la presse; enfin, le sol inage de la presse et des tables de charge être garni de lames de plomb; on ne devra faire de feu dans les ateliers, ni pénétrer es lumières.

Conseil propose, pour la conservation des s fulminantes dans les magasins, les mê- écautions qui sont imposées aux dépôts ıdres de chasse; il demande que le trans- e ces capsules, pour les besoins du com- ne puisse avoir lieu que dans des boîtes ılières, et qui seraient en bois de chêne, s à queues d'aronde, et garnies à leur in- d'une basane; ces boîtes, qui ne pour- contenir plus de 200,000 capsules, de- t porter une marque à l'extérieur, et, dans cas, elles ne pourraient être chargées sur itures destinées au transport des voyageurs; en terminant, le Conseil rappelle aux fa- s, que toutes ces précautions, qui peuvent re minutieuses, ont pour but de leur évi- dangers, et qu'il est du devoir de l'Admi- ion, dans une question aussi grave, de e sa responsabilité à couvert, par l'indicaion des moyens qui peuvent éloigner les cha l'accidens.

Allumettes fulminantes.

Le besoin de se procurer du feu, dans l' nomie domestique, a engagé, ainsi que l'a lans son rapport, un membre du Consei alubrité, à employer tous les moyens co lans la science, pour construire des briq lepuis les plus simples, tels que la pierre norceau d'acier, jusqu'aux inventions les compliquées, comme la compression de l'action du gaz hydrogène sur le platine di beaucoup de corps et de composés ont été essivement employés, et l'on peut citer le ate de potasse, le soufre et le phosphore co aisant la base des compositions les plus com lément usitées. Depuis peu de temps, l'u l'allumettes nouvelles, importées d'Allem t désignées sous le nom d'allumettes fulmi es, d'allumettes à la Congrève, ou simplem l'allumettes allemandes, s'était répandu dan ublic; la facilité avec laquelle ces allum 'enflamment par le simple frottement et déflag apidement, en projetant des portions de m es enflammées, avait excité l'attention de l' ninistration, et elle a cru devoir demander apport sur ce sujet au Conseil de salubrité. nembre chargé du rapport, après avoir exan genres de briquets employés jusqu'à ce en avoir fait l'histoire, arrive à l'examen mettes allemandes; l'analyse a démontré allumettes sont enduites, à leur extrémité d'un mélange formé de soufre, de chlo-potasse et de phosphore très divisé, et divers corps sont maintenus sur l'allu-ar un mucilage coloré avec l'indigo; quel-le mélange ne contient pas de chlorate sse, il est seulement formé de soufre et phore. Ces allumettes allemandes furent ient imitées à Paris, et elles furent ven-grande quantité, sur la voie publique; idens assez nombreux furent même cau-leur usage; plusieurs incendies eurent is des fabriques où l'on préparait ces al-s, et nécessitèrent un nouveau rapport, lequel le Conseil nomma une commission de s'occuper spécialement de la question réparation et de la vente des allumettes ntes. En attendant, et comme mesures ires, le Conseil demandait : que la fabri-de ces allumettes ne pût avoir lieu que es localités appropriées et même hors la ; que l'application de la pâte sur les al-s, pouvait avoir lieu dans Paris, tandis mélange des substances devait être fait au ; que les boîtes qui devaient renfermer imettes devaient contenir du son, afin les chocs qui pourraient enflammer la fulminante, car les allumettes ne brûlent que lorsqu'elles sont à l'air; que les boîtes vaient être en bois ou en cuir, enfin qu'il de y avoir obligation de déclarer la nature des c ses qui contenaient ces allumettes, lorsqu'on remettait au roulage. Le Conseil terminait rapport, en déclarant qu'il y avait des incon niens graves à les laisser vendre sur la voie blique, où elles étaient en grande partie ache par des enfans, comme objet d'amusement.

Instruction pour les Fabriques de céruse, mal des ouvriers cérusiers.

La préparation du blanc de céruse (carbo de plomb) présente de graves inconvéniens p la santé des ouvriers, et détermine des colic saturnines et les graves infirmités qui en son suite; le nombre considérable des malades ad dans les hôpitaux pour cette cause, vous ont gagé, Monsieur le Préfet, à consulter le Conseil les précautions qu'il serait utile de prescrire fabricans de céruse, et d'indiquer aux ouvri afin d'éloigner les causes de cette maladie. V avez également renvoyé à l'examen du Con une lettre d'un docteur en médecine qui dem dait que l'Administration désignât un méd qui serait chargé de surveiller la santé des vriers cérusiers, dans les fabriques du dépa ment de la Seine et de Seine-et-Oise, et qui ɔrescrire les moyens propres à empêcher ances d'invasion et de récidive de cette ma- si commune chez ces ouvriers. Le Conseil pris toute l'importance de la question sur le vous le consultiez, et il a chargé une ission d'examiner, dans tous ses détails, ce si important de l'hygiène industrielle.

is fabriques de céruse existent dans le dé- nent de la Seine; ces fabriques emploient noyenne journalière de 90 ouvriers ; deux ues existaient dans le département de Seine- se, et elles envoyaient des ouvriers malades es hôpitaux de Paris, mais, à l'époque du rt, elles avaient cessé d'être en activité. Le re des malades fournis par les fabriques ôpitaux de Paris, pendant quatre années, a ie moyenne de 385 par année, mais il faut ter dans ce nombre les autres professions elles que les peintres, les plombiers, les po- sont aussi exposées à contracter la colique omb. Voici un tableau donnant les résul- oour chaque année, du nombre des mala- lu nombre des décès et de la moyenne des ées de séjour à l'hôpital.

ANNÉES.	NOMBRE des MALADES.	NOMBRE des DÉCÈS.	MOYEN du SÉJOU
1833.	328	8	12 3/
1834.	364	7	15
1835.	425	6	13 3/
1836.	424	18	15
Moyenne...	385 1/4	9 1/4	14 1/

La commission a cherché également quel e le nombre des récidives, et bien que les ren gnemens qu'elle a reçus à ce sujet, laissent be coup à désirer, elle a constaté, d'après les é fournis par l'Administration des hôpitaux, 81 cidives pendant le cours des quatre années d gnées ; il est probable que ce nombre est rée ment plus grand, mais qu'il aura échappé cas aux moyens de contrôle de l'Administra des Hospices; sur ces 81 récidives :

64	ont été affectés	deux fois.
14	—	trois fois.
1	—	quatre fois.
1	—	cinq fois.
1	—	huit fois.
81		

ı que tous les malades affectés de colique ines, n'appartiennent pas aux fabriques d , cependant on ne peut se dissimuler que l ·and nombre soient fournis par ces établis s, et ce fait, qu'il est difficile de constater raison que nous allons déduire, s'expli cilement. Il est peu d'ouvriers dont l'occu habituelle soit la fabrication de la céruse ıe tous appartiennent à un grand nombr ›fessions, et viennent travailler dans les ate le cérusiers, lorsqu'ils sont sans ouvrage e ›s par le besoin; d'après un relevé fait pa ımission, le nombre des professions aux s ces ouvriers appartiennent s'élève à 90 nçoit que les dangers auxquels sont exposé vriers, les engagent à quitter ce travail ans doute ce qui arrive pour la plupart une première maladie, et lorsque ces mal ux se présentent à l'hôpital, ils ne décla ›as être ouvriers cérusiers, ce qui n'est pou u'une profession provisoire, mais bien l ›sion qu'ils exerçaient avant d'entrer dan briques; les dangers sont même si grand certaines fabriques, que la commission dé que les ouvriers en avaient abandonné une aquelle les maladies se manifestaient en s l nombre qu'ils en furent effrayés.

ıtes les opérations de la fabrication ne pré nt pas les mêmes chances de dangers, celle n offrent le plus, sont, d'après l'avis de diver cans consultés par la commission, classée dans l'ordre suivant : l'épluchage ou battage de écailles de plomb, recouvert de carbonate, l pulvérisation et le blutage, le trillage des résidu: le séjour dans les étuves ou séchoirs, la manipu lation de la céruse en pâte, pour la mettre e pain, l'embarrillage, enfin l'exposition du plom à la vapeur de l'acide acétique, et l'action de re tirer le plomb des pots après qu'il a séjourné dar cet acide. Il est à remarquer que non seulemeı la maladie est moins fréquente, à mesure que l'o descend l'échelle de ces opérations, mais aus qu'elle est moins longue et moins grave chez les i: dividus qui en sont atteints.

Les précautions que prennent les fabricans les ouvriers, peuvent avoir une grande influen sur la fréquence ou la rareté du développeme de la maladie ; le régime des ouvriers entre au pour beaucoup dans les causes prédisposantes l'affection saturnine; ainsi, tandis que l'on o serve très peu de malades dans les fabriques l'on prend des précautions convenables, et où l ouvriers ne s'adonnent point à l'abus des liqueu alcooliques, on en remarque, au contraire, un tr grand nombre dans les fabriques où ces précau tions ne sont pas prises. Les renseignemens de commission à ce sujet, ne reposent pas seuleme sur des faits observés dans le département de Seine, mais sur des faits qui lui ont été commı niqués et qui ont été observés dans plusieı fabriques des départemens du nord de la Fran et même du nord de l'Europe.

mmission eût désiré comparer les deux s employés pour fabriquer la céruse : le français dans lequel le plomb est d'abord par l'acide acétique et l'acétate, décomsuite par un carbonate ; et le procédé iis, dans lequel le carbonate est produit ient. Elle eût voulu déterminer quel ui de ces deux procédés qui présentait de dangers pour la santé des ouvriers, e n'a pu traiter cette question, qui exis études comparatives long-temps suiu'il ne lui était pas possible de faire.
récautions qu'il convient de prendre, signées dans l'instruction rédigée par le et dans le rapport qui vient d'être indivoici l'analyse rapide : La chaudière dans se fera la fonte du plomb, devra être tée d'une hotte ayant un bon tirage ; le du plomb, la mouture de la céruse et son devront se faire par des moyens mécales appareils devront être isolés des aterecouverts à leurs ouvertures par des le papier collé ; les ouvriers qui dépotent e et ceux qui la mettent en pains, dere munis de gants afin d'éviter l'absorpsels de plomb ; tous les ouvriers devront nis de blouses qu'ils quitteront en sortant brique ; ils ne devront prendre aucun res les ateliers et devront, avant de prendre s et en sortant de la fabrique, se laver les vec de l'eau acidulée par l'acide sulfuri-

que, un gramme pour un litre d'eau; ils dev être sobres et éviter l'abus des liqueurs alcc ques; un bon régime et la propreté étant meilleurs moyens d'éloigner les accidens.

Le Conseil, sans reconnaître la nécessit désigner un médecin qui, par l'ordre de l'Ac nistration, irait dans les fabriques de céruse veiller la santé des ouvriers, engage les fabri à avoir un médecin investi de leur confia qui, par des visites fréquentes, pourrait do des conseils aux ouvriers et prévenir les acci de la maladie, en les conjurant dès l'appari des premiers symptômes. Tous ces moy qui ont pour effet de garantir la santé de ouvriers, sont aussi dans l'intérêt des fabri qui trouveront alors plus facilement des tra leurs pour pratiquer leur dangereuse profess Des fabricans ont même tellement compris intérêt, qu'ils ont annoncé à la commission q avaient l'intention d'essayer pour les opérat les plus dangereuses de leur fabrication, l'u des appareils du colonel Paulin, en prenant que l'on refoule dans cet appareil, dehors les liers; si ces essais étaient suivis de bons résul ce serait peut-être une obligation pour l'ad nistration d'imposer cet appareil dans toutes fabriques de céruse. Le Conseil, Monsieu Préfet, a cru devoir charger un de ses membre surveiller les fabriques, et sans doute que rapport ultérieur vous fera connaître des ré tats satisfaisans.

Clos central d'écarrissage.

née dernière, le Conseil a présenté dans
port élaboré d'abord par une commission,
uté ensuite avec maturité, tous les avanta-
e pourrait présenter un clos central d'écar-
; cette industrie qui est susceptible, d'a-
s procédés maintenant connus et mis en
ie dans quelques établissemens, de deve-
ssi salubre que l'abattage des bestiaux
s à l'alimentation, est cependant, loin de
ter sous ce rapport une situation satisfai-
certains clos d'écarrisseur sont encore une
rès active d'infection, et ne sont tolérés
dministration, qu'en raison de leur éloi-
nt des habitations et surtout de leur voisi-
e cause d'infection non moins grande : la
de Montfaucon. Dans l'intention de réali-
rojet qui vous avait été soumis l'année der-
vous avez appelé le Conseil, Monsieur le
à donner son avis sur les convenances que
ait une localité de la commune de La Vil-
ituée dans la plaine d'Aubervilliers et près
l de La Villette. La commune de la Vil-
dont cette localité fait partie, s'opposait
manière énergique, tant la prévention
fait naître les anciens établissemens est
nte, à ce que le clos d'écarrissage fût établi
n territoire : le maire de La Villette a
désigné un terrain situé à 300 mètres du
ent, et qui a paru à la commission préfé-

rable à la première localité qui avait été ir quée par le maire de Belleville; le terrain p posé par le maire de La Villette, fait partie d commune d'Aubervilliers, dont il est séparé le canal Saint-Denis, ce qui l'isole complèten des intérêts de cette commune, et, sous ce 1 port, il n'y aurait aucune opposition à crain

Les deux terrains sont sur la pente que sente la plaine à partir du canal de La Vill jusqu'à la Seine, ils sont peu éloignés de l'é qui assainit les communes de La Villette et d Chapelle et qui va se jeter à la Seine en amon canal Saint-Denis; la pente depuis ces terr jusqu'à l'égoût, est favorable à l'écoulement eaux de lavage; le chemin des Vertus, qui duit à ces localités, n'est bordé que de troi quatre maisons près des boulevarts : dan reste de son étendue il ne présente que deu trois baraques dans lesquelles on prépare amorces fulminantes; ce chemin est en mat état et non pavé; la rue Château-Landon dans Paris, conduit à la barrière des Vertus encore peu bâtie; toutes ces conditions son vorables, pour que le passage des animaux l'on conduira au clos d'écarrissage blesse le m possible le voisinage; du reste, l'établisser serait placé au nord de Paris, sous les vents minans du sud et de l'ouest, qui chasseraient émanations vers la plaine, dans le cas où les 1 veaux procédés n'auraient pas complètement suré sur leur inocuité.

ɪseil a donc trouvé ces localités, et sur- dernière, complètement favorables ; il ɪe l'Administration ferait une chose très ·avorisant la création de cet établissement ditions qu'il a indiquées dans son rap- l'année dernière, et qui sont sommaire-

terrain suffisamment étendu, acquis par istration dans une localité où l'écarrissage ɔntrera pas d'oppositions fondées; 2° il ɪrvu abondamment d'eau; 3° il offrira un ent facile pour les eaux de lavage dans un 4° il sera clos de murs et une surveillance sera exercée par l'Administration, au l'un préposé; 5° il aura un abord facile et ' dans ce local, tous les écarrisseurs, dans ɪs donné, seront tenus d'y transférer leurs ɜmens; enfin, le Conseil termine son rap- ɪ exprimant le vœu que l'Administration exécution le plus tôt possible, et dans cement indiqué, ce projet d'un clos d'é- ge, afin de commencer à réaliser par cet ɜ déplacement de la voirie de Montfau-

prescrites pour les trous à drêches dans les Vacheries.

nalheur arrivé le 21 juin, par l'action de he, dans l'établissement du sieur Courtois, sseur, rue de Fleurus, vous a engagé,

Monsieur le Préfet, à demander au Conseil q
les étaient les conditions à prescrire pour
pêcher qu'un fait semblable ne se renouv
Un membre du Conseil de salubrité avait
chargé, lors de l'accident, de se transporter
les lieux, et il vous fit connaître par un rapp
les causes qui avaient déterminé le malheur
vé au sieur Courtois : de la drèche, destin
la nourriture des bestiaux, avait été enfouie
une cave, sans autre issue qu'une ouverture
rée située à la voûte, et communiquant avec
cave supérieure ; le sieur Courtois et son
mestique descendirent dans cette seconde
pour en extraire la drèche, ils y trouvèrent
cessivement et instantanément la mort ;
avait été déterminée par l'acide carbonique,
la fermentation de la matière sucrée, que co
nait la drèche, avait dégagé. Le membre
Conseil, envoyé après l'accident, constata :
le gaz, que contenait la cave, n'avait au
mauvaise odeur, qu'il éteignait les corps
combustion qu'on plongeait par l'ouverture
rée de la voûte, et, enfin, qu'il paraissait
pesant que l'air, puisqu'il ne se dégageait pas
cette ouverture ; il pensa que c'était de l'a
carbonique, et, plus tard, l'analyse lui fit co
ter ce qu'il n'avait d'abord établi que par in
tion.

La drèche enfouie dans cette cave étant d
valeur assez considérable, le délégué eut la p
sée de la faire extraire sans l'altérer, et sur

idens pour ceux qui procéderaient à ce en se servant de l'appareil Paulin. Le coulin s'empressa de se rendre à l'invitation fut faite par le membre du Conseil : c'é-e collègue Barruel, que nous avons eu le et la douleur de perdre depuis ; deux s, revêtus de l'appareil, descendirent cave et, pendant dix heures, procédèrent nce de notre collègue et du docteur An-'extraction de cette drêche, sans éprou-êne dans la respiration, ni d'autre fatigue e résultant du travail auquel ils se li-C'était la première fois que l'appareil nel Paulin servait dans une circonstance le, et les résultats furent si avantageux re collègue s'empressa de signaler cet , déjà si apprécié, d'ailleurs, par le Connmé étant *une invention précieuse et de la ute importance dans des cas analogues.*

le rapport que vous fit le Conseil sur les propres à empêcher que ces accidens ne uvellent, il établit que le fait ci-dessus cas tout exceptionnel ; car jamais les seurs ne mettent la drêche dans leurs ca-is ils la conservent dans des fosses ouver-viron trois mètres de largeur, sur quatre ondeur, et qu'ils se contentent seulement, l'elle ne soit pas altérée par la pluie, de la avec des planches ou de la paille ; qu'au , puisqu'un accident avait eu lieu, et pou-core se reproduire dans des circonstances analogues, il y avait lieu à ajouter, comme cription, à l'ordonnance de police sur les ries, les conditions suivantes: 1° qu'il est déf sous aucun prétexte, aux nourrisseurs, de r la drêche dans les caves; 2° qu'ils ne pou déposer la drêche que dans des trous con exprès, en plein air, ou sous des hangars à voie, et qu'ils ne pourront faire usage de ces qu'après qu'ils auront été approuvés par l'A nistration.

RAPPORTS SUR DES OBJETS GÉNÉRA DE SALUBRITÉ.

Indépendamment des questions de sal industrielle dont nous venons de tracer u pide tableau, le Conseil s'est occupé de que d'un intérêt plus général; ces questions, qui é soulevées, soit par des plaintes adressées à l'A nistration, soit par des demandes de l'Adn tration elle-même, peuvent se compr dans les divisions suivantes, elles sont tives :

1° *A la sûreté des individus ou des propr*

2° *Aux altérations des alimens*;

3° *A la nature des vases qui servent à leur paration ou à leur conservation*;

4° *A la salubrité de la voie publique*;

5° *Aux épizooties et aux épidémies.*

TÉ DES INDIVIDUS OU DES PROPRIÉTÉS.

Moulage des cadavres.

ocureur-du-Roi près le tribunal de 1re ins-e la Seine, avait sollicité de vous, Mon-Préfet, une ordonnance de police qui fît de procéder au moulage des cadavres, ir obtenu une autorisation spéciale; vous ivoyé l'examen de cette question au Con-salubrité; le membre du Conseil, chargé ort, a été d'avis qu'il peut résulter des niens graves du moulage des cadavres a constatation du décès, et sans avoir ob-ne autorisation préalable; ces inconvé-dit le rapport, sont fondés principalement difficulté de résoudre des questions d'i-, et sur celle de constater l'état des lésions il en existe; enfin, sur les dangers de con-en une mort réelle, la mort apparente. La ession des traits du visage par l'action du la déformation et même la dissimulation blessure, peuvent très bien être le résultat ulage, ainsi le plâtre peut s'introduire ouverture d'une blessure faite avec un nent pointu et affilé, tel qu'un poinçon, ngue aiguille, et en cacher complètement nce. Dans les cas où le moulage aurait iez un sujet dont la mort ne serait arente, ne serait-il pas à craindre que sion complète des voies aériennes par l'action du plâtre, ne fût un obstacle au retour vie.

Ces considérations déterminèrent le ra teur à vous proposer que le moulage des vres ne pût avoir lieu avant la visite du mé chargé de constater le décès, et sans que l' ait obtenu l'autorisation de l'autorité. Le seil, tout en approuvant les bases de ce rap crut devoir, après une longue discussion modifier les conclusions, dans le sens sui que l'autorisation d'inhumer, délivrée aux f les par les maires, après la vérification des d faite par le médecin, portera l'injonction : « » est interdit aux familles de faire procéd » moulage, à l'autopsie, à l'embaumemen » même à l'ensevelissement des corps, ava » délai de 24 heures, à partir de l'instant d » cès, temps prescrit par l'article 77 du » civil, pour obtenir l'autorisation d'inh » tion. »

Accidens causés par des capsules fulminant

Un médecin de Paris, vous avait signalé, M sieur le Préfet, les dangers qui résultent vente faite à des enfans, des capsules fulmina ce médecin, qui s'occupe d'une manière spé des maladies des yeux, avait donné des s dans un espace de 14 mois, à 14 enfans bl aux yeux par des éclats de cuivre, provenan l'explosion des capsules fulminantes; 11 de malades avaient perdu les yeux atteints, et utres ont été gravement affectés; 5 de ces avaient été blessés en tirant des petits fuuets d'enfans, les autres, en faisant éclater sules de diverses manières. Pour remédier, out pour empêcher le retour de ces acci-e rapporteur propose que l'on donne à ces ne grande publicité, afin d'éclairer les paur les dangers que présentent ces sortes de our leurs enfans; que l'on renouvelle l'or-nce de police qui limite la vente des pièces ice aux personnes incapables d'en abuser lles ou pour autrui, et que l'on proscrive te des fusils, *jouets d'enfans* dont le chien rteau ne serait pas creusé de manière à em-r la projection latérale des éclats de cuivre capsule.

Incendie des tuyaux de zinc.

zinc, employé maintenant d'une manière ile dans les constructions, n'est pas toujours anger, lorsqu'il se manifeste un incendie, métal brûle avec la plus grande facilité, en isant une vive flamme, et jetant au loin son enflammé. Un membre du Conseil, qui fut n d'un incendie de cheminée, dans laquelle yau de zinc fondit et brûla complètement, evoir communiquer ce fait au Conseil, afin nontrer les inconvéniens que présente ce de couverture, appliqué aux édifices, et surtout à ceux qui peuvent présenter des cha d'incendie. Le Conseil, dont le devoir étai vous renvoyer cette note, Monsieur le Pr était déjà éclairé sur le peu de sûreté que sente l'emploi des lames de zinc dans les const tions; aussi a-t-il pour usage de les pros dans tous les cas où elles peuvent être expo aux chances du feu, et c'est surtout dans la c truction et la couverture des cases à cha que le Conseil a soin de défendre l'emploi d métal.

ALTÉRATION DES ALIMENS.

Parmi les plaintes qui vous ont été adres relativement aux substances alimentaires, et vous avez renvoyées à l'examen du Conse s'en est trouvé peu de fondées. Deux plai l'une des militaires de la caserne Popinco qui auraient été malades après avoir mangé charcuterie, et l'autre d'un individu qui a été indisposé après avoir mangé des viandes a achetées chez un charcutier, ont été renvo au Conseil de salubrité, qui n'en a trouvé au de fondée, l'examen des viandes n'y ayant rencontrer aucune substance capable d'altér santé. Le Conseil a même exprimé l'opinion dans ces cas les plaignans sont souvent att d'indispositions qu'ils imputent aux alin qu'ils ont pris, ne sachant leur assigner d'au causes; ainsi, le membre du Conseil, charg

er les militaires de la caserne Popincourt, a
ıtaté que plusieurs militaires, qui n'avaient
ıt mangé de viande accusée de suspicion,
ent éprouvé des accidens analogues à ceux
ervés chez les militaires qui en avaient man-
ce qui l'engageait à attribuer ces accidens aux
ıences de la saison; on était alors au mois
ût, et les coliques étaient très fréquentes dans
ille.

'autres plaintes, qui n'avaient rien de spé-
, qui n'étaient pas fondées, et qui portaient
diverses natures d'alimens, ont été soumises
xamen du Conseil; telle est une plainte sur la
fication des vins pour laquelle le membre
rgé de l'examiner a dit que son auteur était
nger aux connaissances scientifiques.

n long mémoire sur les prétendues sophisti-
ons dont certaines substances alimentaires
l'objet, a donné l'occasion à un membre du
seil de faire un rapport important et dévelop-
dans lequel il examine longuement chacune
accusations de sophistication portées par
teur du mémoire, et qui sont dirigées contre
aines industries qui ont pour objet la vente
substances alimentaires; le rapport a démon-
que les prétendues sophistications n'existaient
, et que l'auteur qui avançait ces erreurs igno-
même les plus simples notions commerciales
cientifiques.

cette occasion, le membre du Conseil, chargé
rapport, cite plusieurs fraudes réelles qui

sont mises en usage par les marchands, et il in que les moyens de les reconnaître et de les co battre; enfin, il termine son rapport en exp mant l'opinion qu'il est à désirer qu'une loi p sévère puisse atteindre les personnes qui altèr les substances alimentaires, et il pense que moyen de rendre ces fraudes moins fréquen consisterait à engager les Commissaires de p lice de Paris et celui des halles et marchés, surveiller avec le plus grand soin, les boulange les bouchers et les charcutiers; de porter le attention sur les vases de cuivre et sur toutes personnes qui préparent des alimens par la cu son; de charger les piqueurs-gourmets de l'ex men des vins, eaux-de-vie et vinaigres, vend dans Paris; le Conseil de salubrité donnerait ces piqueurs-gourmets des instructions nécessa res pour leur faire reconnaître la fraude; de fa rédiger une instruction sur les fraudes et alté tions que l'on fait subir aux substances alime taires, instructions qui contiendraient les moye propres à faire reconnaître les falsifications.

Préparation des cornichons.

A l'occasion d'une lettre de l'inspecteur d établissemens insalubres, dans laquelle il prop sait un nouveau procédé pour la préparation d cornichons, le Conseil, qui a déjà reconnu d puis long-temps l'insalubrité de la plupart de c condimens, qui contiennent des sels de cuivr provient de la manière vicieuse dont on)are, et surtout de l'importance que l'on à la belle couleur verte qu'ils présentent, se pas que le procédé indiqué par cet ins- soit applicable, et qu'il puisse être em- ar les vinaigriers et les épiciers. Ce procédé, siste à faire chauffer le vinaigre au moyen apeur d'eau bouillante que l'on introduit vase qui contient ce liquide, présente des ılations qui seraient difficilement com- et exécutées par des personnes étrangères ides chimiques; de plus, ce moyen, par duction de la vapeur d'eau, a l'inconvé- 'affaiblir et d'étendre le vinaigre. Le soin is plusieurs fois le Conseil de s'occuper rocédé salubre pour la préparation des ıons montre l'importance qu'il attache à uestion. Une instruction avait été rédigée jet; elle indiquait aussi les moyens de re- tre lorsque les cornichons contiennent tre; et le moyen le plus simple consiste à ire une lame de couteau décapée dans eur du cornichon et de l'y laisser quelques ; si le cornichon contient un sel de cui- tte lame se colore en rouge; mais la diffi- éviter le ridicule, en publiant une sem- instruction, a empêché jusqu'à ce moment liser ce projet.

erminant le rapport que nous analysons, gué du Conseil qui en a été chargé cite inion de Baruel insérée dans les *Annales d'Hygiène*, et que nous croyons devoir co gner ici; la voici en substance : « Les cornich d'un beau vert, ceux que préfèrent les amate contiennent un *tartrate double de cuivre e potasse*, ils en contiennent souvent assez p occasionner des accidens, et c'est à ces sels faut attribuer les indispositions, les colique les vomissemens qu'éprouvent, après le re les personnes qui en font usage. On remp d'ailleurs avec avantage les cornichons verts les cornichons faits à froid dans du vinaigre n'a pas bouilli; ils sont à la vérité *jaunâ* mais ils ont un goût plus parfait que les miers, et ils peuvent être mangés sans au danger. »

Bonbons coloriés.

Depuis quelques années, des membres Conseil de salubrité, désignés à cet effet, s vrent annuellement et aux approches de la r velle année, aux visites des bonbons chez confiseurs, pastilleurs et débitans de sucrer des résultats importans ont été obtenus par visites; ainsi, les délégués du Conseil, dan rapport qu'ils ont présenté pour l'année 1 ont constaté que les confiseurs n'employa plus pour colorier leurs bonbons les substa défendues par l'ordonnance de police du 11 a 1832; ils ont reconnu qu'elles étaient encor la vérité, employées par les pastilleurs, mais

rniers ne faisaient pas des bonbons pour
ıangés ; que les objets de leur fabrication,
aient pour but d'imiter certains légumes
utres objets qui exigeaient encore plus
étaient plutôt des choses d'ornement que
bstances comestibles. Pour éviter les acci-
jui peuvent résulter de l'ingestion de ces
rations faites avec la fécule, la gomme et le
et même si des enfans les portent seule-
à leur bouche, il est convenable, ne pou-
river les pastilleurs de l'usage de certaines
nces colorantes, sans faire un grand tort
commerce, de les obliger à mettre dans
e de leur pastillage la teinture de *quassia*
ou l'extrait *alcoolique de coloquinte* : ces
nces, qui sont d'une amertume repous-
feront promptement rejeter les sucreries
es porte à la bouche, et l'on évitera ainsi
cidens qu'il serait difficile de prévenir au-
nt.

commission vous a aussi signalé l'emploi
piers verts, coloriés avec l'arsénite de cui-
our envelopper des bonbons ; elle vous a
rappelé des accidens qui avaient été occa-
s par ce fait ; c'est avec peine qu'elle a pu
r des confiseurs de cesser cet emploi ;
i se sont excusés sur leur ignorance pour
naître la qualité de la matière colorante de
ıpier, et ils ont dit que, sous ce rapport,
ient complètement à la merci des fabri-
aussi, la commission, dans son rapport ap-

prouvé par le Conseil, vous a-t-elle prop Monsieur le Préfet, de faire publier une instr tion qui permette aux confiseurs de const par eux-mêmes, et avec des moyens simples nature des papiers qui leur seraient offerts, qui les empêchassent ainsi de faire usage de c qui sont défendus. Elle a terminé son rapp en exprimant le vœu que les visites annue fussent commencées dès les premiers jours décembre, et que l'ordonnance de police fût r difiée dans le sens indiqué par son rapport.

Nourriture des porcs avec des chairs d'anim abattus.

Le Ministre du commerce, consulté par le P fet du département de l'Aude pour savoir pourrait permettre à Narbonne l'établissem d'une porcherie dans laquelle les porcs serai nourris avec de la viande, vous a écrit, afin voir sur cet objet l'opinion du Conseil de sa brité ; le Conseil, qui avait déjà examiné ce question en 1835, n'a eu qu'à se reporter à premières déterminations, et à les spécialiser lativement à l'établissement de Narbonne ; i répondu à la demande du Ministre, en résolv d'une manière affirmative les propositions s vantes :

1° Que les porcs peuvent être presque exc sivement nourris avec de la chair, soit crue, s cuite, surtout lorsque cette chair est de la ch

il; que les porcs, sous l'influence de ce acquièrent de la taille et du volume, que se conservent mieux; que l'expérience nourriture a été faite depuis long-temps vétérinaire d'Alfort, où l'on nourrit cin- porcs avec la viande crue des chevaux nt aux dissections et aux opérations;
e les porcs, nourris par ce moyen, sont si propres à l'engrais que ceux nourris substances végétales, et que leur chair aussi ferme, aussi bonne et le lard aussi
e les porcs ne sont pas destinés, par la se nourrir seulement de végétaux, et ie on leur donne, dans les cas ordinai- nourriture animalisée, afin de favoriser rais;
les porcs, nourris avec de la viande, pas plus dangereux, quant à leurs habi- ue ceux nourris avec des substances vé- qu'au contraire, la privation complète égime animalisé chez un être qui par est omnivore doit lui faire rechercher s d'avidité les substances animales, et, apport, ils doivent être moins dange- ceux nourris seulement de végétaux;
e constaté que les porcs qu'on nourrit de ite recherchent avec moins d'activité s animaux;
la crainte de voir les porcs de Narbonne avec des animaux morts de maladies ises pouvait sans doute effrayer la po-

pulation ; mais que bien que l'on eût const cette alimentation ne pouvait avoir rien d gereux pour des animaux d'espèces diffé puisque la viande même des animaux m maladie charbonneuse, quoique pouvant muniquer le charbon par l'inoculation rieure, ne donnait point cette affection p de son ingestion dans l'estomac; il serait dit le rapporteur, de rassurer les populati engageant le Préfet à imposer comme co à cet établissement de ne point nourrir se avec des animaux morts de maladies gieuses.

Enfin, le Conseil terminait son rapp donnant l'avis au directeur de l'établiss s'il trouvait des répugnances sérieuses l'usage de la viande de ses porcs, à faire mer le rapport du Conseil de salubrité de sur la nourriture des porcs par les viand est consigné dans le 14e volume des *A d'Hygiène.*

VASES QUI SERVENT A LA PRÉPARATION ET CONSERVATION DES ALIMENS.

La surveillance des vases qui servent à paration et à la conservation des substan mentaires, dans les établissemens livrés blic ou dans les professions qui prépar vendent les alimens, a dû exciter au plu point la sollicitude de l'administration ; d ières, basées sur des ordonnances de font chez tous les industriels qui exer- professions, mais chaque jour, de nou- ts viennent démontrer la nécessité de ou d'étendre les prescriptions indiquées rd.

amage des vases des distillateurs.

stillateurs de Paris avaient adressé une ion contre l'ordonnance du 10 février i les obligeait à ne se servir que de vases binets étamés pour toutes leurs opéra- réclamation de ces industriels portait ur la difficulté et même l'impossibilité rouvent à faire fabriquer des robinets l'intérieur d'une manière convenable, s inconvéniens que présentait pour eux les robinets d'une autre substance. Ils ent leur réclamation sur ce que les liqui- oliques n'altèrent pas d'une manière sen- s robinets avec lesquels ils sont en con- que d'ailleurs, jamais on n'avait constaté ns produits par l'usage de ces robinets. eil auquel fut renvoyée cette réclamation ue les faits avancés par les distillateurs t pas assez probans pour faire modifier lonnance de police, rendue si récemment, ie cependant, ils méritaient de fixer l'at- de l'administration. Depuis cette époque, rvenue une décision du Conseil, qui reconnaît fondée la réclamation des distill et dont le rapport trouvera sa place c compte rendu des travaux du Conseil d brité pour 1838.

Soudure de cuivre à des vases en fer batt l'usage des charcutiers.

Par suite d'un rapport du commissaire lice du quartier de l'Hôtel-de-Ville, qu avait informé que des charcutiers auxquel prescrit de ne faire usage, pour la cuisso conservation de leurs viandes, que de va fer battu, employaient des chaudières dc fonds et les côtés étaient soudés avec de dure de zinc et de cuivre, que plusieurs faisaient usage de chaudières de cuivre d rebords seulement étaient en fer, vou chargé le Conseil de salubrité de vous c son avis sur cette question. Le membre du seil qui a fait le rapport pense que ces sou n'ont point d'inconvéniens lorsqu'elles sont à des vases de petite dimension, qu'il n'en de même lorsqu'elles sont appliquées à de des chaudières; que, dans ces cas, la quan cuivre contenu dans les soudures est assez sidérable pour donner lieu à des accidens l'on doit obliger les charcutiers à faire usa chaudières de fer, assemblées avec des clo vés, à moins qu'ils ne préfèrent les chaudiè fonte.

)our les chaudières de cuivre dont les re- :uls sont en fer, comme il y a de la part qui en font usage intention de tromper té, et que cette fraude peut empêcher la ınce d'être efficace, le Conseil est d'avis ı lieu d'être sévère, et que l'on doit briser ıdières.

nièns du séjour de l'eau de fleur d'oranger ns des vases de cuivre non étamé ou mal étamé.

stagnon mal étamé, qui avait été saisi épicier, a donné au Conseil l'occasion :uper du mauvais état de ces vases, qui ordinairement à contenir l'eau de fleur er ; cette eau, celle surtout qui est en- le Provence, est ordinairement conservée s estagnons non étamés, ou étamés avec ge de plomb et d'étain ; déjà, en 1829, le de salubrité s'était occupé des dangers sentait ce mode vicieux de conservation ; reconnu que l'eau de fleur d'oranger qui journé dans ces vases contenait des sels re et de plomb, et que l'usage de cette ıvait être dangereux, des accidens même ient été la suite et avaient été indiqués tre vénérable collègue Deyeux ; ce mau- t de nos eaux de fleur d'oranger avait été à l'étranger et pouvait faire tort à leur rce.

Le membre du Conseil chargé du ra|
voulant constater jusqu'à quel point cett
distillée était altérée par son séjour dans d
ses métalliques en mauvais état, et surt(
combien de temps cette altération pouvait
lieu; il a cru devoir faire les expériences suiv
il a fait confectionner quatre vases en cuivı
non étamé, un étamé avec un alliage de plc
d'étain, 66 de plomb, 33 d'étain, un autre,
avec un alliage de plomb et d'étain à |
égales, et le quatrième était étamé avec d
tain pur; il a mis dans ces vases de l'eau d
d'oranger parfaitement préparée. Au bou
mois, l'eau qui avait séjourné dans le va
cuivre non étamé contenait déjà des traces
de cuivre; au bout de deux mois, on en c
vait des quantités notables; à cette époque
de fleur d'oranger contenue dans le vase,
l'étamage duquel il entrait 66 de plomb
d'étain, contenait un sel de plomb, tandi
celle contenue dans les vases étamés avec l'a
de plomb, à parties égales et avec l'étain se
présentait aucune trace de corps métalliqu

Ces expériences, qui démontraient d'un
nière si évidente les graves inconvénien
présentait le séjour de l'eau de fleur d'or
dans des vases non étamés ou mal étamé
gagea le Conseil à vous proposer, Monsie
Préfet : 1° de solliciter du ministre du com
un ordre positif d'obliger les fabricans d'e
fleur d'oranger de ne conserver et de n'exp

que dans des vases étamés avec de l'é-; 2° d'obliger les distillateurs de conser- de fleur d'oranger, faite à Paris, dans de verre; 3° de faire pratiquer de temps les visites chez les fabricans d'eau de ranger, afin de faire constater si leur ontient pas de substances métalliques.

du mailchior pour les instrumens de table et de cuisine.

iage usité en chimie, et qui a reçu le mailchior, melchior, packefonte, d'ar- été récemment employé d'une manière érale qu'il ne l'était autrefois. L'exploi- s mines de Nickel est une des causes qui ndu l'usage de cet alliage, qui est blanc l'argent, le nickel entre dans cette com- pour lui donner l'aspect qui le fait prin- nt rechercher.

nfection d'ustensiles de cuisine et de ta- le mailchior vous a engagé, Monsieur le consulter le Conseil sur les inconvé- ue pouvait présenter cet alliage. Le du Conseil chargé du rapport avait déjà ce métal, à l'occasion d'autres fonctions st chargé; il avait constaté que le mail- qui est blanc, imitait tellement l'argent ième titre (à 800 millièmes), qu'il y avait erreurs dans les bureaux de garanties matières d'or et d'argent, et qu'une ins-

truction ministérielle était intervenue, a
préserver les agens de l'administration co
renouvellement de ces erreurs. L'analyse
vers échantillons de mailchior a démontré
étaient composés de nickel, de cuivre et d
et que souvent on y trouvait aussi de l'é
du fer. La proportion de ces métaux ent
étant très variable, le délégué du Conseil
devoir seulement présenter les deux fo
qui offraient entre elles les différences le
marquées. L'alliage le plus simple est forn

Cuivre.	50	00
Zinc.	31	25
Nickel.	18	75
	100	00

L'alliage le plus composé est formé de :

Cuivre.	55	00
Nickel.	23	00
Zinc.	17	00
Fer	3	00
Etain.	2	00
	100	00

Il est même quelques échantillons dar
quels on a trouvé du soufre et de l'arsenic
doute que la présence de ces corps tenait à
pureté des matières employées.

ınt déterminer jusqu'à quel point le mail-
ait altérable, comparé à l'argenterie aux
gaux, le membre du Conseil a fait des es-
ıparatifs; il a reconnu que l'argent au
titre, à 950 millièmes, n'est en aucune
altéré par les substances qui altèrent le
ɔr, et que, sous ce rapport, il n'y avait
comparaison à établir entre les deux
ıais qu'il n'en était pas de même de l'ar-
ɪ00 millièmes; que celui-ci, qui est éga-
permis pour la fabrication des ustensiles
ɛ, ne résistait pas mieux que le nouvel
ı l'action des acides et des substances ali-
es avec lesquelles on pourrait le mettre
act. Après avoir varié ces essais sous un
rand nombre de formes, il formule ses
s dans les conclusions suivantes : « 1° que
ilchior est beaucoup plus attaquable que
nt à 950 millièmes; qu'il y a, sous ce rap-
moins de différence entre l'argent au ti-
ɜ 800 millièmes et le mailchior, et que
ɜ certains réactifs semblent attaquer, à
ıstances égales, moins cet alliage, que
ɜnt au deuxième titre; 2° que l'altération
ailchior par les réactifs a pour premier
de colorer cet alliage en noir, et que ce
que quelque temps après que l'on y ob-
des taches vertes; 3° que ce métal, qui
ɜut soutenir le parallèle avec l'argent au
ıier titre, est préférable, dans quelque
ı l'argent au deuxième titre, puisque l'on

» s'aperçoit instantanément de son altéra
» avant même qu'elle puisse devenir nuisib
» que tout l'opposé se fait remarquer pour
» gent à 800 millièmes. »

Enfin, le rapport est terminé par ces con rations : que l'emploi du mailchior dans la fection des instrumens culinaires n'est pas inconvénient ; qu'il est même à regretter l'on en ait permis l'emploi, mais que l'arg 800 millièmes étant permis par la loi, po même usage, il y aurait injustice à prohiber ploi du mailchior ; que cette prohibition s même impossible aujourd'hui, et qu'il est p rable aux instrumens en cuivre plaqué qu vent aux mêmes usages ; que ce métal est f à travailler, solide, qu'il prend la dorure n que l'argent, et qu'il permet de fabriquer i prix des ustensiles de table en vermeil ; qu seules précautions que doit prendre l'admini tion doivent consister à éclairer le public, publier une instruction sur l'usage de ce m

SALUBRITÉ DE LA VOIE PUBLIQUE.

Dépôt d'engrais et de fumiers.

Des plaintes nombreuses vous ont été ac sées, Monsieur le Préfet, contre les dépôt boues, d'immondices et de fumiers, formés les communes rurales, sur des champs avoisi la voie publique, aux environs des habitat et même jusque dans les cours des fermes e s des villages; vous avez renvoyé ces s au Conseil de salubrité, qui a constaté ; étaient justes et fondées, surtout pour es localités, telles que les communes d'As- et de Genevilliers. Des dépôts d'immon- n fermentation, et exhalant une odeur in- taient placés sur le bord des routes et des is, dans le voisinage et dans les cours des ions; des flaques d'eau croupissantes et s baignaient la base de ces tas de boues et ondices, ramassées dans la ville. Ces en- estaient souvent plusieurs mois dans un lieu avant d'être employés, attendu qu'il l'intérêt des cultivateurs de ne les jeter terre que lorsqu'ils ont subi une fermen- suffisante, et qu'ils sont *faits*, suivant leur sion. Les réflexions sont inutiles pour dé- er jusqu'à quel point un tel état de choses t compromettre la salubrité des commu- la culture exigeait une quantité notable engrais, l'air était vicié par ses émanations, bitation de certaines localités était devenu able.

Conseil, comprenant la gravité de la ques- a senti qu'il devait vous indiquer les s de remédier au mal, tout en protégeant qu'il le pourrait, sans nuire à la salubrité, érêts de l'agriculture. Après plusieurs rap- suivis de discussions longues et sérieuses, a proposé les mesures suivantes, qu'il a dées comme les plus convenables et les plus praticables pour obvier à ces graves incor nlens ; les voici telles qu'elles sont extraite rapport :

1° Il ne pourra être fait, sous aucun préte des dépôts de boues, d'immondices, de mati fécales ou de matières animales, susceptible se putréfier, dans l'intérieur des cours et jar et dans les lieux environnans, appartenant à fermiers, à des cultivateurs ou à des particuli et notamment par les entrepreneurs de l'enl ment des boues de Paris ;

2° Ces dépôts ne pourront être faits que des localités autorisées par l'administration sur la demande de celui qui voudra les étal ils devront être placés à une distance d'au m 200 mètres des habitations et de 100 mètres routes royales, départementales ou des cher vicinaux ; dans le cas où ces derniers chemin serviraient qu'à l'agriculture, l'administra pourra réduire la distance indiquée ;

3° Les débris de boues, d'immondices et de bris d'animaux, formés, soit par les entre neurs de l'enlèvement des boues de Paris, par tout autre industriel, et destinés à être dus, étant compris dans les établissemens in lubres de la première classe, ils restent d'aill soumis à toutes les formalités prescrites pa loi pour les établissemens de cette catégorie.

Dépôt de fumier dans les habitations.

L'inspecteur des établissemens classés v

gnalé, Monsieur le Préfet, les inconvéniens ultent de l'amoncellement que les jardiaraîchers font des fumiers destinés à rdins, à l'intérieur et le long des murs ure de leur enclos, près des haies qui bors enclos, et souvent adossés aux murs des s d'habitation. Ces fumiers dépassent quel; la hauteur des murs, dominent la voie ue, et exhalent en pourrissant une odeur éable et incommode ; ces faits vous avaient me déjà signalés par le Conseil, avant que e lui ayez renvoyé le rapport de l'inspeces établissemens classés. Pour remédier à as, le Conseil vous a proposé d'obliger les hers à former leurs dépôts de fumier dans ie de leurs jardins la plus éloignée des is d'habitation ou de la voie publique. Les s seront reçus dans un trou, et leur amonent ne pourra, dans aucun cas, dépasser eur des murs de clôture, afin de ne point le voisinage.

Exhumation du cimetière de l'Ouest.

imetière de l'Ouest, depuis un assez grand e d'années, ne servait plus aux inhumale la ville ; pendant quelque temps encore, t les corps qui y furent portés de la Morésirant rendre ce terrain propre à toute ation ultérieure, vous avez demandé au il de salubrité, Monsieur le Préfet, quelles seraient les mesures à prendre pour attei ce but ; le Conseil a dû examiner la question trois points de vue : sous le rapport *des c nances, de la salubrité et de l'économie.* A avoir traité chacune de ces questions, après même constaté, par l'ouverture des fosse plus récentes, que l'on pouvait procéder inconvéniens aux exhumations, les os étant et même friables, la Commission s'est dema si, ainsi que le désirait Monsieur le Préfet c Seine, il y avait opportunité à faire fouiller t l'étendue du cimetière, dans la profondeur mètre 50 centimètres. La commission a p que cet immense travail était inutile, et avait même des inconvéniens, une partie d cimetière étant destinée à la voie publique, trouvant en contre-bas du sol de 1 mètre mètre 50 centimètres ; les remblais que l'on rait obligé d'opèrer, joints au défoncement indiqué, rendraient le terrain mouvant et i pable de recevoir un pavage, et que mêm creusement si dispendieux, indiqué par Mons le Préfet de la Seine, n'atteindrait pas tout profondeur des fosses communes. Elle a pensé qu'il était plus convenable de rembl le cimetière de 1 mètre 50 centimètres, et pour accorder aux convenances les justes gences dues à la susceptibilité et aux souve des personnes dont les parens et les amis ava été inhumés dans ce cimetière, il serait pern ces personnes de faire procéder aux exhu

les restes de leurs parens ou amis, sans au-
ais que les frais matériels de l'exhumation ;
:s restes pourraient être transportés dans
tres cimetières de Paris, ou déposés dans
uaire proposé par la commission, et qui
établi dans un terrain, long de 94 mètres
ge de 7 mètres, qui servait autrefois d'en-
ce cimetière par la rue de Sèvres. On dé-
iit également dans cet ossuaire les osse-
que des fouilles extérieures feraient ex-
du cimetière.

nécessité de la création de cet ossuaire pa-
émontrée à la commission, par sa proximité
e cimetière sur le terrain duquel il pourra
iit des constructions qui détermineront des
nations d'ossemens, et encore par l'impos-
é où se trouve maintenant la ville de Paris
cer de nouveaux ossemens dans les carriè-
ı Sud. Cet ossuaire servirait donc à recevoir
qui pourraient être extraits dans les fouilles
sur l'emplacement des anciens cimetières
quartiers.

ÉPIZOOTIE, MALADIES ÉPIDÉMIQUES.

Épizootie.

: seule épizootie a été signalée à l'adminis-
n dans le cours de l'année 1837, et cette
.ie paraissait concentrée dans une seule lo-
, le village de Romainville, où elle affectait

les vaches laitières ; un membre du Conseil de lubrité fut envoyé sur les lieux, et il consi que la maladie signalée était une affection poitrine très commune chez les vaches laitiè et désignée sous le nom de Pommelière; cette maladie se renouvelait presque annue ment dans ce village. L'un des deux nour seurs auquel s'était adressé le membre du C seil, lui dit avoir perdu quatre vaches de quinze jours, l'autre dit avoir renouvelé p cette cause son écurie quatre fois depuis quelq années. Le membre du Conseil, dans les con sions du rapport qu'il vous fit à ce sujet, dit la pommelière, dont la marche était tantôt le tantôt très rapide, suivant certaines circonst ces hygiéniques, atmosphériques, ou spécial chaque bête malade, était une maladie contr marche de laquelle les mesures de l'adminis tion étaient impuissantes; que déjà le Con s'était occupé de cette question dans un rapp du 26 octobre 1833 ; que la viande de ces a maux, que les nourrisseurs s'empressaient vendre aux bouchers quand ils ne donna plus de lait, ne présentait dans son usage au inconvénient ; que le lait des vaches chez quelles la maladie affectait la forme chroni n'avait aucune mauvaise qualité, et qu'il est s vent aussi bon que celui des vaches jouissan la meilleure santé ; il finit, en disant qu'il y a un fait qui ressortait de l'examen de cette qu tion, c'est que les nourrisseurs étant dans l'ha vendre aux bouchers tous les animaux qu'ils avaient, sans même vouloir les l en résultait que l'administration devait r avec plus de soin les bouchers des en- e Paris, afin qu'ils ne puissent pas débi- les campagnes toute espèce de mauvaise et surtout l'introduire dans Paris. Toutes ıdies n'offrant pas, pour la consomma- ınocuité de la *Pommelière*.

Grippe.

ée 1837 a présenté dès son début une e qui avait éveillé l'attention de l'admi- ɪn, les cas de maladie devenaient fréquens, ; plus nombreux, le public commençait à ɪr; l'autorité a cru, dans ces circonstan- oir consulter le Conseil de salubrité, et re de votre prédécesseur, en date du 13 convoqua d'urgence une commission for- ; médecins du Conseil et du vice-prési- 'effet de vous faire un rapport immédiat nature de l'épidémie régnante, sur ses sa gravité, sa marche, ses dangers, et en- · les mesures qu'il serait convenable de : dans cette circonstance. La commission, ır le Préfet, vous remit son rapport, dans elle vous répondit que la maladie que servait depuis un mois dans Paris était la ; que cette maladie se reproduisait dans ays à des époques indéterminées, et qu'elle avait été plusieurs fois désignée sous des n différens; que les causes de son appari étaient encore ignorées, mais que souven l'avait vue coïncider avec des années pluvie et humides, présentant de brusques variat de température; que l'on devait dire aussi q l'avait observée avec des températures to opposées; que le siége de la maladie affe principalement les membranes muqueuse plus spécialement cette année, la muqueuse voies aériennes.

Répondant sur la question de la gravit l'affection, la commission a déclaré que la n die n'était pas grave par elle-même, mais qu acquérait de la gravité, en raison de la faibl de l'âge ou de l'épuisement du sujet qu'elle fectait, que cette maladie était de courte du mais que dans quelques cas on l'avait vue se longer de quinze à vingt jours, et que lorsqu ne présentait pas de complication, son issue généralement heureuse.

Relativement à la marche de l'épidémie commission a répondu que la maladie n'a point augmenté de gravité depuis son dé ainsi que paraissait le craindre l'administrat que si les cas étaient plus fréquens et les d plus nombreux, ces faits s'expliquaient par tion plus long-temps prolongée de la const tion épidémique, qui faisait que tel individu résistait pendant quelques jours à cette influ y succombait au bout d'un mois, mais qu

ıes n'avaient pas plus de gravité, et que
re des décès était occasionné par les
;, les gens malades et infirmes, chez les-
grippe n'avait fait qu'être la cause dé-
ıte de la mort, qui peut-être n'aurait été
ɔu moins prochaine ; ou bien que, plus
eusement encore, elle amenait cette is-
e, en venant compliquer une maladie
ve, mais qui peut-être aurait cédé aux
de l'art. La commission vous a démontré,
amen des états de mortalité des jours
ns que vous lui aviez soumis, que les dé-
leur plus grand nombre, plus des deux
aient eu lieu chez des vieillards.

ıdant aux questions que vous lui avez
s sur les mesures à prendre, la commis-
ıs a dit que ces mesures étaient nulles,
nent à la maladie elle-même, qui n'avait
caractère contagieux ; mais que si elle
tait encore, il y aurait lieu, pour éviter
brement des hôpitaux qui déjà étaient
d'ouvrir, ainsi qu'on l'avait fait dans le
de nouvelles salles dans les hôpitaux et
es hôpitaux temporaires ; mais qu'il ne
ous aucun prétexte, qu'on augmentât
salles le nombre des lits déjà existant ;
lait prodiguer des secours plus substan-
plus abondans aux classes indigentes,
s en plus grand nombre par cette mala-
ie les temps d'épidémie étaient ceux où
istration ne devait pas craindre de se

montrer prodigue sous ce rapport; enfin fallait rassurer le public, déjà effrayé des nirs du choléra, par un avis inséré dans le naux, qui pût l'éclairer et le tranquilliser plètement sur le peu de chances fâcheuses maladie.

Variole.

Vers la fin de l'année 1837, vous avez co le Conseil sur des craintes que vous donna décès plus nombreux d'individus affectés riole; ces décès, qui avaient été pour l premiers mois de 1837 de 307, se trouv pour les seuls mois d'août, de septembre et tobre, de 199. Vous désiriez connaître, Mo le Préfet, quelles pouvaient être les caus cette augmentation des cas de petite vérole commission ayant examiné la question et le ces que vous lui aviez soumises, fut d'avis, avoir comparé la mortalité des variolés pe la partie déjà écoulée de l'année avec la m lité des variolés pendant les années précéd qu'elle n'était point augmentée en réalité lativement à la moyenne des années antérie mais qu'ainsi qu'on l'observe souvent po variole, le plus grand nombre des décès s'ét groupés spécialement dans une partie asse serrée de l'année; que la mortalité des va avait varié annuellement, depuis 1831 ju 1836, de 232 à 626, et que la moyenne ann

400 moins une fraction, et que les 307 our les dix mois de 1837 étaient encore ous de la moyenne indiquée ; que relati- aux moyens de prévenir les varioles, ils naturellement dans la vaccine, qu'il fal- ourager et propager, surtout parmi les auvres et les paysans, qui cherchent en- se soustraire à ce bienfait.

Ionsieur le Préfet, se trouve atteint le but st proposé le Conseil, il vous a retracé anière méthodique tous les faits princi- ii ont été soumis à son examen pendant 1837, il vous a présenté sur les établis- industriels des considérations statistiques ndues sur une plus grande échelle et sui- idant un certain nombre d'années, pour- nner des résultats importans ; s'il a donné ndue à l'analyse de ses travaux, c'est qu'il qu'ils pourront être de quelque utilité par blication. En finissant cet exposé, per- -nous d'ajouter, Monsieur le Préfet, que eil cherchera toujours, par son zèle et oûment, à seconder l'administration dans e tâche qu'elle lui a imposée, celle d'as- ous le rapport de la salubrité, la santé et rité publiques.

it de clore ce rapport, permettez-nous en- acquitter un devoir, en donnant un der- gret au collègue qui partagea si long- nos travaux, et que nous avons eu la ır de perdre cette année : Deyeux qui, jusqu'au dernier jour de sa vie, est venu s'as parmi nous et nous montrer l'exemple d'u longue existence, toujours consacrée au tr: était membre du Conseil de salubrité dep fondation; ses nombreux travaux dans le du Conseil et dans les sciences qu'il cultiva un esprit si juste et si éclairé ont été rap sur sa tombe par un de nos collègues; ses vaux nous ont servi de guide, en même t que sa présence nous encourageait, en montrant ce zèle que, malgré ses 93 ans, n'av pu refroidir les glaces de l'âge; aux jeunes r bres qui le vénéraient, il leur offrait un r exemple à suivre; aux anciens, un compa de leurs travaux, dans un temps où il fallait créer. Puisse ce peu de mots, dernier homi rendu à une si longue et si noble carrière, mo les précieux souvenirs qu'il a laissés parmi et être de nos regrets un éclatant témoign

Nous sommes, avec respect, etc.,

Les Membres du Conseil de salubr

GAUTHIER DE CLAUBRY, *vice-président;* B *secrétaire*; BEAUDE, *rapporteur*; ADELON JUGE, PELLETIER, ROHAULT, E. RIEUBI JOLLOIS, LABARRAQUE, LECANU, A. TE CHET, PETIT, CADET-GASSICOURT, HUZ ESQUIROL, A. CHEVALLIER, OLLIVIER (d gers), TREMERY, EMMERY, GUÉRARD, BOUT PARISET, D'ARCET, MARC, ORFILA, b LARREY, ROYER-COLLARD, BOUILLON-GRANGE, le docteur EMERY.

Paris, le 8 mars 1839.

7. RAPPORT GÉNÉRAL

DES

VAUX DU CONSEIL DE SALUBRITÉ

pendant l'année 1838.

5 Juillet 1839.

SIEUR LE PRÉFET,

nseil de salubrité vient vous rendre e ses travaux pendant le cours de l'an-. Ils sont plus nombreux que ceux des récédentes, ainsi que vous pourrez le jetant un coup-d'œil sur les tableaux joints à ce travail.

avez, Monsieur le Préfet, que le dé-t de la Seine n'est point aujour-nme autrefois, un lieu de productions seulement à la nourriture et à la con-on de ses habitans, mais un pays indus-aufacturier, dont les produits sont re-de la France entière et de la plupart étrangers.

nde cité de Paris, sa capitale, ne brille lement par son luxe, ses palais, ses mu-s aussi par les sciences, les arts, le com-ses nombreuses manufactures, qui vont en croissant avec les besoins nouveaux de la société, et en se perfectionnant pa reux emploi des brillantes découvertes d savans enrichissent tous les jours les so Avec la paix sous un gouvernement t comme le nôtre, qui accorde à tous une tion pour sa personne et ses intérêts, les ses décuplent, l'aisance descend jusqu'au ouvrier, la population augmente, de no besoins en sont la conséquence, et la cons tion croît en raison directe de la richess nombre des habitans : un résultat obligé la création de nouvelles fabriques ; aussi les nombreuses industries qui n'étant ni bles, ni dangereuses, ni incommodes, qui élevées dans le cours de cette année, sans besoin d'autorisation, vous verrez, Mons Préfet, que sur les 602 rapports qui ont cutés dans le Conseil, il y en a eu 347 co à vous proposer à autoriser des industriel blir des fabriques nouvelles qui rentren une des trois catégories qui ont besoin d missions, ou à se servir de la puissance de peur pour multiplier leurs moyens de pr

Les tableaux ci-joints donnent le nom dustries ou des affaires sur lesquelles le seil a été appelé à donner son avis, le n des rapports de même espèce, le lieu où e les fabriques, c'est-à-dire combien il s' établi dans Paris et combien hors Paris, le bre des autorisations accordées ou refusée lui des tolérances ; enfin, combien il y a plaintes fondées ou non fondées.

RAPPORTS LES FABRIQUES et R LES AFFAIRES noms sont inscrits ci-dessous.	Nombre de Rapports sur le même genre de fabriques ou d'affaires.	Dans Paris.	Hors Paris.	AUTORISATIONS accordées.	refusées.	Tolérance.	PLAINTES fondées.	non fondées.
Report.	218	94	98	139	10	7	9	19
rire	1	»	1	1	»	»	»	»
élébile	1	»	»	»	»	»	»	»
uprimerie	2	»	2	1	1	»	»	»
	5	1	4	»	1	4	»	»
nent de volaille	2	1	1	1	1	»	»	»
d'huile	3	3	»	3	»	»	»	»
d'huile à dégras	1	»	1	1	»	»	»	»
de plumes et duvets	1	1	»	»	»	»	1	»
e glaces	1	1	»	1	»	»	»	»
euilles	1	1	»	1	»	»	»	»
d'une fosse d'aisances	1	1	»	»	»	»	»	»
bierre	1	»	»	»	»	»	»	»
e charbons de bois	1	»	1	1	»	»	»	»
baleine	1	1	»	1	»	»	»	»
leur examen	1	»	»	»	»	»	»	»
	4	»	4	3	»	»	1	»
de caractères	2	2	»	2	»	»	»	»
de cendres d'orfèvres	1	»	1	»	»	»	»	1
de cuivre	14	13	1	13	»	»	1	»
de fer	10	8	2	10	»	»	»	»
de graisse	2	1	1	1	»	»	1	»
de suif en branche	2	»	2	2	»	»	»	»
ître	5	1	4	5	»	»	»	»
rcelaine	2	1	1	2	»	»	»	»
oterie	1	»	1	»	»	»	1	»
arenton	1	»	»	»	»	»	»	»
tières animales	2	2	»	»	2	»	»	»
s	2	2	»	1	»	»	1	»
	1	»	1	1	»	»	»	»
cuirs	1	»	»	»	»	»	»	»
ésine	2	»	2	»	1	1	»	»
d'animaux	1	1	»	»	»	»	»	1
cendres d'orfèvres	2	2	»	2	»	»	»	»
n des liquoristes de Pa-	1	»	»	»	»	»	»	»
pelleterie	1	1	»	1	»	»	»	»
vapeur	60	40	20	51	5	1	1	2
	1	»	»	»	»	»	»	»
e charbons de bois	10	3	7	10	»	»	»	»
charbons de bois	1	1	»	1	»	»	»	»
chevaux	1	1	»	1	»	»	»	»
poissons	1	»	»	»	»	»	»	»
r.	1	1	»	1	»	»	»	»
cales	1	»	»	»	»	»	»	»
antes (Transport de)	1	»	»	»	»	»	»	»
	3	1	2	3	»	»	»	»
pôt d')	1	1	»	1	»	»	»	»
	4	4	»	3	»	1	»	»
	1	»	»	»	»	»	»	»
ûreté	1	»	»	»	»	»	»	»
mmables	1	»	»	»	»	»	»	»
ls	5	4	1	5	»	»	»	»
ie	1	»	1	1	»	»	»	»
ur verre	1	»	1	1	»	»	»	»
rées	1	1	»	1	»	»	»	»
sures	1	»	»	»	»	»	»	»
	3	»	3	1	1	»	1	»
ice	1	1	»	1	»	»	»	»
erre	4	3	1	4	»	»	»	»
ancy	1	1	»	»	»	»	»	1
ndre les cheveux	1	1	»	»	»	»	»	1
nante	3	»	1	1	»	»	»	»
élangée de tourbe	1	»	1	»	»	»	»	1
poules	2	2	»	»	»	»	»	2
désinfection des ex-	1	»	»	»	»	»	»	»
miques	3	1	2	2	»	1	»	»
e sucre	2	»	2	2	»	»	»	»
e sel	1	1	»	1	»	»	»	»
e salpêtre	1	1	»	1	»	»	»	»
	6	»	6	6	»	»	»	»
	1	»	1	1	»	»	»	»
peaux	2	2	»	1	1	»	»	»
	3	1	2	»	»	»	3	»
re l'incendie	1	»	»	»	»	»	»	»
tteraves	3	1	2	1	»	»	1	1
	1	1	»	»	»	»	1	»
e bois	1	1	»	1	»	»	»	»
égraisseurs	19	17	2	17	»	»	2	»
peaux	1	1	»	1	»	»	»	»
uvertures	1	1	»	1	»	»	»	»
nnées	1	»	1	1	»	»	»	»
s	1	»	1	1	»	»	»	»
	1	1	»	1	»	»	»	»
sées	1	1	»	1	»	»	»	»
amorces fulminan- lumettes chimiques	2	»	»	»	»	»	»	»
	2	»	2	2	»	»	»	»
verts de bitume	1	»	1	»	»	1	»	»
	7	1	6	6	»	»	»	1
	7	5	2	6	»	»	»	1
l.	1	1	»	1	»	»	»	»
	1	»	1	1	»	»	»	»
	1	»	1	1	»	»	»	»
eilles	1	1	»	1	»	»	»	»
uteilles	1	»	1	1	»	»	»	»
	4	2	2	3	»	»	»	1
TOTAUX	502	242	202	347	24	16	24	33

néral sur les fabriques, un sur des réclamations d'un fabricant

RAPPORTS SUR LES FABRIQUES et SUR LES AFFAIRES dont les noms sont inscrits ci-dessous.	Nombre de rapports sur le même genre de fabriques ou d'affaires.	Dans Paris.	Hors Paris.	AUTORISATIONS accordées.	AUTORISATIONS refusées.	Tolérance.	PL. fondées.
Abattoirs.	2	»	1	1	»	»	»
Acide carbonique employé contre l'incendie des théâtres.	1	»	»	»	»	»	»
Acide pyroligneux.	2	»	2	2	»	»	»
Acide stéarique.	3	1	1	2	»	»	»
Acier.	1	»	1	1	»	»	»
Affinage d'or.	1	»	»	»	»	»	»
Allumettes chimiques.	14	4	8	5	2	4	»
Id. phosphoriques.	1	»	1	1	»	»	»
Id. oxygénées.	4	3	1	4	»	»	»
Amidonneries.	2	»	2	2	»	»	»
Amorces fulminantes.	1	»	1	1	»	»	»
Appareil de Collier pour les machines à vapeur.	1	»	»	»	»	»	»
Appareil de sauvetage dans les savonneries.	1	»	»	»	»	»	»
Appareil de M. Paulin appliqué à l'industrie des doreurs.	2	»	»	»	»	»	»
Aplatissage de cornes.	2	2	»	2	»	»	»
Apprêt hydrofuge.	1	»	»	»	»	»	»
Apprêtage d'étoffes.	1	»	»	»	»	»	»
Aderdakik aliment.	1	1	»	1	»	»	»
Aspersion de vinaigre dans les bureaux.	1	»	»	»	»	»	»
Artificier.	1	»	1	1	»	»	»
Bains de Barèges.	1	1	»	1	»	»	»
Bains chauds.	2	»	»	»	»	»	»
Bains de vapeur.	1	1	»	1	»	»	»
Id. sèche.	1	1	»	»	1	»	»
Balances en cuivre.	2	»	»	»	»	»	»
Bitumes.	11[a]	4	6	4	3	3	»
Blanchisseries.	4	»	4	4	»	»	»
Id. de laines.	1	»	1	1	»	»	»
Briquets phosphoriques.	1	»	1	1	»	»	»
Bleu de Prusse.	2	2	»	1	»	»	»
Boissons falsifiées.	1	»	»	»	»	»	»
Bougies stéariques.	5	3	2	4	»	»	»
Boulangerie.	1	»	»	»	»	»	»
Boutons d'or.	1	1	»	1	»	»	»
Boutons métalliques.	1	1	»	1	»	»	»
Boyauderie.	1	»	1	1	»	»	»
Briquetteries.	7	1	6	7	»	»	»
Briquets oxygénés.	4	3	1	4	»	»	»
Broyage de plâtre.	1	»	»	»	»	»	»
Buanderie.	1	1	»	»	»	»	1
Café-chicorée.	1	»	1	1	»	»	»
Calendreur.	1	1	»	»	»	»	»
Cardage de bourre de soie.	1	»	1	1	»	»	»
Carmin d'indigo.	1	»	1	»	»	»	»
Carreaux de mosaïque.	1	»	1	1	»	»	»
Carton-pâte.	1	»	1	»	»	»	»
Cartonnerie.	1	1	»	1	»	»	»
Caserne de Courbevoie.	2	»	2	»	»	»	2
Céruse (Visite dans les établissemens de).	1	»	»	»	»	»	»
Chandelleries.	4	2	2	3	»	»	»
Chapeaux de soie.	6	5	1	6	»	»	»
Chantiers de bois de chauffage.	7	3	4	6	»	»	»
Chaudières à vapeur.	15	10	5	15	»	»	»
Charenton (Hôpital de).	1	»	1	»	»	»	»
Chevaux morveux.	1	»	»	»	»	»	»
Chiffonniers.	9	8	1	8	1	»	»
Chocolat en poudre.	1	»	»	»	»	»	»
Cimetières de l'Est et de Bercy.	2	»	»	»	»	»	»
Cire à cacheter.	2	2	»	1	1	»	»
Cirage anglais.	1	1	»	»	»	»	»
Id. à harnais.	1	1	»	»	»	»	»
Cire à bouteilles.	1	»	1	1	»	»	»
Clos d'écarrissage.	2	»	»	»	»	»	»
Coliques métalliques.	4	»	»	»	»	»	»
Colle forte.	2	»	2	1	»	»	»
Colorations de bonbons.	1	»	»	»	»	»	»
Colle de peaux.	2	»	2	2	»	»	»
Id. pieds de bœuf.	3	»	3	1	»	»	»
Corroierie.	9	8	1	8	»	»	»
Cosmétique.	1	1	»	»	»	»	»
Couvertures.	2	2	»	2	»	»	»
Curage d'égoûts.	1	»	»	»	»	»	»
Cuirs vernis.	4	»	4	3	»	»	1
Cuirs verts.	1	1	»	»	1	»	»
Cuisson de têtes de mouton.	1	1	»	»	»	»	1
Cuivrerie de pâtissiers.	1	»	»	»	»	»	»
Cylindrage de peaux.	1	1	»	1	»	»	»
Décapage de boutons.	1	1	»	1	»	»	»
Dégraissage de laines.	1	1	»	»	»	»	1
Distillerie de liqueurs, d'eau-de-vie de grains, de mélasse, de pommes de terre.	20	6	14	17	»	»	1
Distillerie de goudron.	2	1	1	1	1	»	»
Id. des résidus des fulminates.	1	»	1	»	»	»	»
Doreurs sur métaux.	1	1	»	1	»	»	»
Eau de javelle.	7	5	2	7	»	»	»
Echaudoirs à porcs.	6	»	6	3	»	»	2
Embaumement des cadavres.	1	»	»	»	»	»	»
Empoisonnement par la cigüe.	1	»	»	»	»	»	»
Entrepôt de falourdes.	1	1	»	»	1	»	»
A reporter.	218	94	98	139	10	7	9

a Dont un général.

	Plaintes		
	non fondées.	fondées.	Tolérance.
Id. inflammables	»	»	»
Id. peints . .	»	»	»
Pâtes d'Italie. . .	»	»	»
Peintures sur verre	»	»	»
Plumes épurées .	»	»	»
Poids et Mesures .	2	1	1
Porcheries. . . .	»	»	»
Potasse factice.. .	»	»	»
Poterie de terre. .			
Poudre de Sancy. .	»	»	»
Id. à teindre les	1	»	»
Id. fulminante.	»	»	1
Poudrette mélangé	»	»	»
Poulailler et poules	»	»	»
Procédé de désinfe	»	1	»
crémens. . . .	»	»	»
Produits chimiques	»	»	»
Raffineries de sucre	»	1	»
Id. de sel .	»	»	»
Id. de salpê	»	»	»
Savonnerie. . . .	»	»	»
Salpêtrerie. . . .	»	1	»
Secrétage de peaux	»	»	»
Sels falsifiés . . .	»	1	»
Secours contre l'in	1	»	»
Sucres de betterav	»	»	»
Tannerie . . .	»	1	»
Teinturiers de bois	»	»	»
Id. dégrais	»	»	»
Id. en peau	»	»	»
Tissage de couvert	»	»	»
Toiles goudronnée	»	»	»
Id. vernies .	»	»	»
Tôles vernies. .	»	»	»
Id. galvanisées.	»	1	»
Transport des am	»	»	»
tes et des allum	»	»	»
Tuileries. . . .	»	»	»
Tuyaux recouvert	»	»	4
Usines à gaz. .	»	»	»
Vacheries. . .	»	»	»
Vernis à alcool..	19	9	7
Vernis. . . .			
Id. gras . .			
Id. à bouteille			
Verrerie à boute			
Vinaigrerie . .			

Un rapport génér

Le relevé de ces tableaux montre que, sur 502 rapports qui ont été faits par le Conseil, 62 l'ont été comme rapports généraux sur des industries importantes ou nouvelles, ou sur des affaires touchant la salubrité en général, 444 sur des manufactures situées dans le département de la Seine, dont 242 dans Paris et 202 hors Paris; sur lesquels on a proposé 347 autorisations, 24 refus, 16 tolérances, et constaté que sur 57 plaintes élevées contre des usines, 25 étaient fondées et que 32 ne l'étaient pas.

Les rapports ont été plus ou moins nombreux, suivant les divers genres d'industrie: 60 ont été faits sur des machines à vapeur, 20 sur des distilleries de toute espèce, 19 sur des teinturiers-dégraisseurs, 15 sur des chaudières à vapeur, 14 sur des fabriques d'allumettes chimiques, 14 sur des fonderies de cuivre, 11 sur des fabriques de bitume, 10 sur des fonderies de fer, 10 sur des magasins de charbons de bois, 9 sur des corroieries, 9 sur des magasins de chiffons, 7 sur des usines à gaz, 7 sur des vacheries, 7 sur des chantiers de bois de chauffage, 7 sur des fabriques d'eau de javelle, 6 sur des fabriques de chapeaux de soie, 6 sur des échaudoirs à porcs, 6 sur des savonneries, 5 sur des fabriques de papiers peints, et 5 sur des fabriques de bougies stéariques; les autres sont au nombre de 3, de 2, etc., et il faudrait ici répéter les tableaux pour les nommer toutes.

L'emploi de la vapeur, soit comme puissance

motrice, soit pour faire le vide dans les raffineries de sucre, soit comme moyen de chauffage dans les fabriques de bougies stéariques, soit pour ramollir les tissus sur lesquels on veut appliquer des couleurs, soit pour ramollir les matériaux qui servent à confectionner les chapeaux de soie, etc., s'est prodigieusement multiplié cette année, car si nous nous reportons seulement à l'année 1836, nous trouvons une différence immense entre les chiffres des autorisations de ces deux années : en 1836, on a autorisé 37 appareils à vapeur de toute espèce, tandis qu'en 1838, on est arrivé à celui de 66, sans compter les tolérances.

Une partie de ces machines ont été construites pour des fabriques nouvelles, d'autres l'ont été pour des usines existant depuis long-temps, qui ont ajouté ce puissant moyen d'action aux forces dont elles disposaient déjà, ou qui l'ont substitué à d'autres. Il en est qui ont depuis 2 jusqu'à 3 ou 4 machines ou chaudières à vapeur. Ce qui est remarquable, c'est que sur soixante rapports faits sur des machines, quarante l'ont été pour des usines situées dans Paris, et vingt pour d'autres établies hors de cette ville, et que sur les 15 chaudières à vapeur, 10 ont été autorisées pour Paris, et 5 pour le reste du département. Vous savez, Monsieur le Préfet, que le Conseil, dans tous ses rapports sur ces puissans agens, s'est toujours efforcé de conserver à chacun ses droits, et que, tout en vous proposant d'accorder des autorisations, dans le but de favoriser les progrès de l'industrie, il a toujours cherché les moyens de garantir les propriétés voisines de son incommode voisinage, en vous priant souvent d'ordonner qu'on ne brulât que du coke dans les fourneaux, ou qu'on les rendît fumivores, laissant toujours à M. l'ingénieur en chef des mines le soin, dont il s'acquitte si bien, de vous proposer les mesures nécessaires pour prévenir le danger de leur explosion.

Il est des industries dont les besoins sont incessans, qu'il faut pouvoir trouver sous sa main, et qui ne prospèrent que dans les grandes villes; celles-là, vous les rencontrez presque toutes dans Paris; elles gênent d'ailleurs fort peu le voisinage; et dans le cours de cette année, comme dans celui de toutes les autres, on retrouve toujours que les fabricans de chapeaux de soie, les chiffonniers, les corroyeurs, les fondeurs de cuivre et de fer, les fabricans de papiers peints, les teinturiers-dégraisseurs, les nourrisseurs, demandent à s'établir dans Paris, tandis que les fabricans d'allumettes chimiques, dont le voisinage est si dangereux, les fabricans de bitume, si incommodes par l'odeur qu'ils répandent autour d'eux, les distilleries de toute espèce, les magasins de charbon de bois, les chantiers, etc., toujours plus ou moins nuisibles ou incommodes, maintenant que les faubourgs de Paris se peuplent, ne demandent plus qu'à s'établir dans la banlieue.

Le Conseil, Monsieur le Préfet, s'est montré très réservé dans les propositions qu'il vous a faites d'accorder des permissions dans l'intérieur de Paris à des industries dangereuses, nuisibles, ou d'une grande incommodité; presque toujours il a été d'avis de ne pas permettre ou de supprimer celles qui existaient sans autorisation, ou seulement d'accorder des tolérances pour un temps limité, pour ne pas ruiner des fabricans de bonne foi, et leur donner ainsi le temps d'écouler leurs marchandises. Dans d'autres circonstances, quand des fabriques de produits nouveaux, comme celles de bitume, par exemple, demandaient à faire des essais, il a pensé qu'en accordant des tolérances à courte échéance, on avait le double avantage : 1° de ne pas engager les industriels à dépenser de grands capitaux ; 2° de se donner l'occasion d'observer de près les inconvéniens qui peuvent résulter de ce genre de fabrication.

Il existe dans les environs de Paris un certain nombre de communes, telles que Auteuil, Passy, Boulogne, Neuilly, Saint-Cloud, Ville-d'Avray, Saint-Mandé, Saint-Maur, etc., qui sont des lieux de plaisance, dont les maisons sont louées à un prix très élevé aux habitans de Paris dans le cours de la belle saison. Ces locations et la dépense des personnes qui s'y agglomèrent font la richesse de ces pays ; aussi, les usines qui peuvent nuire à ce genre d'industrie y sont repoussées de toutes les forces de la population. C'est à cause de ces motifs que le Conseil a cru qu'il était convenable d'éloigner le plus possible les fabriques de ces endroits privilégiés, parce qu'elles n'y prospéraient pas plus qu'ailleurs, et qu'elles y avaient le grave inconvénient d'y diminuer la valeur des propriétés, et d'y arrêter l'accroissement et la richesse. En général, les localités consacrées aux fabriques, et où il en existe un grand nombre, sont celles où l'on peut en établir, parce que, non seulement elles ne se nuisent pas entre elles, mais souvent elles se prêtent un mutuel appui.

Les permissions ont été accordées cette année à un si grand nombre d'industries différentes, qu'il n'est possible de les classer par leur affinité qu'en dressant des tableaux comme nous l'avons fait. Un certain nombre de rapports généraux qui ont été discutés dans le Conseil, sur des matières importantes, concernant, soit la salubrité en général, soit des industries dangereuses ou nouvelles, lui ont paru devoir particulièrement fixer votre attention et celle du public; c'est donc sur eux que rouleront principalement les réflexions contenues dans ce rapport.

Il serait bien à désirer que les Conseils de salubrité de province tinssent également un compte exact de leurs séances, et qu'ils publiassent leurs rapports ; les industriels pourraient y trouver des indications convenables pour perfectionner leurs moyens de produire, et parer aux inconvéniens et aux dangers qui résultent de leurs fabriques.

Moyens proposés contre l'incendie des théâtres.

Les premiers objets d'une utilité majeure qui nous ont frappés ont été les moyens proposés pour prévenir l'incendie des théâtres. Ces édifices, qui sont destinés à recevoir par moment des flots de population, devraient, plus que les autres, être construits de manière à être rarement exposés aux incendies, et cependant, il en est tout autrement ; presque entièrement composés de matières très combustibles, on est encore obligé de les chauffer beaucoup, et de les éclairer par de nombreuses lumières. Pour prévenir leur destruction et celle des propriétés voisines, et épargner la vie des milliers de spectateurs qui vont journellement assister aux représentations théâtrales, il serait extrêmement utile de trouver d'abord des substances faciles à appliquer, qui pussent diminuer la combustibilité des matériaux qu'on est obligé d'employer à leur construction ; d'autre part, il serait nécessaire de disposer les localités de manière à isoler complètement la scène, en cas de désastre, du lieu où se trouve le public ; enfin, l'autorité devrait tenir la main à ce qu'à l'avenir on eût toujours à sa disposition de l'eau en quantité suffisante, qui ne fût jamais à l'état de glace, même dans les plus grands froids, ce qui est actuellement facile à obtenir par le procédé que le Conseil a proposé, comme nous allons bientôt le dire.

C'est pour remplir une de ces conditions que deux industriels, MM. Malagutti et Robert, ont imaginé une préparation qui, appliquée sur le papier et la toile, les rend incombustibles, selon eux. Vous avez soumis au Conseil les échantillons qu'ils vous ont envoyés. Une commission, prise dans son sein, s'est occupée de cette affaire. Après avoir entendu et discuté son rapport, il a eu l'honneur de vous informer que les espérances que ces industriels avaient conçues étaient loin de se réaliser par l'adoption de leur procédé, qui consiste à couvrir d'une couche de silicate alcalin les toiles et les papiers, à l'imitation du moyen proposé par Fushs, chimiste étranger, qui l'avait abandonné, vu les difficultés qu'il présentait dans son application. Le silicate rend bien en partie les tissus inflammables, car le verre fusible qui recouvre les fils de la toile agit comme un cylindre qui permet aux matières de se carboniser et non de s'enflammer, mais s'il vient à se rompre, ce qui ne peut manquer d'arriver, il y a alors un dégagement de gaz qui s'enflamme ; malheureusement encore, les cordages, les papiers et les toiles ainsi préparés deviennent tellement raides, qu'il est impossible de s'en servir ; de plus, le prix de la toile en augmente de 50 centimes par mètre, et la feuille de papier de 10 centimes. Des expériences récentes portent à croire qu'on a trouvé un meilleur moyen ; la commission n'a pas poussé plus loin ses investigations, et le Conseil n'a pas cru qu'on pût donner suite aux demandes des sieurs Malagutti et Robert. L'on avait aussi proposé d'employer le gaz acide carbonique, en injection, dans les cas d'incendie, sans faire attention à l'intensité de la ventilation dans ces momens, et à l'impossibilité qu'il y avait à s'en servir.

Un moyen plus rationnel a été imaginé lors de l'incendie des Italiens par M. Gannal, qui avait été frappé du grave inconvénient de la congélation du réservoir pendant ce désastre ; il pensa qu'on pourrait y remédier, en rendant l'eau beaucoup moins susceptible de se congeler en la saturant convenablement de sel marin, et il crut que, par son emploi, on aurait encore l'avantage de rendre moins combustibles les objets sur lesquels elle serait projetée. Cette question a été soumise au Conseil, qui l'a examinée sous toutes les faces, après avoir entendu le rapport de sa commission ; nous regrettons de ne pouvoir le transcrire ici, car nous sommes sûrs qu'il serait vivement apprécié du public ; nous allons, autant que possible, en donner les principaux résultats. Bien qu'il soit prouvé que l'eau qui contient des substances salines, en dissolution, se congèle à une température plus basse que l'eau ordinaire, et que ce moyen soit employé dans le Nord pour extraire le sel marin de l'eau de mer, néanmoins, de l'eau très chargée de ce sel peut se congeler à la température de 14 à 15 degrés au-dessous de zéro, thermomètre centigrade. En supposant que la préparation proposée par M. Gannal se conservât sans se geler à une basse température, évidemment alors elle devrait être très saturée et disposée à se cristalliser ; dans ce cas, elle a l'inconvénient grave d'obstruer promptement les conduits par où elle doit sortir, tels que les pompes, les tuyaux, les lances, et d'empêcher ainsi l'écoulement de l'eau au moment où l'on en a le plus besoin ; le sel a de plus le désavantage d'attaquer les réservoirs. Enfin, ce procédé, ingénieux et spécieux en apparence, est inexécutable dans la pratique. Un moyen simple et très efficace a été trouvé par M. Gauthier de Claubry, le rapporteur, et approuvé par le Conseil, qui a eu l'honneur de vous en proposer l'adoption ; il consiste à faire passer au travers des réservoirs les conduits de chaleur des calorifères, de manière à maintenir toujours la température de l'eau qu'ils contiennent à 7 ou 8 degrés au-dessus de 0, sans dépasser celle de 10 degrés, ce qu'il est très aisé de faire, puisque c'est toujours en hiver qu'on en a besoin, et qu'ils sont constamment chauffés à cette époque. Le Conseil pense que, s'il est utile, indispensable même, d'avoir constamment de l'eau à l'état liquide, il serait bien nécessaire que l'on tentât de nouvelles expériences pour tâcher de rendre incombustibles les toiles, les cordages, les papiers, les bois, qui entrent en si grande quantité dans la construction des théâtres, et croit que l'on pourrait employer le phosphate d'ammoniaque ou le procédé de M. Durios, pour arriver à ce résultat. Bien que le verre fusible de Fushs soit un moyen imparfait, on l'a néanmoins fait servir à la préparation des bois employés lors de la reconstruction du théâtre de Munich.

Abattoirs communaux.

Les boucheries sont, parmi les industries, celles dont le voisinage avait le plus à souffrir avant qu'on construisît les abattoirs, l'abattage des animaux donnant toujours issue à une quantité plus ou moins grande de sang, qu'on ne peut recueillir entièrement, le vidage des intestins fournissant une certaine quantité de matières putrescibles que les lavages n'entraînent qu'imparfaitement, le fumier qu'on en retire et qu'on doit laisser séjourner plus ou moins long-temps formant aussi une cause évidente d'insalubrité. Dès que les populations viennent à s'agglomérer sur un même lieu, elles désirent vivement se voir délivrer de l'incommodité qui résulte de leur existence, et demandent, en conséquence, qu'on les éloigne et qu'on les relègue toutes dans un abattoir commun, éloigné des habitations, et tellement disposé qu'on puisse en faire disparaître la plupart des inconvéniens : c'est d'autant plus facile alors qu'on exige, en le laissant construire, toutes les mesures de salubrité possible, et que l'autorité peut facilement faire exécuter après les avoir ordonnées. C'est ce qui est arrivé cette année pour les Batignolles-Monceaux, dont la population a dépassé quatorze mille habitans, et pour Belleville, qui s'agrandit et se peuple aussi vite que peut le permettre le hideux voisinage de Montfaucon.

Après une discussion approfondie sur les avantages des abattoirs communaux, le Conseil a examiné avec soin toutes les mesures à prendre pour qu'il y eût à la fois salubrité et sécurité pour l'établissement et pour les communes qui demandent la construction d'un abattoir. Il a été d'avis, pour celui des Batignolles-Monceaux, que les entrepreneurs fussent tenus : 1° d'établir des lieux d'aisances commodes et suffisans pour les divers employés de l'établissement, et d'y annexer une gadoue dallée, facile à nettoyer ; 2° d'empêcher la communication des pièces au-dessus des abattoirs avec les greniers à fourrages ; 3° qu'on ne pût recevoir dans l'établissement que des porcs destinés à l'abattage, qui ne pourront y séjourner qu'une semaine au plus ; 4° de construire une pompe et un réservoir assez vaste pour contenir l'eau suffisante pour le service de l'établissement, plus, celle nécessaire pour nettoyer le ruisseau qui conduira les eaux de lavage à l'aqueduc couvert de Clichy ; 5° que toutes les dépendances de l'établissement, cours, ruisseaux, etc., fussent tenues très proprement et entièrement pavées si plus tard l'autorité le juge nécessaire ; 6° que les eaux ne s'écouleront que le matin et le soir, et qu'elles seront pendant cet intervalle contenues dans une cuvette qui sera construite à cet effet, et tenue avec la plus grande propreté; 7° que le ruisseau qui conduit les eaux de lavage à l'égoût de Clichy sera constamment mis dans un grand état de propreté jusqu'à son embouchure par des balayages convenables; 8° qu'on réunira à l'abattoir les portions de terrains qui bordent la grande route et qui sont dans l'alignement des pavillons d'entrée; 9° qu'on n'ajoutera rien aux constructions annexées au plan sans une nouvelle autorisation; 10° et que la fonte des suifs en branche sera exécutée d'après l'instruction publiée par le Conseil sur cet objet. Le Conseil a également été d'avis d'autoriser la commune de Belleville à élever un abattoir à peu de distance de la barrière de la Chopinette, en prescrivant toutes les mesures indiquées dans le premier rapport sur l'abattoir des Batignolles-Monceaux, et quelques mesures nouvelles appropriées aux localités, comme l'établissement d'une conduite souterraine qui ira gagner celle de Montfaucon sur le boulevart de la Chopinette, qui sera d'un diamètre assez large pour ne point s'engorger, et dont l'ouverture supérieure sera disposée de manière à ce qu'aucune eau de lavage ou même pluviale ne sorte au dehors, et précédée d'un bassin de décharge, destiné à recevoir toutes les parties solides, pour qu'elles ne puissent pas oblitérer la conduite, qui seraient enlevées tous les jours, après avoir été désinfectées d'après les procédés employés pour l'assainissement des eaux de l'amphithéâtre de Clamart, avec les résidus des triperies désinfectés aussi par l'action de la poudre désinfectante. Mais si l'on parvenait à forer un puits qui atteignît un courant inférieur à tous ceux qui alimentent les puits les plus profonds de Paris, on remplacerait la conduite par ce puits, où l'on viderait les eaux de l'abattoir, en le tubant de la manière la plus avantageuse et la plus durable, pour empêcher toute déperdition, et en lui donnant un diamètre de quinze centimètres au moins. Ces deux grands établissemens sont on ne peut plus convenables pour assainir ces deux grandes communes, qu'on pourrait à bon droit désigner sous le nom de ville, et dont la population se décuple le dimanche, les jours de fête, et même le lundi, par une portion de celle de Paris.

Du clos d'écarrissage communal.

Une des nécessités les plus impérieuses de salubrité de Paris et de beaucoup de communes environnantes, c'est, sans contredit, la disparition des cloaques infects de Montfaucon. L'administrateur courageux et éclairé qui parviendra à les faire enlever s'acquerra la reconnaissance éternelle de toutes ces populations, et placera, à juste titre, son nom parmi les bienfaiteurs de la ville de Paris. On ne comprend pas comment, à la porte de la capitale de la France, auprès d'un des principaux hôpitaux de cette ville, on laisse subsister, sur un endroit qui la domine, un foyer d'infection aussi vaste, dont les émanations sont projetées au loin jusque dans ses quartiers les plus beaux et les plus populeux toutes les fois que des vents, qui règnent assez fréquemment, viennent à souffler. Le Conseil, Monsieur le Préfet, recommande de nouveau cette importante affaire à votre philanthropie et à vos hautes lumières.

C'est pour faire cesser une partie de cette infection que vous lui avez adressé la demande du sieur Cambacérès, qui sollicite l'autorisation d'établir un clos d'écarrissage communal au chemin de Paris à Aubervilliers, commune d'Aubervilliers, à l'endroit dit la Croix. Sous le rapport de sa situation et de l'éloignement des habitations, le local a paru bien choisi au Conseil, et il a trouvé que toutes les oppositions élevées, à cause du voisinage, étaient dénuées de fondement. Une plainte, qui ne lui a pas paru être davantage fondée, est la crainte exprimée par les habitans de la commune d'Aubervilliers, de voir leurs champs ravagés par les rats qui doivent être produits par le clos d'écarrissage, car ce clos sera entouré de murs, ayant de bonnes fondations, et tout son sol sera dallé; toutes les matières provenant d'ailleurs des animaux écarris seront transformées en huile ou en gélatine, ou désinfectées avec de la poudre désinfectante dans les vingt-quatre heures, et enlevées dans le même espace de temps; de cette manière, il ne sera pas plus infesté des rats que les abattoirs de Paris.

Les précautions que nous venons d'indiquer répondent aussi aux craintes exprimées par des cultivateurs de se voir piquer, ainsi que leurs bestiaux, par les mouches qui auraient sucé le sang des animaux abattus. Une seule opposition mérite d'être prise en considération, c'est celle de quelques habitans de Saint-Denis, qui redoutent les émanations fétides de la rigole dans laquelle doivent se déverser les eaux du clos d'écarrissage; car plus il y aura de substances putrescibles dans la rigole, plus il y aura probabilité de dégagement de mauvaise odeur. Mais si l'on considère que ces eaux sont dépurées avant de sortir de l'établissement, et bien moins infectes que les eaux de La Villette et de La Chapelle que reçoit également la rigole de Saint-Denis, ainsi que celle de la rue Château-Landon de Paris; que ces masses d'eau iront toujours croissant, à cause de la formation de nouveaux établissemens industriels et de l'agglomération de la population sur ce point; qu'en outre, on a imposé à l'établissement de déverser souvent dans la rigole une grande quantité d'eau pure, bien plus considérable que celle qui aura servi aux lavages; que d'ailleurs, elle a une pente si considérable au port Saint-Denis, qu'on a cru pouvoir l'interrompre par trois chutes successives en maçonnerie, sans compter celle de l'embouchure à la Seine, et que le fond en est pavé dans cette partie, on verra que la papeterie, près du pont, jeté sur le port, et que le cabaret, situé à quelque distance d'elle, seules habitations qui l'avoisinent, auront peu à souffrir de ses émanations. Si l'on maçonnait un jour le fond de la rigole et les talus à une hauteur suffisante dans tout son parcours, on activerait le courant, et l'on préviendrait tous les inconvéniens qui ne peuvent manquer de se montrer un jour ou l'autre. Le Conseil a cru, en conséquence, qu'on pouvait autoriser cet établissement, en ordonnant : 1° que les règlemens ne donnassent pas, de fait, un monopole à l'entrepreneur ; 2° que tout écarrisseur pût y exercer son état par tous procédés qu'il jugera convenable d'adopter, qui ne seront pas contraires aux règles de l'établissement, relatives à la salubrité ; 3° que le clos d'écarrissage et les bâtimens seront construits d'après les principes qui ont présidé à la construction des abattoirs de Paris ; 4° que les eaux de lavage, avant de sortir du clos d'écarrissage, seront désinfectées par des procédés au moins aussi puissans que ceux qui sont employés à l'amphithéâtre d'anatomie de Clamart, et cela à la charge du pétitionnaire ; 5° qu'elles s'écouleront jusqu'à la rigole dans un égoût semblable à ceux de Paris, dirigé au nord le long de la route d'Aubervilliers jusqu'en deçà de l'avant-dernier pont, avant sa direction latérale au canal : 6° que le réservoir d'eau, de la capacité de 100 kilolitres, sera toujours rempli de manière à être versée deux fois la semaine, et plus souvent si l'autorité le jugeait nécessaire, pour nettoyer à fond l'égoût et activer le courant de la rigole; 7° que si le nettoiement de l'égoût devenait utile, il serait à la charge de la ville de Paris; 8° que le sol des abattoirs, les ateliers, les ruisseaux et les conduites seront dallés, bituminés, ou construits en ciment romain, que le cours et les chemins seront pavés; 9° que toutes les matières provenant des animaux écarris seront converties, dans les vingt-quatre heures qui suivront l'abattage de l'animal, en produits difficilement putrescibles, ou désinfectées avec de la poudre désinfectante, et promptement enlevées de l'établissement; 10° que les opérations ne commenceront dans le clos que lorsque la bonne viabilité du chemin de la barrière des Vertus à ce clos aura été établie par des voitures lourdement chargées. Vous verrez, Monsieur le Préfet, qu'en prescrivant ces mesures et en tenant la main à leur exécution, on parera aux inconvéniens qui découlent naturellement de ces sortes d'établissemens, et que vous ferez cesser une des causes de l'infection de Montfaucon.

Casernes de Paris et du département de la Seine.

Les casernes de Paris et du département de la Seine sont ordinairement bien disposées et bien tenues. Une d'entre elles, la caserne de Courbevoie, a donné lieu cette année à deux visites et à deux rapports du Conseil. Un certain nombre de soldats ayant été indisposés par suite de l'usage de l'eau que l'on puisait dans un point de la Seine, mal choisi, M. Duchesne, inspecteur de la navigation, vous fit connaître, dans une lettre, les causes qui lui paraissaient devoir altérer l'eau dont on faisait usage pour les soldats; cette lettre provoqua le premier rapport du Conseil, dans lequel il établissait que rien, dans la caserne, ne pouvait être regardé comme cause de la maladie; car, outre sa bonne situation, elle était bien aérée et bien proprement tenue; mais que le lieu où l'on puisait l'eau pour son service était mal choisi, car elle y était altérée par celle provenant des teintureries de Puteaux et de Suresne, et encore par celle des ruisseaux et des égoûts de Courbevoie, qui se trouvaient dans un très mauvais état, qui entraînaient avec elles le sang provenant des boucheries; de plus, les filtres de la caserne étaient presque tous cassés.

L'analyse de l'eau n'a laissé aucun doute dans l'esprit du Conseil; on y a trouvé une assez grande quantité de substances animales, coagulées par l'action de la chaleur. Le remède à un semblable mal était facile à trouver, le Conseil vous l'a proposé; puiser l'eau ailleurs, soit au milieu de la rivière, par une pompe dont le tuyau de puisement serait placé au milieu de la Seine, soit en la prenant sur la rive droite de la Seine, en aval des îles de Neuilly, soit, enfin, en faisant arriver en quantité les eaux d'une source très bonne, située près du Calvaire, ainsi qu'on l'a proposé au ministre de la guerre, ce qui a été conseillé dans le deuxième rapport qu'a provoqué la lettre de M. le maire de Courbevoie, dans lequel il a été établi que l'égoût n'était point la cause des maladies des soldats, quoiqu'il ne fût pas suffisamment lavé; mais qu'il était bien prouvé qu'elles étaient dues à la mauvaise qualité des eaux et à leur pénurie. En conséquence, le Conseil a été d'avis que non seulement on devait les changer en les prenant ailleurs, mais qu'il fallait aussi les faire arriver en abondance et faciliter, en attendant, l'accès de l'abreuvoir, en y faisant jeter une certaine quantité de cailloux.

Des égoûts particuliers.

Cette cause d'insalubrité et d'infection n'a point échappé à votre attention, Monsieur le Préfet, et vous avez demandé au Conseil une instruction sur les mesures de précaution à prendre pour le curage des égoûts particuliers. Le Conseil, après avoir nommé une commission, chargée d'examiner cette importante affaire, a entendu et discuté son rapport avec tout le soin qu'il méritait; il a eu l'honneur de vous informer que tous ces égoûts, qui sont de dimensions variées, présentaient de grands vices de construction, qu'ils n'étaient ni lavés ni curés régulièrement, malgré la nécessité urgente qu'il y avait à le faire; qu'en conséquence, il s'y accumulait des immondices, d'où s'élevaient des émanations fétides qui se répandaient au loin. Pour parer à ces inconvéniens, il vous a proposé de les faire tous curer à fond, en prenant les précautions convenables pour éviter les accidens; d'ordonner ensuite d'y faire les réparations nécessaires, et de prescrire après des époques fixes pour le renouvellement de cette opération et pour leur visite. Le Conseil a surtout beaucoup insisté pour qu'on défendît expressément le déversement des matières fécales dans ces égoûts, et pour qu'on pratiquât des ouvertures à leurs parties supérieures, qui ne seraient fermées que par des grilles, afin de donner de l'air, et pour que les propriétaires fussent intéressés à les tenir proprement, pour ne pas être infectés eux-mêmes de ces émanations. Les ouvriers égoûtiers, les meilleurs, sont ceux qu'il faut employer pour ce genre de travaux, en ayant soin de les choisir forts et bien portans, et surtout en évitant soigneusement qu'ils soient en état d'ivresse. Avant de pénétrer dans l'intérieur d'un égoût, ils devront s'assurer qu'une lampe peut y brûler sans que sa flamme diminue de volume ou que sa clarté ne s'affaiblisse, car si la lampe s'éteint, ou même si sa clarté ne fait que diminuer, il faut les empêcher d'y entrer avant qu'on l'ait rendu praticable, soit par une ventilation forcée à l'aide du feu, soit par celle conduite par un tarare; on devra s'arranger de manière, si l'égoût a plusieurs regards, que l'air pur, tiré du dehors, passe sur l'ouvrier, et entraîne les gaz qui se dégagent par suite de son travail; si un égoût est long et que les matières soient accumulées en grande quantité, il faut placer les égoutiers, de façon qu'ils puissent se passer les seaux de main en main sans changer de place, en attaquant la masse par sa partie supérieure et devant eux, et commençant par la partie la plus basse de l'égoût. Toutes ces précautions ont pour but de remuer le moins possible les matières, afin d'éviter, autant que faire se peut, le dégagement de gaz méphytique et délétère; il est indispensable de faire sortir instantanément de l'égoût l'ouvrier qui ressent des maux de tête et des maux d'yeux, et on doit le faire reposer pendant un certain temps; à plus forte raison, faut-il le sortir promptement quand il est asphyxié, cas dans lequel il faut lui prodiguer tous les soins qui sont indiqués dans l'instruction publiée sur cet objet par la Préfecture de police.

Gare de Charenton.

Un autre objet d'une haute importance pour la salubrité d'une commune du département de la Seine, l'état de la gare de Charenton, ayant été signalé par l'autorité locale, le Conseil de salubrité a été chargé d'examiner cette affaire.

Rien ne paraissait plus sérieux au premier aspect, et les torts les plus graves semblaient peser sur les entrepreneurs et les administrateurs de la gare, qui étaient accusés d'avoir créé un vaste foyer d'infection, en manquant à tous leurs engagemens, et M. Robin, délégué par le conseil municipal, s'exprimait ainsi dans une plainte adressée à l'autorité : « La commune de Charenton, » ravagée par des fièvres intermittentes causées » par les eaux stagnantes de la gare, où se ren- » dent les ruisseaux d'égoûts servant de latrines » à plusieurs maisons, des eaux savonneuses de » diverses buanderies, véritable réceptacle de » vase et de débris d'animaux et de végétaux en » décomposition, formant un foyer d'infection » qui n'a d'autre cause que l'inexécution des en- » gagemens pris par les concessionnaires de cette » gare envers la commune, et au mépris des » conditions imposées par l'ordonnance de créa- » tion, etc. » Une commission, nommée par le Conseil, s'étant rendue sur les lieux, visita pendant trois heures tous les points de la gare, accompagnée par les autorités locales, et prit connaissance de tous les faits. Dans un rapport très étendu qu'elle fit au Conseil, qui, après l'avoir discuté et approuvé, a eu l'honneur de vous l'adresser, il fut établi qu'une partie des faits étaient vrais en eux-mêmes, que d'autres n'étaient pas exacts, mais que les véritables causes du mal n'étaient pas énoncées dans la plainte. Les fièvres intermittentes, qu'on a attribuées à l'état de la gare, régnaient dans les communes environnantes, et on les a observées à Charenton et aux environs depuis un temps bien antérieur à celui de son établissement ; aucune odeur appréciable ne se faisait sentir sur aucun point de ses bords. L'ouverture pour l'entrée de l'eau du bras droit de la Marne dans la gare, et le péré, qui laisse arriver celle du grand bras, ont paru plus que suffisantes dans un état ordinaire pour maintenir la gare en bon état. Tout en amont de la gare était bien, et elle ne présentait partout qu'un fond de beau sable ; mais en aval, il n'en était pas de même, et vers le quart inférieur, il se formait des atterrissemens de boue noire et infecte contenant des matières organiques en décomposition, qui se trouvaient encore partout recouvertes d'une couche d'eau de vingt centimètres, qui les empêchait de dégager aucune mauvaise odeur, même quand on les remuait sans les sortir de dessous cette couche ; il n'en était pas de même quand on tirait une portion de cette vase hors de l'eau, elle répandait une odeur fort désagréable. Les causes de ces atterrissemens ont paru évidentes au Conseil ; ce sont d'abord les eaux d'un égoût de grande dimension, en aval du port, qui apportent dans la gare non seulement des débris de végétaux et d'animaux, mais encore les vidanges des fosses d'aisances d'un certain nombre de maisons de Charenton ; de plus, beaucoup de caniveaux, de ce point jusqu'au bout de la gare, y versent des eaux infectes ; en outre, les ruisseaux des rues de Charenton viennent y verser leurs eaux qui entraînent avec elles beaucoup d'immondices ; enfin, la nuit, on vient y vider des matières fécales. Il restait à savoir quels étaient les torts de la compagnie, et en quoi elle avait contribué à cet état de choses avant de vous proposer les moyens d'y remédier. Il a été constaté que des puisards-étanches et des conduits, destinés à retenir les matières circulant avec les eaux et à les assainir en les rendant plus claires, avaient été construits par la compagnie comme elle s'était engagée à le faire ; mais que la commune, au lieu de les faire vider, comme elle s'y était obligée, les a fait détruire, et a été ainsi la cause de tout le mal dont elle se plaint aujourd'hui. Bien que cet état de choses ne présente pas de danger imminent, il ne tarderait pas à naître, si on n'y mettait ordre, par la formation de nouveaux atterrissemens qui bientôt dépasseraient le niveau de l'eau, se décomposeraient rapidement, et répandraient tout autour d'eux des miasmes délétères. C'est pour prévenir ce fâcheux état de choses que le Conseil, adoptant en tout les opinions de sa commission, vous a proposé d'ordonner qu'on ne déverse plus les latrines dans les égoûts, qu'il fût défendu de vider les vases contenant des matières fécales dans les égoûts, qu'on fît rétablir les conduites et les puisards étanches qui ont été détruits, qu'on puisât l'eau qui doit abreuver les habitans de Charenton en amont du pont, et non point en aval, comme on le fait aujourd'hui, parce que c'est là que se vident les égoûts et qu'elle y est altérée; enfin, que si les grandes eaux ne suffisaient pas pour entraîner les amas de matières qui se sont formés, qu'on entreprît le curage de la gare dans les endroits infects aux dépens de qui de droit.

Un travail, que nous ne devons point passer sous silence, est celui que le Conseil vous a envoyé à l'occasion de la lettre que vous avait adressée le ministre de Prusse, parce qu'il touche aux intérêts de salubrité les plus en souffrance en ce moment à Paris et dans toute la France, quoiqu'on puisse les faire cesser sitôt que l'on voudra; il s'agissait de répondre d'une manière positive aux questions suivantes : 1° si le procédé dont M. Payen se dit l'inventeur a toute l'efficacité qu'il lui attribue, et si l'expérience et l'application en ont partout constaté la nécessité; 2° s'il a obtenu un brevet, et quels en sont sommairement les avantages et les chances qui en résultent pour lui. Si les limites de ce travail ne s'y opposaient, nous aurions transcrit littéralement ce rapport important; nous allons tâcher d'en donner les points principaux dans l'analyse que nous en ferons. L'invention du procédé n'appartient point à M. Payen, mais à M. Salmon, à qui l'Académie des Sciences décerna le prix Monthyon pour cette découverte; il s'associa M. Payen et s'en sépara ensuite; ce dernier se réunit à M. Buran, et aujourd'hui, le procédé s'exploite au nom de la société Buran et compagnie. Il y a eu deux brevets de pris, l'un en 1825, l'autre en 1833, et la substance a reçu le nom de noir animalisé.

On savait depuis long-temps que le charbon en poudre était propre à désinfecter, mais il lui fallait une division plus grande pour lui donner la propriété désinfectante au plus haut degré; c'est le but qu'a atteint M. Salmon, en calcinant des matières animales avec des substances terreuses; par ce moyen, le charbon acquiert une division chimique, qui le rend très propre à desscher des matières molles pour en faire un produit solide. Toutes les matières en décomposition putride, par leur mélange avec ce charbon, sont désinfectées dans le temps nécessaire à ce mélange. Son action sur les excrémens humains est aussi efficace et aussi prompte, et par son emploi on peut désinfecter les fosses en enlevant préalablement les eaux vannes qu'elles contiennent, qui sont presque entièrement composées des eaux qui ont servi au lavage des cuvettes; ou bien avec ces eaux, en employant une plus grande quantité de poudre : nous ne devons pas oublier de dire que tous les essais faits à Paris n'ont pas offert tous les avantages que l'on pouvait attendre pour la complète désinfection des matières, mais ces inconvéniens ne dépendent pas de la nature du procédé, mais bien de la manière dont il a été appliqué ; en effet, si on examine un instant ces inconvéniens qu'on a signalés comme résultat inévitable de son emploi, comme la lenteur du travail, la dispersion d'une poudre noire dans l'intérieur des habitations, et la malpropreté des environs de la fosse, n'est-il pas évident qu'ils sont le résultat de l'inexpérience et de l'impéritie des ouvriers, que le moindre soin peut y parer, et qu'ils disparaîtront quand on aura des ouvriers habiles? Mais que sont-ils, en comparaison de ceux qui résultent du curage d'une fosse par les moyens ordinaires, de cette odeur pénétrante qui gagne toutes les parties d'une maison, même celles qui sont le plus hermétiquement calfeutrées, qui altère les dorures, qui noircit l'argenterie, et de ce spectacle sale et repoussant, par son odeur, qui avoisine la fosse? Joignez encore l'avantage que présente le noir animalisé ; non seulement il anéantit instantanément toute odeur méphytique, mais les produits qui en résultent peuvent être transportés aussitôt à découvert sans répandre aucune mauvaise odeur, et forment un engrais précieux pour l'agriculture, que l'on peut déposer partout sans le moindre inconvénient; comparez un instant ces amas à ceux de cette dégoûtante poudrette, dont l'odeur pénétrante, chariée par les vents, se répand au loin et infecte tous les lieux qui l'avoisinent; d'ailleurs, les faits sont déjà là pour répondre victorieusement; ainsi, le sieur Pinparet exploite avec avantage dans la banlieue le nouveau moyen de désinfection sans qu'on se plaigne, et depuis plus d'un an il est adopté par le gouvernement russe. Voilà maintenant le gouvernement prussien qui veut en faire usage. Le Conseil fait des vœux bien ardens pour que la France ne reste pas plus longtemps en arrière, et ne suive pas à la remorque les puissances étrangères dans l'application des découvertes utiles que l'on doit au génie inventif de ses enfans.

La mauvaise odeur répandue autour et dans l'intérieur du marché au poisson ayant attiré l'attention de l'autorité, on crut que la cause en devait être attribuée à l'usage des trempis de poisson d'eau non salée. Le Conseil, en examinant cette question, ne tarda pas à en découvrir les causes, par le moyen d'une commission qui, s'étant transportée sur les lieux, trouva le marché dans un état de malpropreté extrême, le sol, quoique dallé, garni d'incrustations épaisses de matières animales et de boue, l'eau des trempis infecte, parce qu'elle n'était pas assez souvent renouvelée, les combles tapissés de toiles d'araignées, etc. Le remède à cet ordre de choses ne consistait pas dans la suppression des trempis, comme on paraissait disposé à le faire, car ils sont indispensables pour laisser dégorger le poisson, pour le blanchir et lui enlever les taches qui résultent du frottement pendant le voyage, et l'autorité devrait ordonner leur emploi si on ne s'en servait pas; mais le nettoyage à fond du marché et l'arrivage d'une quantité suffisante d'eau, pour que les marchandes de poisson puissent renouveler celle de leurs trempis, nettoyer leurs mannettes, qui devront de plus être lavées deux fois par semaine dans de l'eau chlorurée, avant d'être entassées dans le marché, pour qu'elles ne l'infectent pas. Pour obtenir un assainissement complet, il serait nécessaire de faire arriver de l'eau auprès de toutes les tables des marchandes de poisson après qu'on aura nettoyé à fond le marché et tous les ustensiles qui y servent, et qu'on aura réparé les joints des tables en pierre avec du ciment romain. En attendant, le Conseil a pensé qu'il était indispensable de faire confier les clés des bornes-fontaines aux inspecteurs des halles, afin que, par le moyen de lances et de conduits qu'ils y adapteraient, ils puissent faire arriver toute la quantité d'eau dont peuvent avoir besoin les marchandes de poisson.

Le Conseil s'est encore occupé d'une manière spéciale des mesures à prescrire à certains industriels, pour le transport dans Paris des matières puantes qu'ils emploient, ou dont ils n'ont plus que faire, et dont ils veulent se débarrasser. Une commission a rédigé une instruction, dans laquelle on a adopté en principe, qu'en forçant les industriels à les transporter dans des tonneaux clos, à l'instar de ceux des fosses mobiles, il n'y avait pas lieu à faire le transport dans la nuit seulement, mais aux heures qui leur conviendraient et dans des tonneaux de la grandeur qu'ils préfèreraient.

Fabrication d'allumettes ignifères.

La fabrication des allumettes ignifères, leur transport et leur vente pouvant donner lieu à de graves inconvéniens, vous voulûtes savoir, Monsieur le Préfet, comment l'autorité devait intervenir, soit pour en interdire la vente, soit, si cette interdiction n'était pas possible, pour prescrire aux fabricans des conditions qui donnassent toute sécurité au public. Pour répondre d'une manière convenable, le Conseil chargea une commission d'examiner en détail cette affaire pour lui en faire un rapport ; après en avoir délibéré, bien que le Conseil crût nécessaire d'en interdire la vente et d'arrêter ainsi la fabrication, il fut forcé de reconnaître que l'administration était dans l'impossibilité de prononcer l'interdiction de ce commerce, malgré tous les dangers qu'il présente, vu l'étendue qu'il a prise ; il fut d'avis, pour diminuer les craintes et parer aux accidens autant que possible, qu'on obligeât les fabricans à s'établir hors de Paris et dans des localités assez éloignées des autres habitations, pour qu'on n'ait rien à craindre en cas d'incendie, et que le lieu où se fait la pâte fût assez isolé des autres parties de l'atelier, et construit de manière à ne pouvoir pas même être atteint par la flamme lors d'un semblable sinistre. La règle à imposer aux ouvrières qui chargent les allumettes doit être sévèrement exécutée ; elles doivent être à un mètre les unes des autres, et elles doivent mettre moins de pâte possible, parce qu'on a remarqué que les moins chargées avaient le plus besoin de frottement pour s'enflammer. Après que les allumettes sont chargées de pâte et prêtes à être livrées au commerce, on prendra la précaution de les renfermer dans des boîtes et de les mettre également dans une pièce à part, de manière à ce qu'elles n'aient aussi rien à craindre d'un incendie ; et enfin, lorsqu'on devra les envoyer en province, il faudra exiger que ces boîtes soient renfermées dans des caisses solides, dont on déclarera le contenu à ceux qui sont chargés du transport ; on ajoutera encore la marque d'allumettes ignifères. Si l'on joint ces instructions à celles qui ont été établies dans le rapport général sur cette matière, adopté par le Conseil dans l'année 1837, il est bien difficile qu'il arrive des accidens ; mais il est important que l'autorité tienne la main à leur stricte exécution.

Le défaut de connaissance et l'envie qu'ont trop souvent les hommes de parler des choses qu'ils connaissent le moins, et de le faire avec d'autant plus d'assurance qu'ils sont moins instruits, les entraînent quelquefois dans d'étranges erreurs ; ainsi, l'on avait signalé à l'autorité comme un abus dangereux l'usage de quelques porteurs d'eau de clarifier chez eux les eaux de la Seine lorsqu'elles étaient très troubles, comme cela a lieu après de grands orages par le mélange d'une certaine quantité d'alun. On les accusait d'être de véritables empoisonneurs dirigés par un sordide intérêt. Si, avant d'agir, on avait consulté des gens propres à s'éclairer, on aurait épargné une attaque inconvenante, et on aurait appris que les eaux de la Seine sont troublées alors par une grande quantité de carbonate de chaux extrêmement divisée, dont une partie même est tenue en dissolution par l'acide carbonique contenu dans cette eau, que par l'addition de l'alun qui, en s'unissant avec ce carbonate, devient insoluble et le précipite avec lui en flocons volumineux, qui enveloppent et entraînent avec eux les substances hétérogènes suspendues dans l'eau, on contribue à la clarifier et à l'assainir. Tant que les fontaines publiques ne fourniront pas de l'eau purifiée mécaniquement par le procédé de M. Fonvielle, ou par tout autre moyen analogue, les habitans de Paris n'ont rien de mieux à faire, quand ils veulent purifier leur eau, qu'à y dissoudre un gramme d'alun par dix litres d'eau, et d'y ajouter, pour mieux faire encore, une semblable quantité de noir animal pur, réduit en poudre bien fine. Le Conseil de salubrité ne conseille ce moyen que tant que les fontaines ne fourniront pas de l'eau épurée; mais aussitôt que l'administration municipale sera en mesure d'en fournir, il est d'avis que l'on défende toutes ces épurations particulières.

Zincage du fer.

Une industrie fondée sur un procédé décrit par Malouin en 1742 dans les *Mémoires de l'Académie*, et mis en action par M. Lafolie, mérite de fixer l'attention des industriels par les services qu'elle peut leur rendre; c'est celle du sieur Sorel; elle consiste à appliquer du zinc sur le fer en feuille ou travaillé, comme chaînes, clous, etc., pour en prévenir la rouille et en assurer la conservation. En effet, des expériences nombreuses et faites avec le plus grand soin sur les produits de M. Sorel ont démontré que le fer ainsi préparé présente une résistance plus grande à l'action oxidante de l'air; qu'exposé pendant près d'un mois à l'influence de l'air humide, à celle d'une solution de divers sels, le métal s'est conservé sans autre altération que la formation d'une légère couche de carbonate de zinc. Il résulte évidemment de ces divers essais que le fer, par ce moyen, est préservé de l'oxidation, et offre de grands avantages toutes les fois qu'il ne devra pas être mis en contact avec des acides pour les usages de l'économie domestique, et que cette industrie mérite d'être encouragée.

Maillechiort.

La fabrique de métaux d'un mélange qui a surgi depuis peu d'années pour former le composé métallique qu'on nomme maillechiort a pris un grand développement dans ces derniers temps. On a fait, avec le maillechiort, tous les ustensiles qui servent aux usages de la cuisine et de la table, et on a fabriqué avec lui des couverts, des cafetières, des saucières, des réchauds, des couvercles destinés à recouvrir les plats, etc., de même que pour l'argent et le plaqué. Des inconvéniens graves avaient été signalés comme devant résulter de son emploi pour les usages de la cuisine. Un rapport du Conseil fit connaître la composition de ce métal, les avantages et les inconvéniens qui pouvaient résulter de son emploi, et il fut démontré qu'il présentait moins d'inconvéniens que les plaqués, que les vases en cuivre, et pas plus que l'argenterie au deuxième titre. Un fait dénoncé à l'autorité a donné occasion au Conseil de vérifier de nouveau les propriétés du maillechiort, il est trop important pour que nous le passions sous silence, et nous allons le reproduire ici :

Un habitant de Paris, ayant envoyé chercher un morceau de turbot à la sauce hollandaise chez un traiteur du Palais-Royal, ne fit usage que du poisson, la sauce contenue dans un vase de maillechiort, fut mangée par un chat, qui en fut vivement incommodé. Le vase, examiné le lendemain, parut couvert de vert-de-gris. Une enquête faite par le commissaire de police a établi que le vase était en maillechiort sans marque de fabricant, qu'il avait fallu vingt-quatre heures de séjour de la sauce pour produire la couche de vert-de-gris qu'on observait sur la saucière; mais qu'un rapport du Conseil de salubrité établissait que les vases de maillechiort ne sont pas plus dangereux que ceux fabriqués avec l'argent au 800 millième dont la loi permet l'usage. La sauce contenait du beurre fondu, du jus de citron, du sel et du poivre. Le délégué, dont le Conseil a approuvé le rapport en tous points, pour résoudre la question, se décida à faire fabriquer des vases en cuivre jaune, en cuivre rouge et en argent au deuxième titre 800 millième, et au premier titre 950 millième, pour les comparer dans ses expériences avec ceux du maillechiort. Il mit de la sauce hollandaise dans chacun d'eux; les expériences furent continuées pendant trente-six heures, et firent voir qu'après trente-six heures, le vase d'argent au premier titre ne présentait aucune altération et se trouvait ainsi hors de cause. Les autres vases offrirent successivement les changemens suivans : six heures suffirent pour colorer en vert la sauce du vase de maillechiort, et pour attaquer, mais à un moindre degré, le vase d'argent au deuxième titre, tandis que les deux vases de cuivre n'étaient point encore atteints : douze heures d'expériences amenèrent une altération plus forte dans le vase d'argent au deuxième titre que dans celui en maillechiort, et un commencement d'altération sur le vase en cuivre jaune. Après vingt-quatre heures, le vase d'argent au deuxième titre présenta une coloration en beau vert, celui en maillechiort en vert brun terne, celui en cuivre rouge en vert brun, le jaune en vert brun peu foncé, et après trente-six heures, on reconnut une coloration en rouge vert brun un peu terne sur le cuivre rouge, une en vert noirâtre et terne sur le maillechiort, une d'un beau vert sur l'argent au deuxième titre, et une autre d'un jaune vert moins terne que sur le maillechiort sur le cuivre jaune.

Il résulte évidemment de ces expériences que le maillechiort n'est pas plus promptement attaqué que l'argent au deuxième titre; que la teinte noirâtre qui se développe d'abord sur les ustensiles que l'on construit avec lui a l'avantage de prévenir du danger, et qu'en conséquence, outre qu'il serait très difficile d'empêcher son usage pour les différentes pièces dont on se sert en cuisine, il ne serait pas juste d'en prescrire l'emploi pas plus que celui de l'argent au titre de 800 millième. Ces conclusions, basées sur des expériences, se trouvent tout-à-fait en harmonie avec celles qu'avait émises le Conseil dans son rapport du 1er janvier 1837, et viennent les appuyer. Il était donc important de les rappeler.

Assainissement des ateliers de doreurs.

Les graves inconvéniens qui résultent pour les ouvriers doreurs, des évaporations mercurielles qui se répandent dans les ateliers, et les maladies sérieuses qui en sont les suites, ont fixé depuis long-temps l'attention des administrateurs et celle des savans. M. d'Arcet, dans un mémoire qui remporta le prix proposé en 1818 par l'Académie des Sciences, pour l'assainissement des ateliers de doreurs, a traité cette question à fond et prouvé que quand la forge est bien construite, et qu'on observe exactement toutes les précautions qu'il a prescrites dans son mémoire, toutes les vapeurs mercurielles se trouvent, au moyen de la ventilation forcée, portées au-dessus des toits par le tuyau de la cheminée, d'où il résulte que non seulement l'ouvrier qui travaille devant la forge à passer est garanti, mais aussi tous les autres ouvriers de l'atelier, ainsi que les membres de la famille du doreur et les voisins. M. Paulin, lieutenant-colonel et commandant le corps des sapeurs-pompiers de Paris, ayant proposé à M. le Préfet d'employer aussi son appareil pour arriver à assainir l'industrie des doreurs, et lui ayant fait savoir que deux d'entre eux s'en servaient déjà avec avantage, le Conseil a été consulté sur la question de savoir jusqu'à quel point il pouvait remédier aux graves inconvéniens résultant de l'exercice de cette industrie, et quels avantages on pouvait retirer de son emploi, et s'il devait être employé de préférence aux autres moyens d'assainissement. Une Commission, dont M. d'Arcet a désiré être le rapporteur, dans le louable motif de ne point s'effacer dans une question qu'il croyait avoir traitée à fond, a fait un travail que le Conseil a adopté. Il résulte de ce rapport que, outre la gêne qu'en éprouve l'ouvrier passeur, il ne lui est d'aucune utilité si la forge est bien construite, s'il y a une bonne direction de chauffage et si le tirage de la cheminée est bon ; que, dans le cas contraire, le seul ouvrier couvert de l'appareil est garanti, et tous les autres se trouvent sous l'influence des vapeurs mercurielles ; évidemment dans ce cas, il ne peut remplacer une bonne ventilation. D'ailleurs, le prix de l'appareil de M. Paulin et des accessoires de la forge, comme l'achat des chiens qui doivent servir de moteurs au soufflet de la forge, qu'il faudrait souvent renouveler, leur nourriture, sont au moins équivalens à ce que doit coûter un bon système de ventilation forcée, qui garantit non seulement l'ouvrier passeur, mais tous les assistans. L'application de cet appareil que la commission a vu fonctionner chez MM. Lebesque et Boullé lui a démontré, ainsi qu'au Conseil, comme nous venons de le dire, qu'un système de ventilation forcée lui est préférable sous tous les rapports, et qu'avec des forges bien construites et cette ventilation, on peut assainir tous les ateliers de doreurs ; qu'en conséquence, l'autorité ne peut dans aucun cas, sans se compromettre, en adoptant une fausse mesure, obliger les doreurs à se servir de l'appareil de M. Paulin. Le Conseil, qui connaît tous les services que peut rendre l'appareil de M. Paulin dans beaucoup d'autres circonstances, a regretté dans celle-ci de ne pas partager les espérances de son auteur; mais il croit qu'il pourrait présenter quelque utilité dans des ateliers de doreurs bien assainis par une ventilation forcée, où un seul ouvrier se consacrerait au service de la forge à passer. Mais pour la dorure des grandes pièces, qui se fait en plein air, ainsi que pour le ramonage des cheminées de doreurs, il offre de très grands avantages; le Conseil, Monsieur le Préfet, qui approuve fort le gratte-brosse en laiton, dont l'ouvrier fait usage pour appliquer l'amalgame sur le cuivre, ainsi que l'arrangement du gant dont l'ouvrier passeur se sert lorsqu'il travaille à la forge, vous propose de faire décrire ces derniers objets dans l'instruction qu'on devra publier lorsqu'on se décidera à obtenir le classement des doreurs et l'assainissement complet de leurs ateliers par voie administrative.

Le Conseil ne croit pas nécessaire d'examiner de nouveau ici les rapports sur les usines très anciennement classées, et qui ne sont en définitive que l'application des règles établies depuis long-temps pour chacune d'entre elles ; ce serait répéter d'une manière fastidieuse ce qui a déjà été dit dans d'autres rapports généraux ; nous ferons observer seulement que les industries se perfectionnent, et que tout en faisant mieux, elles s'efforcent de faire disparaître une partie des inconvéniens attachés à leur existence. Le Conseil, vous le savez, Monsieur le Préfet, ne reste pas étranger à ces améliorations, car non seulement il signale les causes d'insalubrité et de dangers, mais indique en même temps les moyens de les faire disparaître ; souvent aussi de sages avis donnés aux fabricans par les délégués leur font changer ou modifier leurs opérations avec beaucoup d'avantages ; ainsi, sans parler des rapports généraux, comme ceux sur les poudres fulminantes, sur les bitumes, etc., dans lesquels on a non seulement signalé le danger et les inconvéniens de beaucoup d'opérations, en même temps qu'on traçait la marche à suivre pour bien opérer et pour le faire à bon marché, il existe un grand nombre de rapports particuliers dans lesquels on trouve d'heureuses modifications proposées aux industriels qui se sont empressés d'en tenir compte, etc. Sans entrer ici dans des détails, nous citerons parmi ceux qui en ont profité les fabricans d'engrais, de bitumes, de bougies stéariques, d'allumettes fulminantes, de maillechiort, de savon, les distillateurs, les chantiers de bois de chauffage, les nourrisseurs, les usines à gaz, etc.

Bitume.

Il nous reste, pour terminer notre tâche, à vous entretenir d'un travail important sur une industrie presque toute nouvelle, ou tout au moins qui a pris un essor immense depuis quelque temps, et dont tout fait encore présager le développement ; vous avez déjà deviné qu'il s'agit de l'exploitation des divers bitumes. Après de nombreuses observations sur ce genre d'industrie, et après avoir entendu beaucoup de rapports très consciencieux et fort détaillés sur les diverses fabriques des sieurs Desmaurel, Aulnette, Roux, Polonceau, Charlot, Barbereux, etc., tous faits par ceux de ses membres qui sont le plus versés dans ces sortes de matières, le Conseil a vu qu'il existait entre eux des différences notables, et en apparence pour l'autorité, presque des contradictions. Dès ce moment, il a pensé qu'il était nécessaire de nommer une commission pour suivre avec soin toutes les exploitations de bitumes. Vous avez, Monsieur le Préfet, jugé comme lui, et vous avez nommé une commission pour vous faire un rapport général dans lequel on apprécierait les inconvéniens qui peuvent résulter, pour le voisinage, de leur présence, les avantages de certains procédés suivis dans quelques usines ; et enfin, où l'on indiquerait les conditions qu'on doit leur imposer. C'est le rapport de cette commission qui a été discuté et adopté par le Conseil, que nous allons tâcher de reproduire ici, sinon tout entier, du moins dans tout ce qu'il contient d'important, car c'est lui qui, dans ce moment, fait loi pour nous dans tout ce qui concerne les fabriques de bitume.

Il a été fait avec tant de soin par l'honorable rapporteur de la commission, M. Pelletier, qu'il mérite d'être connu du public. Depuis la plus haute antiquité, on a employé le bitume dans les constructions, et si l'on en croit Hérodote, les murs de Babylone étaient construits de briques et de bitume : on sait d'ailleurs que les mines et les fontaines bitumineuses sont abondantes en Asie. L'Europe, beaucoup moins favorisée sous ce rapport, n'en a trouvé chez elle que depuis un temps peu éloigné de nous : l'on tirait de la Perse et de la Palestine la petite quantité qu'on employait en médecine. En 1740, un sieur de la Sablonière en signala une mine au Val-de-Travers, près de Neufchâtel, en Suisse, et obtint le privilége d'en faire entrer l'asphalte en France, et peu après il y joignit un autre bitume moins solide, de la variété connue sous le nom de Pisasphalte, fourni par les mines de Beichelbronn et de Lobsann, près Weissembourg ; c'est à partir de cette époque que le bitume fut employé en France dans les constructions hydrauliques, et l'on cite la restauration du bassin de Latone à Versailles, et celle du Jardin-des-Plantes à Paris, comme ayant été faites au moment de la découverte. S'il n'a pas cessé d'être employé par les architectes depuis ce temps, néanmoins, on le mettait rarement en usage, vu sa rareté et son prix élevé; mais après que la découverte de l'éclairage au gaz du Français Lebon eut repassé la mer, la matière bitumineuse résultant de la distillation de la houille devint commune, et MM. Payen et Gourlier proposèrent de substituer le goudron des usines de gaz hydrogène au bitume naturel. M. Brillantais en ayant fait de grands amas, on commença à l'employer pour préparer des mastics, des cimens, des dalles, des caniveaux pour conduire les eaux; peu à peu on en étendit l'usage, et des compagnies s'élevèrent pour en faire diverses applications. C'est alors qu'on vit pleuvoir les demandes de brevets d'invention pour les moindres changemens faits dans l'application du goudron. Après avoir eu recours au goudron résultant des fabriques d'acide pyroligneux, on se rappela qu'il existait des mines de bitume à Seyssel et à Lobsann en pleine exploitation, et on ne tarda pas à en tirer en quantité de ces deux contrées, et d'en faire venir de Bastène, près Dax, et du Puits-de-la-Pège, en Auvergne, et même d'en tirer de l'étranger. Revenu de l'engouement qui avait porté les actions des mines de Seyssel de 1,000 à 10,000 fr., il reste encore aujourd'hui une véritable industrie nouvelle, qui consiste à appliquer le bitume, non pas seulement comme moyen hydraulique, mais dans les travaux de construction, dans ceux de pavage, de dallage, pour faire des trottoirs sur les quais, sur les places publiques, sur les boulevarts, etc. Quels sont les inconvéniens qu'elle présente, quels sont les moyens d'y remédier, et quelles conditions doit-on imposer aux fabricans? La commission avait à résoudre ces questions; avant d'y procéder, elle a cru devoir jeter un coup-d'œil sur les bitumes en général.

Les bitumes, dit-elle, sont de deux sortes, naturels ou artificiels : les premiers se trouvent dans le sein de la terre ou à la surface des eaux dans certaines localités; matières combustibles à bases charbonneuses et hydrogénées, ils brûlent en répandant beaucoup de fumée et en exhalant une odeur forte et particulière; ils sont liquides, mous ou solides, ces deux derniers peuvent se liquéfier par la chaleur. Le bitume solide est connu sous le nom d'asphalte de Judée; il est cassant, noir et dur, se trouve en Judée, en Albanie, à Seyssel, et au Val-de-Travers, où il est mêlé avec du terrain calcaire; on l'emploie pour le pavage et le dallage, en y ajoutant un peu de bitume liquide de Bastène. Le bitume nous vient surtout des mines de Losbann, où il est uni à un sable siliceux; on le retire en faisant bouillir le sable avec de l'eau dans de grandes chaudières en fer, il vient nager à la surface, d'où on l'enlève; le bitume liquide se nomme naphte lorsqu'il est très fluide, peu coloré et entièrement volatil; plus épais, brun ou noir, il prend le nom de pétrol. Le premier est très rare, il se trouve en Perse, en Toscane, il est employé en médecine, à l'éclairage, à la fabrication des vernis. Le deuxième est plus commun, il se rencontre en France, à Gabiau et dans d'autres localités, et en Asie, dans le pays des Birmans, où il se trouve en si grande abondance, qu'il sert à l'éclairage d'une partie de l'Inde. Le pétrol épaissit par la chaleur, passe à l'état de matte et celui-ci à l'état d'asphalte quand il est mêlé avec des substances calcaires. Tous les états intermédiaires se trouvent dans la nature.

Les bitumes artificiels employés, qu'on devrait plutôt nommer goudron, sont ceux qu'on retire de la distillation de la houille pour extraire le gaz propre à l'éclairage, et de la distillation du bois dans des cylindres en fonte, opération que l'on pratique pour en obtenir le vinaigre de bois. On produit aussi un goudron par la combustion des résines pour faire du gaz dont l'on pourrait se servir. Il est beaucoup d'autres moyens d'obtenir des goudrons, mais ils ne présenteraient point les avantages des deux premiers ; et celui entre autres qu'on retire de la distillation des substances animales a une odeur empyreumatique si repoussante, que probablement on ne l'emploiera jamais.

Pour amener les bitumes naturels ou artificiels à l'état de pisasphalte, manière d'être la plus convenable pour les employer dans la plupart des cas, et à celui de matte, on les soumet à l'action de la chaleur pour les dépouiller de l'excès d'huile volatile qui les tient en dissolution, soit en les plaçant dans des chaudières en fonte ou en fer battu à vase ouvert, ou en les distillant dans des alambics, pour en extraire l'huile volatile et la naphtaline; la première est ensuite employée dans les arts. C'est quand on a amené le bitume liquide à une certaine consistance, qu'on le mélange à chaud avec des substances terreuses, pour le couler après dans des moules carrés, et l'avoir tel qu'il doit être employé. En fondant de nouveau ce bitume, on peut l'étendre au moyen de la truelle, l'introduire dans l'interstice des dalles et des pavés, ou en envelopper des cailloux ou des pierres, pour en former des pavés artificiels; ou bien, quand on l'a cuit sans le mélanger avec des substances terreuses, le livrer ainsi au commerce, pour qu'on puisse l'étendre sur des feutres, pour en former des planches légères et imperméables. Ce sont ces variétés que les bitumiers introduisent dans ces manières générales de procéder qui leur font demander des brevets d'invention sans qu'il y ait rien de bien nouveau ni d'important. Quand on mêle la craie avec des résines ou des huiles siccatives, on en fait un composé qui ressemble beaucoup à de la cire à cacheter; néanmoins, on lui a donné le nom de bitume, qu'on colore de diverses manières, et qu'on emploie avec plus ou moins de succès dans l'intérieur des maisons.

Quand on condense les bitumes ou les divers goudrons par l'effet de la chaleur, nous avons déjà dit qu'il s'en dégage des huiles essentielles et de la naphtaline vers la fin de l'opération ; sans être très nuisibles, ces vapeurs sont incommodes, donnent de la pesanteur de tête et de la somnolence ; l'huile essentielle est inflammable et peut, en prenant feu, provoquer un incendie, bien entendu quand l'opération a lieu à vase ouvert, car il y a peu de choses à craindre dans la distillation, surtout quand on a soin que le foyer du fourneau soit en dehors et qu'il ne puisse y avoir communication entre lui et la partie de l'atelier où le serpentin réfrigérant et le récipient des huiles seront placés. Quoique le feu prenne rarement dans les chaudières où l'on mélange les terres avec la matière bitumineuse, cependant, comme cela peut arriver, les bitumiers adaptent à leur chaudière un couvercle en fer battu, s'ouvrant à charnière et se relevant à angle droit, inventé par un simple ouvrier nommé Lamy, et imposé aux bitumiers ; pendant le travail, il reste ouvert et est retenu par une détente que l'on lâche si le feu prend ; le couvercle, en s'abattant, l'étouffe, et, par le moyen de le soupape qui y existe, on ne craint ni soulèvement du couverele ni détonation. Comme les bitumes liquides sont transportés dans des vases citernes ou même dans des bassins, pour prévenir les accidens, ils devront être entourés de planches ou d'un mur, être en même temps parfaitement étanches pour ne pas filtrer et infecter les puits environnans, et recouverts d'une couche d'eau de deux décimètres pour prévenir leur combustion.

Comme d'après les ordonnances qui régissent la matière, telles que celles du 10 octobre 1810, du 16 janvier 1815 ; celles du 5 novembre 1826, du 20 septembre 1828 et du 31 mai 1833, les fabricans de bitumes, etc., sont classés dans la deuxième classe, le Conseil de salubrité n'a pas pu conseiller de les reléguer tous hors de Paris ; mais, vu leur incommodité et le danger d'incendie qu'ils peuvent faire naître, en adoptant en tout les vues de la commission, il vous a proposé d'imposer à tous les fabricans de bitume et à tous les ateliers où on se servira des matières analogues les conditions suivantes :

1° Les ateliers pour la préparation et la confection des bitumes ne pourront être immédiatement contigus aux habitations ;

2° Les bitumes liquides ou goudrons employés comme matière première seront placés et conservés dans des citernes ou bassins étanches, recouverts au moins de deux décimètres d'eau, ces bassins seront enclos ;

3° La concentration des goudrons ou bitumes, pour être amenés à l'état de pisasphalte, ne pourra avoir lieu que dans des vases distillatoires ;

4° Le foyer du fourneau à distillation aura son ouverture à l'extérieur, et ne pourra communiquer avec la partie de l'atelier ou la pièce où les réfrigérans et vases de réception de l'huile volatile seront établis ;

5° La partie de l'atelier des bitumiers où se fera la distillation sera elle-même isolée du reste de l'atelier et des magasins, elle sera construite en matériaux incombustibles, charpente en fer;

6° Les chaudières où se fait le mélange du goudron avec les matières terreuses seront recouvertes d'une hotte, dont le tirage sera déterminé par une des cheminées de l'établissement;

7° Les chaudières seront garnies du couvercle à bascule avec soupape décrit dans le rapport;

8° Les chaudières portatives pour l'application du bitume sur place seront garnies du même couvercle;

9° Les fabricans de bitume seront de plus astreints à se conformer aux conditions particulières qui pourront leur être prescrites en raison des circonstances qui ne peuvent être prévues ici;

10° Les fabriques qui travailleront en observant les conditions prescrites ci-dessus devront être considérées comme appartenant à la deuxième classe;

11° Le Conseil est d'avis que celles qui travailleront sans observer les conditions prescrites ici, et à vases ouverts, soient considérées comme de première classe.

De tristes idées nous sont inspirées en ce moment, où nous devons vous rappeler les pertes que le Conseil a faites par la mort de nos collègues, MM. Barruel, membre adjoint, et Huzard, membre titulaire; le premier, dans un âge encore peu avancé, a succombé à une maladie longue, provoquée par un travail assidu, dont une position peu fortunée lui faisait un devoir; vous avez été souvent à même de juger l'importance de ses travaux, et vous devez apprécier les regrets qu'il a fait naître parmi nous. Le second, M. Huzard, auquel une longue et honorable carrière a permis de rendre d'éminens services à sa patrie, a vu sa vie honorée comme elle méritait de l'être, a laissé un nom respecté de l'Europe et de la France entière, que le Conseil revendique comme lui ayant appartenu, et comme étant un de ceux dont il s'honore le plus. Qu'il nous soit permis de jeter un coup-d'œil rapide sur cette vie toute de probité et d'honneur, où l'on rencontre à chaque pas une vertu ou un service rendu aux sciences. Né de parens peu fortunés le 3 novembre 1755, c'est par un travail assidu et une intelligence peu commune, que Jean-Baptiste Huzard s'éleva successivement de la place d'élève de l'Ecole vétérinaire d'Alfort à celle de professeur-adjoint de la même école à l'âge de 18 ans; à 40 ans, après 18 années d'exercice de sa profession, on le retrouve membre de l'Académie des Sciences, inspecteur général des Ecoles vétérinaires du royaume, ensuite membre de l'Académie royale de Médecine, de la Société de Médecine de Paris, membre de la Société centrale d'Agriculture, de la Société philantropique, enfin, l'un des fondateurs du Conseil de salubrité, où il s'est toujours fait remarquer par d'utiles et d'importans travaux, et par une exactitude dont pourrait se glorifier le plus zélé de ses membres. C'est là que nous avons été dans le cas d'apprécier tout ce qu'il y avait de savoir et de probité dans ce savant, dont l'âge n'avait diminué que les forces, et qui, à 84 ans, conservait toute la présence d'esprit et toute l'intelligence que l'on peut désirer à la fleur de son âge; vous parlerons-nous de ses nombreux travaux, de son Instruction sur l'amélioration des chevaux en France, de son Compte-rendu sur les améliorations qui se font dans l'établissement de Rambouillet, de ses Instructions et de ses Observations sur la morve, le claveau, des articles nombreux qu'il a publiés dans le *Nouveau Dictionnaire d'Histoire naturelle*, etc. Partout, dans ses écrits, on retrouve le même savoir, la même clarté dans les idées ; mais pourquoi nous étendrons-nous davantage sur ce sujet, ne savons-nous pas qu'il n'est pas d'homme, pour peu qu'il se soit livré à l'étude des sciences naturelles, qui ne connaisse une partie des travaux qui placent le savant, dont nous regrettons si vivement la perte, parmi les hommes qui ont le plus honoré leur siècle et rendu le plus de services à leur pays. Vous, Monsieur le Préfet, qui savez si bien apprécier le mérite et la valeur de chacun, vous comprendrez sans peine combien sont vifs et sincères les regrets que cette perte cruelle a fait éprouver à tous les membres du Conseil, qui avaient tous pour lui autant d'estime que d'affection. La seule chose qui adoucisse un peu notre affliction, c'est la présence parmi nous de son fils, digne continuateur de ses travaux.

Nous venons de vous exposer, Monsieur le Préfet, les principaux travaux du Conseil qui méritaient de fixer le plus particulièrement votre attention, nous osons espérer que vous les trouverez dignes de votre approbation, et que vous continuerez à nous accorder votre bienveillance, sur laquelle vous nous avez accoutumé à compter ; vous pouvez être assuré que nous redoublerons de zèle pour la mériter.

Nous sommes avec respect, etc.,

Les Membres du Conseil de salubrité,

GAUTHIER DE CLAUBRY, *vice-président*; BUSSY, *secrétaire*; le docteur EMERY, *rapporteur*, J. PELLETIER, E. PARISET, BOUTRON, BOUILLON-LAGRANGE, A. TREBUCHET, BEAUDE, LABARRAQUE, E. RIEUBLANC, LECANU, TREMERY, OLLIVIER (d'Angers), HUZARD, EMMERY, ingénieur, PETIT, D'ARCET, ESQUIROL, MARC, ROHAULT, GUÉRARD, ORFILA, ADELON, baron LARREY, CADET-GASSICOURT, ROYER-COLLARD, JOLLOIS, JUGE, CHEVALLIER.

N° 38. RAPPORT GÉNÉRAL

DES

TRAVAUX DU CONSEIL DE SALUBRITÉ

pendant l'année **1839.**

MONSIEUR LE PRÉFET,

Le nombre total des rapports qui vous ont été adressés dans le courant de l'année 1839 est, d'après le tableau annexé à ce travail, de 480 ; la plus grande partie de ces rapports est relative à des établissemens industriels, et a pour but de vous donner un avis sur les demandes d'autorisation qui vous ont été faites. Ces demandes d'autorisation seules ne s'élèvent pas à moins de 319, un nombre moins considérable de rapports,

72, porte sur l'examen des plaintes auxquelles ont pu donner lieu différens établissemens, ou sur celles qui résultent de certaines causes naturelles d'insalubrité.

44 rapports ont été faits, ayant pour but de fournir à l'administration différens renseignemens sur des établissemens industriels, et sur des obligations à imposer à quelques-uns d'entre eux. Enfin, 45 avaient pour objet des questions diverses, intéressant la salubrité ou l'hygiène publique.

Sur 319 demandes d'autorisation, il y en a 296 que le Conseil vous a proposé d'accueillir, 10 qu'il a jugé devoir être rejetées, 9 pour lesquelles il a proposé une tolérance ou une autorisation temporaire, et 4 qui ont été ajournées par différens motifs.

L'on est surpris, au premier aperçu, en voyant que sur le nombre d'autorisations accordées, 296, celui des refus ne s'élève qu'à 10 ou au 30me environ, l'on pourrait être tenté d'attribuer cette énorme différence à une indulgence excessive du Conseil, si l'on ne réfléchissait que toutes ces autorisations sont elles-mêmes soumises à un grand nombre de conditions, qui ont pour objet d'assainir les établissemens et de les rendre tolérables pour les voisins. L'on ne propose ainsi le rejet des demandes d'autorisation que dans des conditions extrêmes, telles qu'aucune prescription ne pourrait remédier aux inconvéniens qu'entraînerait leur adoption. D'une autre part, celui qui fait une demande n'est jamais assez étranger à la législation sur la matière, pour ignorer complètement les diverses obligations que la loi impose à l'industrie dont il s'occupe, et pour se placer volontairement dans une localité où il ne puisse pas les remplir; aussi, n'est-ce jamais que par exception qu'une demande d'autorisation se trouve rejetée.

Sur 72 plaintes qui vous ont été adressées, 57 ont été reconnues fondées et 15 non fondées; il a été fait droit à toutes celles qui ont été reconnues fondées, soit en imposant aux fabriques des conditions nouvelles lorsque le sujet des plaintes n'avait pas été prévu, soit en les obligeant à se renfermer dans les limites de leur autorisation, soit, enfin, lorsque les causes d'insalubrité tenaient à des causes naturelles, en indiquant les travaux d'assainissement à exécuter.

En ce qui concerne les localités, nous devons faire remarquer que sur 427 rapports, 253, c'est-à-dire un peu plus de la moitié, concernent Paris, et 174 la banlieue.

Nous n'entrons ici dans aucun autre détail sur les différens rapports qui vous ont été présentés, ils trouveront naturellement leur place dans l'exposé que nous allons faire des principaux travaux du Conseil.

Abattoirs.

Parmi les questions générales dont le Conseil de salubrité est appelé à s'occuper, celles qui ont rapport aux maladies du bétail et des animaux domestiques en général, celles relatives à leur abattage présentent un triple intérêt sous le rapport de la fortune publique, de la salubrité et de l'approvisionnement de la capitale.

Deux demandes vous ont été adressées par des particuliers, pour obtenir l'autorisation d'établir des abattoirs hors Paris, l'un dans la commune de Passy, l'autre dans celle de Gentilly; dans le premier cas, le Conseil eu égard à la position de l'établissement projeté, et par des raisons de convenance et de salubrité, a émis l'opinion que la demande ne pouvait être accueillie: il a au contraire donné un avis favorable dans le second, en indiquant toutefois une série de prescriptions capables d'offrir aux voisins et au public toutes les garanties auxquelles ils ont droit.

Clos central d'écarrissage.

Les immenses inconvéniens inhérens aux établissemens d'écarrissage anciens, répandus dans un nombre indéterminé de localités où ils forment autant de foyers d'infection, sur lesquels il est souvent très difficile d'exercer une surveillance utile, avaient fait concevoir depuis long-temps le projet de centraliser cette industrie, et de la soumettre à un régime plus sévère et mieux entendu ; cependant, on n'avait jamais émis jusque-là que des vues partielles, et proposé des moyens pour des cas particuliers seulement. Le Conseil a été de nouveau saisi de cette importante affaire à l'occasion de la demande adressée par le sieur Cambacérès, concessionnaire du clos central d'écarrissage, que l'administration départementale est dans l'intention de construire dans la plaine des Vertus, établissement dans lequel doivent être abattus et écarris tous les animaux dont l'écarrissage se pratique aujourd'hui sur différens points.

Le Conseil, après avoir indiqué avec beaucoup de détail les précautions indispensables à prendre dans l'intérêt de la salubrité publique, en tout ce qui concerne la construction et les dispositions accessoires de ce clos central d'écarrissage, a été appelé cette année à vous présenter un projet de règlement sur la police intérieure et extérieure de l'établissement.

Plusieurs difficultés se présentaient : la première, et l'une des plus graves, était celle de pouvoir concilier le libre exercice de la profession d'écarrisseur avec les droits et les charges de l'entrepreneur, et de disposer les choses de manière à ne pas constituer en faveur de ce dernier un monopole qui aurait eu pour effet, non seulement de priver de leur état les écarrisseurs qui sont actuellement en possession de ce genre d'industrie, mais aussi de le rendre maître, sans aucune espèce de concurrence, de tous les animaux morts dans la capitale ou les environs, et dont le commerce fait vivre une partie de la population pauvre des chiffonniers. Ces animaux représentent en définitive une certaine valeur entre les mains du propriétaire, puisqu'un cheval mort se vend à l'écarrisseur de 10 à 15 fr.; l'on devait d'autant plus respecter cette propriété, qu'elle est pour celui qui la possède le seul dédommagement d'une perte considérable.

Le Conseil avait, dès l'origine, témoigné le désir que l'emplacement du clos central d'écarrissage fût assez vaste pour que les diverses industries qui utilisent les débris des animaux pussent être placées dans son enceinte ou dans un rayon déterminé.

Le but de cette disposition était facile à saisir : en concentrant sur un seul point les boyauderies, la fabrication de la colle forte et des autres produits qu'on retire des animaux morts, on détruisait un grand nombre de foyers d'infections disséminés aujourd'hui sur une grande surface, on appelait à l'entour du clos d'écarrissage une population dont les habitudes et les occupations journalières étaient en rapport avec les inconvéniens inhérens à ce genre d'établissement, et l'on évitait surtout le transport des chairs, des tendons, des boyaux et autres matières infectes, qui sont toujours un objet de dégoût pour ceux qui sont exposés à les rencontrer sur leur route, et une cause véritable de dépréciation et d'insalubrité pour les propriétés dans le voisinage desquelles elles passent habituellement.

Les indications du Conseil n'ont pu être remplies, et il a fallu pourvoir plus tard aux moyens de faire enlever tous ces résidus.

C'est à ces diverses nécessités que la commission a cherché à satisfaire dans le règlement détaillé qu'elle a eu l'honneur de vous soumettre. Enfin, cherchant à tirer parti, dans un but d'utilité publique, des causes d'insalubrité contre lesquelles elle avait à lutter, la commission a émis le vœu que la surveillance de l'établissement fût confiée à un vétérinaire breveté, sorti des Ecoles. Entre les mains d'un homme instruit et laborieux, cette place serait devenue inévitablement une cause puissante de progrès pour la médecine vétérinaire, et pour l'administration, une source précieuse de renseignemens utiles dans les cas d'épizooties qui intéressent à un si haut degré la fortune et la salubrité publiques.

Des difficultés d'un autre ordre, et qui ne sont pas du ressort du Conseil, ont retardé jusqu'ici l'exécution du projet dont l'élaboration a occupé si long-temps et si sérieusement l'administration ; toutefois, nous ne doutons pas que tant de données utiles sur la matière ne reçoivent leur application d'ici à peu de temps, et si quelque circonstance s'oppose à ce que le projet actuel soit réalisé immédiatement, l'utilité en est si généralement et si fortement sentie, que nous ne doutons pas que ce ne soit qu'un ajournement momentané. Il est à espérer que ce retard même pourra tourner à l'avantage de la salubrité, si l'on en profite pour compléter les vues du Conseil.

Epizootie sur les vaches-laitières. (Cocote).

A la fin de 1839, une maladie aphteuse s'est déclarée sur l'espèce bovine des environs de la capitale, et a beaucoup préoccupé le public, en raison de l'altération qu'elle pouvait occasionner dans la qualité du lait, dont il se fait une si grande consommation à Paris. Des inquiétudes graves avaient été répandues par les journaux, tellement, que le lait était devenu pour beaucoup de personnes un aliment suspect, qu'on ne prenait plus qu'avec un sentiment de répugnance et de dégoût.

L'autorité, que semblait accuser cette sollicitude exagérée, veillait cependant; elle s'occupait à rechercher ce qu'il y avait de fondé dans ces craintes, et avisait au moyen de porter remède au mal; elle confia l'examen de cette question à une commission, composée de MM. Gauthier de Claubry, Pelletier, Guérard, docteur Emery, Labarraque, Chevallier et Huzard.

Des recherches nombreuses faites par cette commission, des renseignemens qu'elle a puisés chez les principaux nourrisseurs de la capitale et dans les établissemens agricoles des environs; il est résulté que l'épizootie aphteuse qui a régné à Paris dans l'hiver de 1838 à 1839 était peu grave, puisqu'on n'a cité aucun cas de mort qui en ait été le résultat ; que cette maladie diffère des autres maladies aphteuses, en ce qu'elle a son siége sur trois parties du corps fort éloignées les unes des autres, qui sont : la muqueuse de la bouche, la peau des trayons et la peau de l'espace interdigité, places où elle se dénote par des phlyctènes plus ou moins larges et nombreuses. Enfin, la commission a remarqué qu'elle a sévi non seulement sur l'espèce bovine, mais aussi sur les bêtes à laine et sur les porcs avec des caractères identiques.

Ici, Monsieur le Préfet, se plaçait naturellement une question importante, question difficile que l'on voit se reproduire à l'apparition de chaque épidémie, et qui tient encore divisé le monde médical, celle de la contagion. Mais, dans le cas qui nous occupe, quoique la science n'ait pas donné une solution précise du problême, la commission n'a pas hésité, eu égard au peu de gravité de la maladie, à proscrire toutes mesures ayant pour objet de séquestrer les animaux qui en seraient atteints, mesures qui sont en général si onéreuses et si vexatoires pour les propriétaires de bestiaux.

Recherchant ensuite l'influence que la maladie pouvait exercer sur la qualité du lait fourni par les vaches qui en étaient affectées, la commission a constaté que les effets produits sur le lait variaient suivant le degré de la maladie elle-même. Ainsi, dans la première période, lorsqu'elle se présente sans autres affections des mamelles que les phlyctènes extérieures, le lait n'est pas sensiblement altéré, l'on ne saurait le considérer comme de mauvaise qualité, et par conséquent, le rejeter du régime alimentaire. C'est un fait qui ressort clairement de l'examen microscopique et chimique auquel le lait a été soumis, et de l'absence de toute espèce d'accident dépendant de son emploi par les personnes qui en font usage pendant long-temps avant que l'attention ne fût éveillée sur ce sujet.

Mais si le lait, dans cette première période, n'a pas encore éprouvé d'altération, il n'en est plus de même lorsque l'on voit succéder aux premiers accidens l'engorgement, l'ulcération ou la suppuration des mamelles; alors, suivant l'intensité des symptômes, le lait se trouve plus ou moins profondément modifié, soit par l'altération des principes qui le constituent, soit par l'addition de principes étrangers, tels que le pus, le mucus, la sérosité, etc., altération sensible au microscope par les modifications qu'éprouvent dans leur forme les globules du lait, et qui peut également être rendue manifeste à tous les yeux par l'action de l'ammoniaque ajoutée à ce lait altéré, auquel elle communique une consistance visqueuse tout-à-fait particulière, que l'on n'observe point avec le lait ordinaire. Comme la maladie s'est présentée souvent avec les caractères que nous venons d'indiquer plus haut, l'on serait porté à croire que la population de Paris a été exposée à consommer pendant plusieurs mois du lait profondément altéré, et très capable de porter atteinte à la santé publique. Mais on se rassure promptement, et on comprend qu'il n'en a pas été ainsi, lorsqu'avec la commission on remarque qu'à cette période de la maladie, la sécrétion du lait est presque nulle, qu'on éprouve beaucoup de difficultés à traire les vaches par la résistance que la douleur leur fait opposer à cette opération; enfin, ce lait, lorsqu'il n'est pas mélangé, ne saurait être confondu avec le lait de bonne qualité, et il suffit qu'une certaine quantité soit ajoutée à de bon lait, pour donner à celui-ci les propriétés d'un mauvais lait, particulièrement la propriété de se grumeler et de se cailler par l'action de la chaleur, circonstance qui, plus que toute autre, a dû détourner les marchands peu scrupuleux de faire un semblable mélange.

Une question qui devait nécessairement compléter le travail de la commission était celle de rechercher si l'usage des viandes d'animaux atteints de l'épizootie pouvait présenter quelques inconvéniens pour la santé, et si on devait en interdire l'usage. Son opinion a été négative sur les deux points. Elle a rappelé que pendant des épizooties très meurtrières, de typhus contagieux du gros bétail, on n'a prescrit aucune mesure contre l'emploi de la viande des animaux malades, et qu'il n'en est résulté aucun inconvénient; jugeant par analogie, elle a pensé que la maladie très légère dont elle a eu à s'occuper ne pouvait donner lieu à aucune crainte fondée.

Enfin, ce travail important se trouve terminé par des considérations d'un haut intérêt sur la construction des étables, sur les dispositions à prendre pour que les animaux reçoivent la quantité d'air et de lumière indispensables à leur existence, pour qu'ils y soient dans de bonnes conditions hygiéniques, qui sont les plus sûrs garans contre le retour de ces épizooties meurtrières qui ravagent périodiquement le bétail. Heureuse la commission qui s'est livrée à ces longues et pénibles recherches, si l'administration, puisant dans la gravité des circonstances une force qu'il ne lui est pas toujours possible de faire prévaloir en temps ordinaire, pouvait enfin parvenir à soumettre les vacheries et les étables à des conditions sanitaires meilleures et plus en rapport avec l'état actuel de nos connaissances.

Ces vœux ont été reproduits souvent par le Conseil de salubrité, soit à l'occasion des demandes formées pour l'établissement de vacheries, soit à l'occasion des plaintes qu'elles suscitent fréquemment dans leur voisinage.

Ils ont été plus explicitement formulés encore à l'occasion des questions soulevées par l'apparition de la morve chez l'espèce humaine.

Cas de morve observé chez l'homme.

Plusieurs cas de morve observés chez l'homme avaient été rendus publics par les journaux ; les discussions auxquelles ils donnèrent lieu à l'Académie de médecine, en établissant d'une manière précise l'extrême gravité de cette affection et la probabilité de sa transmission du cheval à l'homme, avaient répandu dans la population un juste et légitime effroi. Votre administration, Monsieur le Préfet, ne pouvait rester indifférente à des faits qui intéressent à un si haut point la santé publique ; saisissant la première occasion qui s'est offerte, celle d'un homme (cet homme, employé dans les écuries des Omnibus, est mort à l'Hôtel-Dieu, dans le service de M. Breschet), supposé attaqué de la morve, en traitement à l'Hôtel-Dieu ; vous avez voulu qu'une commission examinât les faits, et vous proposât les mesures convenables à prendre pour éviter, autant que possible, le retour de semblables accidens. Cette commission, composée de MM. Parizet, Juge, Emery, Guérard et Huzard, vous a exposé d'abord l'état actuel des opinions sur la nature de la morve et sur sa propriété contagieuse. Elle regarde comme probable que la morve ou farcin aigu dans certains cas, ou qu'une autre maladie confondue jusqu'à présent avec la morve, se communique du cheval à l'homme.

Les mesures hygiéniques et préventives sont faciles à apercevoir, et ressortent naturellement de cette conviction acquise par la commission sur le mode de transmission de la maladie. Ces mesures se trouvent résumées dans un projet de règlement qui termine le rapport, projet qui diffère du règlement actuellement en vigueur par la défense absolue de laisser coucher les palefreniers dans les écuries renfermant des chevaux morveux ou seulement suspectés de morve; 2° par des prescriptions plus précises dans les précautions à prendre à l'égard de ces derniers.

Assainissement de la caserne des Minimes.

Pour compléter l'analyse des travaux du Conseil, relatifs à des questions d'hygiène vétérinaire, nous devons ajouter qu'il vous a été fait, au nom d'une commission, un rapport sur les moyens d'assainissement des écuries de la caserne des Minimes, dans laquelle la mortalité des chevaux s'était élevée d'une manière inquiétante; nous devons citer encore une demande en autorisation pour une infirmerie de chevaux morveux, dont le Conseil vous a proposé le rejet. Tous ces travaux ont eu pour principal organe notre honorable confrère M. Huzard.

Industries qui ont pour objet l'extraction de certains produits, au moyen de la décomposition des matières organiques par la chaleur.

Ces industries sont en général une cause puissante d'incommodité, en raison de la fumée qu'elles répandent, et surtout de l'odeur forte et désagréable qu'elles projettent souvent à une très grande distance lorsqu'elles s'exercent sur des masses considérables, ainsi que cela se pratique constamment.

Dans cette catégorie, nous plaçons la fabrication du charbon de bois, celle de l'acide pyroligneux (vinaigre de bois), du noir de fumée, du noir d'os, et par analogie, les diverses industries qui ont pour base le bitume, la fabrication de coke et celle du gaz de l'éclairage.

Vinaigre de bois.

Une seule demande vous a été adressée pour une fabrique de vinaigre de bois. Le Conseil a proposé de l'autoriser, pourvu toutefois qu'elle fût soumise à certaines conditions, ayant pour but de diminuer la portée des inconvéniens que le voisinage pouvait avoir à redouter.

Noir de fumée.

C'est au moyen de la combustion incomplète

de la résine que se prépare le noir de fumée dans les environs de Paris, et si les inconvéniens auxquels donne lieu cette fabrication sont en réalité beaucoup moins considérables, et s'étendent dans une sphère beaucoup plus restreinte que ceux qui résultent de la distillation du bois, on ne peut nier cependant qu'ils ne soient très appréciables dans un certain rayon lorsque, par suite de mauvaises dispositions, les particules légères du noir peuvent se répandre dans l'atmosphère. Des plaintes vous ont été adressées sur l'un de ces établissemens; le délégué chargé de les apprécier, tout en reconnaissant qu'elles étaient fondées, a indiqué en même temps les moyens à l'aide desquels il serait très facile de les faire cesser.

Une seule demande d'autorisation a été faite, et vous l'avez accordée.

Noir d'os.

Une des industries contre les inconvéniens desquelles l'administration ait eu le plus à lutter, et dont l'odeur désagréable s'étend dans un très grand rayon, est sans contredit celle de la fabrication du noir d'os. Long-temps les communes de Grenelle, de Passy, de Montrouge, d'Arcueil et de Gentilly, ont eu à souffrir de leur présence, et malheureusement, cette industrie, par la nature des produits qu'elle emploie, ne peut s'exercer qu'à la proximité des grandes villes; l'on aurait donc lieu de s'étonner qu'une seule plainte vous ait été adressée à ce sujet en 1839, si l'on ne connaissait toutes les précautions que l'administration impose à ces fabriques, et si l'on ne savait combien le temps et l'habitude affaiblissent certaines susceptibilités.

Bitumes.

Une industrie s'est élevée depuis peu d'années, ayant pour base l'emploi des diverses matières bitumineuses, soit naturelles, soit de celles qu'on obtient par la distillation de la houille, du bois ou d'autres matières organiques.

Cette industrie, dont le développement a été d'abord un peu exagéré, et qui paraît vouloir se restreindre aujourd'hui dans des limites beaucoup plus étroites, a été encore dans le courant de 1839 l'objet de 22 rapports.

Déjà le Conseil, par suite d'un rapport détaillé, fait par notre collègue, M. Pelletier, vous avait fait connaître les conditions générales auxquelles il lui avait paru convenable d'assujétir le travail des bitumes.

Les 22 rapports qui vous ont été adressés cette année ont porté : savoir : 10 sur des demandes en autorisation, 5 sur des plaintes élevées par les voisins de ces établissemens. Des 7 autres, un avait pour objet de fournir à votre administration des renseignemens qu'elle avait demandés, les 6 derniers étaient relatifs à des réclamations élevées par les fabricans de produits bitumineux contre les prescriptions qui leur avaient été imposées. Ces réclamations inaccoutumées contre les prescriptions du Conseil témoignent assez, Monsieur le Préfet, des difficultés qu'il a dû rencontrer pour concilier les intérêts de cette industrie avec les justes exigences de ses voisins plus ou moins rapprochés, difficultés dont on apprécie toute la portée lorsque l'on songe aux chances multipliées d'incendie qu'offrent ces établissemens, et à l'odeur qu'ils portent à une distance qui est souvent de plusieurs kilomètres : si l'on songe également que ces établissemens sont en quelque sorte portatifs et destinés à fonctionner sur la voie publique, pour le dallage des trottoirs, le pavage des rues. Du reste, ce que nous avançons ici des inconvéniens inhérens à cette industrie est complètement justifié, moins encore par le nombre des plaintes qui se sont élevées contre les établissemens de bitumes que par la manière dont elles ont été appréciées, puisque toutes ont été reconnues fondées.

Distilleries de résine.

Une industrie tout-à-fait analogue à la précédente, par la nature des matières employées et les inconvéniens auxquels elle donne lieu, est la distillation de la résine ; elle s'opère dans le but de recueillir les produits volatiles qui sont utilisés immédiatement, soit pour la peinture, soit pour la fabrication d'un produit destiné à enduire les roues et essieux, soit encore pour la fabrication du gaz de l'éclairage ; deux rapports vous ont été adressés sur les plaintes élevées contre les fabriques de cette espèce, ces plaintes ont été reconnues fondées.

Usine à gaz pour l'éclairage. (Gazomètre).

Des inconvéniens semblables aux précédens signalent à l'attention sérieuse de l'autorité les établissemens de gaz pour l'éclairage ; aussi, dès l'origine, ces fabriques ont-elles été soumises à des prescriptions diverses : ici, en effet, on avait à lutter non seulement contre l'odeur et la fumée, il fallait autant que possible parer aux chances d'explosion, prévenir la filtration des eaux des gazomètres et des autres produits bitumineux au travers du sol, et par suite, l'infection des eaux dans les terrains environnans.

Mais quel que soit le zèle de l'autorité, les précautions qu'elle ait pu prendre, on ne peut nier que les établissemens dont il s'agit ne soient restés pour les localités qu'ils occupent une source de graves incommodités, et l'on n'a pas lieu d'être étonné des réclamations auxquelles ils donnent naissance ; 8 rapports vous ont été faits sur diverses questions intéressant les établissemens de gaz, l'un de ces rapports, que nous devons à notre collègue, M. d'Arcet, a pour objet des renseignemens destinés au Conseil de salubrité de la ville de Toulouse, qui avait désiré s'éclairer auprès de votre administration sur la nature des prescriptions à imposer à ces établissemens, sur la police à laquelle ils doivent être soumis, et sur l'exactitude de divers faits venus à sa connaissance.

Deux permissions ont été accordées pour de nouveaux gazomètres.

Machines à vapeur.

Nous avons réuni sous un même chef tous les établissemens sur lesquels il a été fait des rapports relatifs aux machines à vapeur. Chaçun de ces établissemens offre sans doute par lui-même des inconvéniens inhérens au genre d'industrie qui s'y exerce ; mais, en général, ces inconvéniens sont peu considérables ; les ateliers dont il est question sont pour la plupart des ateliers de construction de machines et autres analogues, qui ne peuvent affecter le voisinage que par le bruit et l'activité qui y règnent. Sur 63 rapports qui ont été faits au Conseil, et qui ont pour objet des machines à vapeur, 11 portent sur des scieries mécaniques, 9 sur des ateliers de construction de machines ou sur des ateliers de mécanicien, 6 sur des fabriques d'amorces fulminantes, 4 sur des ateliers pour l'impression et l'apprêt des étoffes, 3 sur des imprimeries mécaniques; les autres rapports sont répartis de la manière suivante :

Sur des laminoirs, machine à broyer les couleurs, machine à pulvériser, à battre le plâtre, à extraire la pierre, 7; raffinerie de sucre, fabriques de sucre de fécule, 3; filatures, 2; tourneurs, 2; travail des verres pour l'optique, 2; polissage d'acier, 1; nettoyage des grains, manutentions des vivres de la guerre, 3; parfumerie, 2; savonnerie, 2; blanchisserie, fabriques de chandelles, de chapeaux, de faïence, fonderie de fer, laveur de cendres, 6; total, 63.

Il a été fait en outre, sur de simples chaudières à vapeur, 33 rapports répartis entre diverses industries de la manière suivante, savoir : pour impressions, apprêts d'étoffes, décatissage, 12

Fabriques de chapeaux. 7

Fabriques de bougies et de chandelles. . 3

Ateliers de mécaniciens. 2

Raffinerie. 2

Savonnerie. 2

Extraction de la matière colorante des bois de teinture 2

Etablissemens de bains. 2

Teinturerie. 1

Si nous ajoutons ces 33 rapports aux 63 précédens, nous avons un total de 99 rapports, ayant pour objet des machines ou de simples chaudières à vapeur. Nous les réunissons ici en raison de l'identité des inconvéniens auxquels donnent lieu ces appareils. Ces inconvéniens, en effet, ne peuvent résulter que des chances d'explosions dépendantes de la vapeur comprimée ou des chances d'incendie et de la présence de la fumée, qui accompagnent l'établissement de tout fourneau, *quel que soit d'ailleurs son usage.* Il est vrai de dire cependant que parmi les plaintes ou les oppositions qui ont été portées à la connaissance du Conseil, plusieurs avaient pour objet le bruit et l'ébranlement que peuvent occasionner l'emploi des machines à vapeur : ébranlement qui se fait particulièrement sentir dans les maisons un peu resserrées et liées par des constructions aux maisons voisines, c'est ce qui s'est présenté surtout pour les imprimeries mécaniques et quelques autres applications mécaniques de la vapeur.

Mais ce sont ici des résultats tout-à-fait indépendans de la vapeur elle-même, inhérens à l'imperfection du mécanisme que l'on emploie, et qui se reproduiraient avec une bien plus grande intensité, en substituant à la vapeur un manége, une chute d'eau, l'action du vent, ou tout autre moteur mécanique.

Si nous considérons actuellement les machines et chaudières à vapeur sous le point de vue des explosions qu'elles peuvent produire, nous voyons qu'il n'a été signalé dans le courant de l'année aucun accident reconnaissant pour cause une explosion totale ou partielle d'une machine, et cependant, il n'y a pas de plaintes, il n'y a pas d'oppositions qui ne soient grossies par la crainte de ces dangers. C'est que si réellement les accidens de ce genre peuvent à juste titre, par leur gravité et leur sphère d'action, provoquer les craintes des voisins, les sages mesures prescrites par les règlemens sont de nature à les rendre impossibles lorsqu'elles sont fidèlement exécutées; aussi, Monsieur le Préfet, le Conseil a-t-il toujours insisté vivement pour le maintien des précautions dont la loi entoure les appareils à vapeur, non seulement pour mettre à couvert la responsabilité de votre administration, mais aussi parce qu'il est persuadé qu'on ne pourrait, dans l'état actuel des choses, négliger ces prescriptions sans exposer à de grands dangers ceux qui emploient des appareils à vapeur.

Le véritable et le plus sérieux inconvénient des machines à vapeur, c'est la fumée; c'est contre elle que se sont élevées le plus de plaintes fondées.

Cet inconvénient, non seulement se fait sentir dans le moment présent, mais il inquiète surtout pour l'avenir.

Lorsque l'on considère que dans la seule année 1839, il a été accordé 82 autorisations pour des appareils à vapeur, et que nous ne sommes encore qu'au début des applications de cet agent mécanique, lorsque l'on suit la progression croissante des demandes adressées à l'autorité, l'on ne peut en effet se défendre d'une certaine crainte contre les envahissemens ultérieurs de la fumée qui accompagne ces établissemens.

Le Conseil de salubrité s'est appliqué dès long-temps à la solution de cette difficulté, qui se rencontre à chaque pas dans l'instruction des demandes qui vous sont adressées, non seulement pour les machines à vapeur, mais pour toutes les industries où l'on fait usage de fourneaux.

Divers systèmes ont été imaginés, celui qui se présentait le premier est l'emploi de fourneaux fumivores, qui paraît en effet le plus rationnel et le plus convenable ; cependant, bien qu'il soit très aisé d'assigner les conditions théoriques pour une combustion complète de la houille, les difficultés d'application n'ont pas permis que ce système de fourneau se généralisât. Jusqu'ici, les fourneaux fumivores exigent une grande précision dans l'exécution, une grande régularité dans la distribution du combustible, difficiles à réaliser dans un travail courant; d'une autre part, le grand excès d'air qu'on est obligé d'employer pour obtenir une combustion complète, diminue souvent l'effet utile de la houille et rend ces fourneaux plus dispendieux dans certains cas que les fourneaux ordinaires, malgré la perte de combustible que ceux-ci entraînent.

Les distributeurs mécaniques destinés à régulariser l'emploi du combustible et l'activité de la combustion ont été également proposés et employés avec succès, mais ils exigent des frais assez considérables d'établissement, et ne peuvent guère être adoptés que dans de grandes usines et pour une application bien régulière de la vapeur.

Restait à modifier la nature du combustible, c'est ce que le Conseil a fait généralement ; il prescrit communément l'emploi du coke ou des variétés de houilles maigres qui ne donnent pas de fumée. En laissant toutefois les industriels juges des moyens qu'il leur convient le mieux d'employer, soit constructions fumivores, distributeurs mécaniques ou combustibles ne donnant pas de fumée.

Ces prescriptions, Monsieur le Préfet, ont été adoptées en principe par le Conseil de salubrité, et sont dans le plus grand nombre de cas la condition à laquelle il croit devoir soumettre les autorisations qu'il a l'honneur de vous proposer.

Sans doute que leur application rigoureuse peut apporter quelque gêne à certains établissemens, le Conseil n'ignore pas que pour quelques services particuliers, l'emploi du coke présente de grands obstacles, eu égard à la construction des fourneaux, que l'absence de la fumée dans la combustion de la houille ne soit aussi très difficile à obtenir, mais il a l'intime conviction que cette gêne ne peut être que momentanée, et qu'elle finira par tourner au profit de l'industrie.

Le problême dont il poursuit la solution peut être résolu ; il l'est même déjà en grande partie, mais il reste encore un pas à faire pour arriver au but, et il l'atteindra en persévérant dans la marche qu'il a adoptée. Dans ses efforts, il est soutenu, nous le répétons, par la conviction qu'il travaille non seulement dans l'intérêt de l'assainissement et de la propreté de la capitale, en cherchant à garantir ses habitans des inconvéniens de la fumée, mais dans l'intérêt de l'industrie elle-même, en la forçant à un meilleur emploi du combustible, et en la mettant dans des conditions telles, qu'elle puisse choisir les localités qui lui conviennent, sans être exposée à ces plaintes continuelles, à ces récriminations souvent fondées que l'on n'avait pas toujours prévues, et qui deviennent quelquefois la cause des plus grands embarras pour les établissemens industriels.

Un progrès important a été fait en 1839 dans la voie que nous indiquons, c'est le système imaginé pour les chaudières à vapeur par M. Beslay, mécanicien, système qui vous a été indiqué dans plusieurs rapports faits à ce sujet, et qui a pour but à la fois de prévenir les explosions et d'éviter la fumée en permettant de généraliser l'emploi du coke. Il est à regretter seulement qu'il n'ait pas pu être appliqué jusqu'à présent à tous les services des chaudières à vapeur.

Produits chimiques.

Les produits chimiques occupent une large place dans la série des établissemens insalubres et incommodes ; le Conseil vous a adressé en tout 30 rapports sur des établissemens de ce genre, savoir : 2 sur des fabriques d'acide sulfurique, 4 sur des fabriques de prussiate de potasse ou de bleu de Prusse, 6 sur des fabriques d'eau de javelle, 10 sur des fabriques d'allumettes chimiques, 10 sur la fabrication des fulminates ou des amorces fulminantes; enfin, 5 sur des fabriques de préparations diverses rentrant dans les produits chimiques. Les fabriques d'acide sulfurique, de bleu de Prusse, d'eau de javelle, de produits chimiques proprement dits, offrent sans doute de grands inconvéniens, mais ils sont prévus et éprouvés depuis long-temps, et l'on a pris à leur égard toutes les mesures nécessaires pour les diminuer autant que possible.

Allumettes chimiques.

Il n'en est pas de même de la fabrication des allumettes chimiques et des pâtes qui servent à leur préparation ; les diverses compositions qui sont employées à cet usage ont éprouvé des modifications journalières depuis une vingtaine d'années, et chaque changement rend nécessaire quelques additions aux dispositions que l'autorité a dû prendre à l'égard de ces fabriques. Déjà l'année dernière, une ordonnance a été rendue, qui règle tout ce qui est relatif au mode de transport des allumettes fulminantes, et aux moyens d'éviter leur inflammation par suite des frottemens auxquels elles peuvent être exposées.

En ce qui touche aux fabriques elles-mêmes, les précautions dont on les entoure ne sauraient être trop grandes lorsqu'on songe aux causes multipliées de destruction qui se trouvent accumulées dans ces établissemens où existent à la fois du chlorate de potasse, de la poudre fulminante, du phosphore, du phosphure de soufre, de l'acide sulfurique, des étuves, etc.

L'administration, par une sage prévoyance, a jugé convenable de proscrire la fabrication et l'emploi du phosphure de soufre pour les allumettes fulminantes, en raison des chances multipliées et presque inévitables d'explosion qu'entraînent la préparation et l'emploi de ce produit. Par un motif semblable, elle défend l'accumulation des allumettes fabriquées, et exige qu'elles soient divisées immédiatement après leur confection dans des boîtes de petite dimension, dans lesquelles elles sont ensuite livrées au public ; ainsi renfermées, les allumettes s'enflamment moins fréquemment, et lorsque cet effet a lieu, il devient rarement une cause d'incendie, les allumettes enflammées s'éteignant alors d'elles-mêmes et immédiatement par privation d'air, avant que la matière de la boîte ait pu être attaquée et livrer passage à la flamme.

Par des raisons d'un autre ordre, mais non moins importantes, et fondées uniquement sur des considérations de salubrité, il a été interdit aux fabricans d'allumettes d'employer dans la préparation de leur pâte l'acide arsénieux (arsénic blanc) que quelques-uns y faisaient entrer, et qui avait le grave inconvénient de répandre dans l'air, par la combustion des allumettes, une certaine quantité de vapeur d'arsénic.

Les fabriques d'allumettes ordinaires présentent aussi des chances d'incendie moins nombreuses, il est vrai, que celles d'allumettes chimiques : néanmoins, un accident de ce genre vous a été signalé cette année chez le sieur Lezerai, fabricant d'allumettes à La Villette. Cet incendie, dont la cause n'a pas été complètement éclaircie, paraît dû très probablement à l'inflammation spontanée du bois qui devait servir à la fabrication des allumettes.

Cette cause d'accident qui n'avait pas encore été indiquée peut fournir à l'administration un document utile, et permettra de prévenir plus tard des incendies qui pourraient se produire dans des circonstances analogues, c'est ce qui a donné lieu au rapporteur, M. Chevallier, de demander la création d'une commission spéciale, chargée de recueillir parmi les documens administratifs toutes les causes apparentes ou présumées des incendies nombreux qui ont lieu annuellement dans la capitale. Nul doute que ce travail ne pût conduire à quelque donnée utile sur la question, et par suite, à quelques dispositions de police qui auraient pour effet de diminuer le nombre d'incendies.

Poudre et amorces fulminantes.

Plusieurs questions importantes ont occupé le Conseil à l'occasion de la fabrication des poudres et amorces fulminantes. Une explosion ayant eu lieu chez le sieur Gaupillat, aux Bruyères de Sèvres, le Conseil a dû examiner de nouveau, et résoudre diverses difficultés relatives à cette industrie, et modifier quelques-unes des prescriptions qu'il était dans l'usage d'imposer; ici s'est présentée la question de savoir s'il était convenable de maintenir un paratonnerre sur les fabriques et sur les magasins de poudre fulminante.

On ne peut contester en principe l'utilité des paratonnerres lorsqu'ils sont établis avec toutes les conditions voulues; mais lorsque ces conditions cessent d'être remplies, la pointe dont ils sont armés peut devenir une cause déterminante de la chute de la foudre, et l'on a plusieurs exemples d'édifices foudroyés, bien que munis de paratonnerres.

La commission, chargée de donner son opinion à cet égard, a pensé qu'il était convenable d'agir dans cette circonstance, comme on le fait actuellement pour les magasins à poudre de l'Etat, où le paratonnerre est remplacé par une armure métallique dont l'édifice est recouvert; armure composée de larges lames de métal réunies entre elles par des bandes métalliques formant ainsi sur la surface extérieure un vaste conducteur qui se trouve lui-même en contact avec le sol par une grande surface ; de cette manière, on profite de la conductibilité métallique pour donner passage à la foudre lorsqu'elle pourrait s'accumuler par les circonstances naturelles, mais dans aucun cas on ne provoque son accumulation sur l'édifice.

La préparation des fulminates a donné lieu à une question qui intéresse à la fois le fisc et la santé publique, et sur laquelle l'administration des contributions indirectes a désiré avoir l'opinion du Conseil de salubrité, il s'agissait de savoir si l'emploi de l'alcool provenant de la fabrication des fulminates pouvait être autorisé dans l'économie domestique.

L'examen qui a été fait de ce liquide a prouvé qu'il renfermait beaucoup de produits cyaniques, et que son emploi devait être sévèrement interdit pour tout autre usage que pour les arts ; aussi, le Conseil a-t-il pensé que, pour éviter toute chance d'erreur ou de fraude, il était indispensable de dénaturer ces alcools à la sortie des fabriques de fulminate. Ces diverses recherches sont dues à notre honorable président pour 1839.

Transport du fulminate.

Plusieurs fabriques d'amorces fulminantes ayant jugé convenable, afin d'éviter les droits sur l'alcool, de placer leurs ateliers de préparation de poudre fulminante hors de la banlieue de Paris, vous ont demandé l'autorisation de transporter leur fulminate de l'atelier où il est fabriqué dans celui où se confectionnent les capsules, atelier beaucoup plus important, et qui ne peut pas être déplacé avec la même facilité. Le Conseil avait d'abord refusé, sous quelque prétexte que ce fût, le transport du fulminate sous toute autre forme que celle de capsule; mais ayant examiné de nouveau la question, il a cru pouvoir dans certains cas, et au moyen des précautions qu'il indique, donner son adhésion à ce transport; il a en conséquence rédigé à ce sujet une instruction qui a été soumise à votre approbation dans le courant de l'année 1840, et qui trouvera sa place dans le compte-rendu des travaux de cette année.

Métallurgie.

35 rapports ont été faits sur des établissemens qui ont pour objet le travail des métaux; ce sont particulièrement des fonderies de fer, de cuivre, d'acier, de plomb, de caractères d'imprimerie, des ateliers de doreurs, de dérochage, d'étameurs sur glaces et laveurs de cendres.

Les plaintes provoquées par la plupart de ces établissemens sont fondées en grande partie sur la fumée; c'est ce qui se présente fréquemment pour les fonderies de fer, non seulement en raison des fourneaux de fusion dont on y fait usage, mais surtout en raison de l'étuve de flambage destinée à sécher et à préparer les moules.

Diverses dispositions ont été imaginées pour s'opposer à la dispersion du noir de fumée sur les propriétés voisines; mais par suite des modifications qu'a éprouvées l'opération du flambage dans laquelle l'emploi de la résine est aujourd'hui généralement abandonné, les fonderies de fer pourront, sans inconvénient, à l'avenir, s'établir à la proximité des habitations.

Parmi ces établissemens, il en est un sur lequel il vous a été fait plusieurs rapports, et qui a cessé d'exister aujourd'hui, c'est la fonderie d'acier élevée par sir Henry dans la commune de Neuilly : c'est une perte qui sera sentie par tous ceux qui s'intéressent à cette industrie.

Dérochage.

Les ateliers de dérochage offrent des causes d'insalubrité qui leur sont propres, et qui sont dues au dégagement du gaz provenant de la réaction des acides sur le cuivre. Long-temps ces ateliers ont été l'objet de plaintes vives, et vous en avez encore reçu cette année un certain nombre, dont plusieurs ont paru fondées, mais il est à espérer qu'à l'avenir elles ne se reproduiront plus si, comme l'a indiqué le Conseil, les dérocheurs, au lieu de répandre les vapeurs nitreuses dans l'air, les absorbent au moyen de la chaux ; ils pourront ainsi transformer en un produit utile un corps qui était pour leurs voisins une cause de plainte, et pour eux-mêmes une source continuelle de désagrément.

Il en est de même de ces eaux cuivrées que par incurie les dérocheurs jettent encore quelquefois sur la voie publique, où elles peuvent devenir pour les animaux une cause d'accidens, tandis qu'au moyen de la plus simple opération, on pourrait retirer facilement une quantité de cuivre qui paierait fort largement la peine et les frais que pourrait exiger cette extraction.

Blanchisseries.

Beaucoup d'établissemens de blanchisseurs dans les environs de Paris donnent lieu à des plaintes qui résultent presque constamment du défaut d'écoulement des eaux savonneuses. Ces eaux, plus que toutes autres, éprouvent de la difficulté à s'infiltrer dans le sol, en raison de la matière grasse qu'elles renferment, et qui obstrue promptement les fissures par où elles pourraient s'écouler. Une semblable raison s'oppose également à ce qu'on puisse se débarrasser des eaux de buanderie au moyen des puits absorbans, si utiles dans d'autres circonstances.

Différens procédés d'assainissement ont été proposés : l'un consiste à décomposer le savon, en agitant l'eau qui le contient avec une petite quantité de plâtre, et à la débarrasser ainsi de la majeure partie de la substance putrescible qu'elle renferme; l'autre consiste à opérer la même décomposition au moyen de l'acide sulfurique; dans l'un et dans l'autre cas, l'eau ayant perdu sa viscosité, devient apte à s'infiltrer dans le sol, et l'on transforme ainsi cette matière putrescible, qui est une cause puissante d'insalubrité, en un produit utile pouvant servir comme engrais, ou même être employé dans la préparation du gaz pour l'éclairage, comme cela se pratique dans quelques localités.

Lavoir Saint-Laurent.

Il serait à désirer pour l'assainissement de la capitale que beaucoup d'établissemens se formassent à l'instar du lavoir Saint-Laurent, qui a été visité par une commission du Conseil, et sur lequel elle vous a donné, par l'organe de son rapporteur, M. Guérard, des renseignemens extrêmement satisfaisans.

Eau stagnante.

Les inconvéniens auxquels donnent lieu les blanchisseries se produisent quelquefois par le seul défaut d'écoulement des eaux pluviales et ménagères. Un inconvénient de cette nature vous a été signalé cette année dans deux localités de la commune d'Auteuil; le Conseil, par l'organe de MM. Ollivier (d'Angers) et Jolloi-, a indiqué les moyens de les faire disparaître provisoirement, du moins jusqu'à ce que des travaux plus considérables aient pu donner à ces eaux un écoulement direct à la rivière.

Vernis, couleurs et teinture.

Il a été fait sur des établissemens de cette espèce 12 rapports, répartis ainsi qu'il suit : vernis, 4 ; orseilles, 2 ; toile cirée, encre d'imprimerie, encre indélébile, cirage, cire à cacheter, vernissage des peignes métalliques, chacun 1 ; tous ces rapports, à l'exception de celui qui a pour objet l'encre indélébile, sont relatifs à des demandes d'autorisation, et le Conseil vous a proposé de les accueillir favorablement. C'est ici le lieu, Monsieur le Préfet, de rappeler que deux rapports vous ont été adressés sur l'état sanitaire des ouvriers cérusiers dans la commune de Clichy ; les recherches qui ont été faites à ce sujet sur les registres des hôpitaux, pour les mois d'août, septembre, octobre et novembre, font connaître le mouvement des ouvriers malades pendant cette période ; elles établissent que sur 119 malades atteints de coliques métalliques reçus dans les hôpitaux, il y avait 42 peintres en bâtimens, 33 cérusiers et 4 broyeurs, les autres appartiennent à des professions étrangères au travail des métaux.

Teinturiers, dégraisseurs, décatisseurs.

Il est une industrie qui, bien que s'exerçant sur une petite échelle, tend cependant à se répandre beaucoup aujourd'hui. C'est celle des teinturiers-dégraisseurs; 20 rapports, Monsieur le Préfet, vous ont été adressés sur des ateliers de teinture; sur ces 20 rapports, 10 sont relatifs à des demandes d'autorisation pour des teinturiers-dégraisseurs, et elles ont été toutes accueillies favorablement par le Conseil. L'industrie dont il s'agit n'offre en effet que de légers inconvéniens qui lui permettent de s'établir dans toutes les localités où l'eau qu'elle emploie peut trouver un écoulement facile sur la voie publique.

Fonderie de suifs en branches. — Fabrique de chandelles-bougies.

Les diverses industries qui s'exercent sur les corps gras d'origine animale ont toujours été une cause plus ou moins active d'incommodité ou d'insalubrité; on ne saurait méconnaître néanmoins que la fonte des suifs en branches n'ait reçu des améliorations importantes dans ces dernières années, la substitution du bain-marie au feu nu, l'emploi de l'acide sulfurique, les vases clos, les appareils de condensation qu'on a successivement indiqués, et qui sont susceptibles d'une application utile, ont dû nécessairement affaiblir les inconvéniens réels que présente la fonte des suifs.

Une commission, que vous aviez chargée de vous faire connaître l'état actuel de la fonte des suifs, vous a exposé dans son rapport les divers procédés qui sont employés, et vous a proposé une modification dans le classement de cette industrie ; elle a pensé qu'on devait maintenir dans la première classe les établissemens dans lesquels on opère par l'ancien procédé, et ceux qui travaillent par l'acide sulfurique, mais à feu nu, et faire au contraire passer dans la deuxième classe les fabriques qui emploient l'acide sulfurique et le système de condensation proposé par notre collègue M. d'Arcet ; l'adoption de cette proposition sera un encouragement aux industriels à adopter à l'avenir les modifications proposées par le Conseil, et un pas de fait dans la voie de l'assainissement de la capitale. Le nombre total des rapports qui ont été présentés, tant sur des fonderies de suif que sur les fabriques de chandelles, acide stéarique, s'élève en totalité à 21.

Fabrique de colle, boyauderie, tannerie.

De tous les établissemens incommodes les plus justement redoutés pour leur odeur infecte, sont ceux dans lesquels on travaille les dépouilles des animaux ; c'est là que nous trouvons les fabriques de colle forte, les boyauderies, qui n'ont de rivales que les voieries les plus infectes. A ce sujet, 37 rapports vous ont été faits, répartis de la manière suivante : fabrique de colle forte, 4 ; travail du fanon de la baleine, 5 ; corroierie, 4 ; lustreur de peau, 3 ; aplatissage de corne, 2 ; débouillage et teinture du crin, 2 ; cuisson de têtes de moutons, échaudoir, 3 ; corde à boyau, 1 ; tannerie, 1 ; sécrétage des peaux et chapelleries, 10.

Ces différens rapports sont relatifs non seulement à des demandes d'autorisation, mais ils ont aussi pour objet l'examen des plaintes qui ont pu être faites et de fournir à l'administration ces divers renseignemens.

Dépôt de chiffons.

15 rapports ont été faits sur des dépôts de chiffons, ils portent sur des demandes d'autorisation qui ont été toutes accueillies. Sur ces 15 demandes, 14 sont pour l'intérieur de Paris, une seule pour la banlieue (les Batignolles).

L'extension que paraît prendre le commerce des chiffons est un effet inévitable de l'augmentation de la population, et du meilleur parti qu'on parvient à tirer des débris et résidus divers qui ont été long-temps entièrement perdus; c'est une garantie de salubrité pour l'avenir ; le seul inconvénient que présentent les dépôts de chiffons et les dépôts d'os qui les accompagnent presque constamment, a été suffisamment prévu et neutralisé par les prescriptions du Conseil, par la bonne ventilation de ces établissemens, et en exigeant que les os soient tenus dans un tonneau exactement fermé, où on ne les laisse séjourner que pendant un temps très court.

Dépôts de boues, de sang, engrais factices, poudrette, vidanges, voirie de matières fécales.

Ces divers établissemens, dont la bonne tenue intéresse à un si haut point l'hygiène publique, sont pour l'administration une source intarissable de difficultés. Les localités où l'on établit les voiries les repoussent avec une persévérance, quelquefois même avec une violence qui témoignent assez des nombreux inconvéniens qui les accompagnent, et cependant, le service de propreté de la capitale exige que les boues et les immondices soient enlevées régulièrement et avec rapidité : un transport lointain deviendrait trop onéreux ; on est donc obligé de les déposer à de petites distances. où leur accumulation détermine les inconvéniens dont on se plaint.

Un grand nombre de projets ont été présentés pour parer à ces inconvéniens ; nous nous abstiendrons de les rappeler ici, aucun ne donnant une solution complète de la difficulté ; cependant, il en est un que nous devons mentionner, en raison des avantages qu'on pourrait en retirer, mais qui malheureusement n'a servi qu'à propager de graves abus, c'est l'emploi des poudres désinfectantes ; il est parfaitement établi que l'addition du charbon ou des matières terreuses carbonisées, faite en quantité suffisante à des matières organiques en putréfaction, s'oppose au développement de l'odeur infecte qu'elles répandraient ; aussi, le Conseil de salubrité, se fondant sur cette propriété et sur l'application en grand qui en a été faite à plusieurs reprises, a-t-il autorisé plusieurs établissemens de voirie, de dépôt de matière fécale, d'engrais factice, à la condition que ces matières seraient dûment désinfectées par des mélanges convenables ; mais dans la presque totalité des cas, on a négligé la condition imposée en raison du temps, du soin qu'exige le mélange, en raison également d'une circonstance qui n'avait pas pu être prévue, c'est la dépréciation que présente la matière désinfectée lorsqu'on la vend comme engrais.

Cette dépréciation elle-même peut bien n'être que l'effet d'un préjugé, mais elle peut aussi être fondée dans beaucoup de cas, car on conçoit très bien qu'une addition trop considérable de matière inerte doive nuire à la qualité de l'engrais, et il est à présumer que quelques fabricans d'engrais ont pu abuser de la recommandation de faire des mélanges au point d'altérer considérablement la valeur de leur produit ; quoi qu'il en soit, l'éloignement des acheteurs pour les engrais désinfectés, le soin qu'exige cette désinfection, font que cette condition expresse est rarement ou incomplètement observée. Les établissemens dont il s'agit donnent lieu à des plaintes d'autant plus vives, d'autant plus fondées, qu'ils ont été, sur la foi d'un procédé bon en lui-même, mais qu'on ne pratique pas convenablement, autorisés dans des localités où l'on n'aurait certainement pas toléré les voiries ordinaires, et cependant, ils en offrent tous les inconvéniens.

Les considérations précédentes expliquent les plaintes très vives et réitérées qui ont été faites contre l'établissement d'engrais factice des sieurs Arnould et Compagnie, à Pantin, et les conclusions du Conseil à ce sujet. Ces plaintes ont été reconnues parfaitement fondées, et ne dépendent que de l'inexécution de la condition qui prescrit la désinfection des matières qui sont introduites dans le dépôt; aussi, le Conseil a-t-il pensé qu'il convenait de refuser à ces fabricans la prolongation de leur autorisation, et de tenir sévèrement la main à l'exécution des conditions de leur permission temporaire. De semblables conclusions, et pour le même motif, ont été prises à l'occasion des plaintes élevées contre la fabrication de poudrette du sieur Chenot, au Point-du-Jour, commune d'Auteuil.

Cette exigence du Conseil, suffisamment motivée par la réalité des inconvéniens auxquels il s'agissait de parer, viendra en aide à l'administration dans les efforts qu'elle fait pour assainir Paris, et devra être appliquée plus tard à beaucoup d'autres établissemens.

Substances alimentaires.

Bien que les substances alimentaires soient de la part de l'administration l'objet d'une surveillance spéciale en dehors du Conseil de salubrité, néanmoins, nous avons été souvent consultés sur des questions relatives à cette branche importante de l'hygiène publique.

Dix rapports vous ont été adressés sur des pains ou des farines examinées par le Conseil, particulièrement sur les pains et farines des prisons ; cet examen a porté en général sur la recherche de la fécule supposée ajoutée à la farine et au pain. Une modification opérée dans la fabrication du pain par le sieur Chambard, boulanger, boulevart Croullebarbe, vous avait été signalée, et est devenue le sujet d'un rapport que le Conseil vous a adressé ; cette modification consiste à faire servir à la fabrication du pain le résidu glutineux que laisse la farine après la séparation mécanique de l'amidon : ce résidu qui, dans l'opération ordinaire de la préparation de l'amidon, est entièrement perdu, et qu'on regarde comme doué de la propriété nutritive à un haut degré, est alors mêlé, pour en faire du pain, à de la farine ordinaire, dont il augmente le poids et la qualité, ou même avec de la fécule de pomme de terre à laquelle il donne la propriété de se panifier, de sorte que ce procédé aurait pour résultat définitif d'utiliser pour la fabrication du pain, et en augmentant ses propriétés nutritives, un produit qui jusque là avait été perdu ou employé à la nourriture des animaux. Aussi, jugeant la chose en principe, le Conseil l'a-t-il regardée comme bonne et convenable, et, dans l'application, il a reconnu que le pain soumis à son examen paraissait avoir tous les caractères requis pour un aliment de bonne qualité.

Pain ferrugineux.

Une demande vous avait été adressée pour obtenir l'autorisation d'établir une boulangerie spéciale, destinée à la vente d'un pain ferrugineux, c'est-à-dire d'un pain à la pâte duquel on se proposait d'ajouter diverses préparations ferrugineuses, dans le but très louable de fournir aux personnes qui pourraient faire usage de ces préparations un moyen d'administration simple et commode : le Conseil, tout en rendant hommage aux intentions des auteurs de la demande, a pensé que ce pain devait être considéré comme un médicament et soumis aux règles ordinaires qui régissent la vente des substances médicamenteuses.

Charcuterie.

Le commerce de la charcuterie a, dans diverses circonstances, nécessité une surveillance sévère, en raison des graves conséquences que pourrait avoir pour la santé publique le mauvais choix des viandes employées, ou la négligence des soins de propreté qu'exige leur préparation; cette surveillance est d'autant plus nécessaire que les mauvaises qualités de l'aliment sont dissimulées par la cuisson et l'apprêt des viandes, et ne se manifestent quelquefois que par les accidens graves qu'elles déterminent.

Des plaintes vous étaient parvenues desquelles il semblait résulter que les charcutiers emploient à la préparation de leurs saucissons, indépendamment des intestins du bœuf, toutes sortes de débris, d'issues de boucherie, et qu'ils les abandonnaient même à une macération prolongée capable de les altérer profondément. Un rapport du Conseil, dans lequel notre collègue, M. Labarraque, a fait connaître avec détail tous les procédés employés par les charcutiers, a suffi pour faire justice de ces allégations et dissiper toutes les inquiétudes qu'elles auraient pu faire naître.

Bains publics.

Les établissemens de bains, dont l'importance

est si généralement sentie, sous le point de vue hygiénique et sous celui de la propreté, sont bien éloignés d'être aussi multipliés à Paris que l'exigeraient les besoins de la population ; cet état de choses est d'autant plus regrettable qu'il serait extrêmement facile aujourd'hui, avec la multiplicité des machines à vapeur, de se procurer des masses considérables d'eau chaude, qu'on pourrait employer à cet usage. Deux demandes d'autorisation vous ont été adressées, l'une pour des bains de vapeur, qu'on ne peut se procurer jusqu'ici que dans un très petit nombre d'établissemens ; cette demande a été accueillie ; l'autre était relative à un projet d'établissement, destiné à l'administration des bains de Barèges, et qui devait être placé sur la Seine, en aval du pont du Carrousel. Le Conseil, sur le rapport de notre collègue, M. Lecanu, a pensé qu'il ne serait pas convenable de l'autoriser dans cette localité.

Nous aurions désiré, Monsieur le Préfet, pouvoir terminer ici la tâche qui nous était imposée, mais il nous reste encore le pénible devoir de vous rappeler les pertes éprouvées par le Conseil de salubrité pendant l'année qui vient de s'écouler. Le Conseil a perdu pendant cette année l'utile coopération de notre regrettable collègue, M. l'ingénieur Emmery, appelé à d'autres fonctions ; chacun de nous a pu apprécier le zèle et l'assiduité qu'il apportait à nos séances, la part active qu'il prenait à nos travaux ; toujours prêt sur toutes les questions de son ressort qui s'agitaient au sein du Conseil, il participait à toutes les discussions et les éclairait fréquemment des lumières de sa longue expérience et de ses connaissances pratiques.

Pendant le très court séjour qu'il a fait parmi nous, il a fait hommage au Conseil d'une carte des égoûts de Paris, document d'une utilité journalière, d'une brochure contenant la description des égoûts de Londres et les dispositions de police qui leur sont applicables.

Une autre perte plus douloureuse et irréparable est celle que nous avons faite dans la personne de notre vénérable collègue, M. Marc, que la mort a enlevé récemment au Conseil de salubrité, aux travaux duquel il a participé jusqu'à son dernier jour; nous lui devons, parmi les travaux de cette année, divers rapports sur des fabriques de papiers peints, sur des établissemens de teinture, sur des questions d'hygiène, rapports qui ont été mentionnés dans ce que nous avons précédemment exposé.

Il ne nous est pas donné d'analyser en ce moment tous ses travaux sur l'hygiène publique, sur la médecine légale, de faire connaître les services qu'il a rendus au Conseil depuis qu'il en est membre; cette tâche sera dignement remplie par notre successeur pour l'année 1840.

Tel est, Monsieur le Préfet, le compte que nous avions à vous rendre des travaux du Conseil de salubrité pendant l'année 1839, nous avons dû nécessairement, pour ne pas donner une trop grande étendue à ce rapport, nous borner souvent à une simple nomenclature de ce qui a été fait ; nous regrettons que cette nécessité ne nous ait pas permis de faire ressortir davantage, et comme ils le méritent, les travaux de beaucoup de nos collègues, et la part que chacun a prise dans la tâche commune ; toutefois, nous ne terminerons pas, Monsieur le Préfet, sans vous exprimer, au nom du Conseil, ses remercîmens pour l'utile concours qu'il a trouvé dans le zèle éclairé de votre administration, et pour l'appui bienveillant que vous-même lui avez accordé, et sur lequel vous l'avez depuis long-temps habitué à compter.

Nous sommes, avec respect, etc.,

Les Membres du Conseil de salubrité,

ESQUIROL, *vice-président;* GUÉRARD, *secrétaire;* BUSSY, *rapporteur;* PELLETIER, A. CHEVALLIER, BOUILLON-LAGRANGE, baron LARREY, OLLIVIER (d'Angers), J. JUGE, E. RIEUBLANC, TREMERY, PETIT, A. TREBUCHET, JOLLOIS, F. CADET-GASSICOURT, BEAUDE, EMERY, E. PARISET, LECANU, GAUTHIER DE CLAUBRY, BOUTRON, HUZARD, D'ARCET, LABARRAQUE, ORFILA, ADELON, ROYER-COLLARD, ROHAULT.

TABLE

PRÉSENTANT

PAR ORDRE ALPHABÉTIQUE,

Les Matières traitées dans les divers

PARAGRAPHES DES RAPORTS

Du Conseil de Salubrité du département de la Seine,

Faits dans les années 1827 à 1839 inclusivement.

NOTA. — Pour faciliter le plus possible les recherches, nous avons classé les objets traités dans les paragraphes sous toutes les *lettres* de l'alphabet que la mémoire pourrait rappeler au lecteur; ainsi par exemple, le paragraphe ayant pour titre : *Chauffage des Buanderies avec le Charbon de terre* a été placé sous la lettre C (*Chauffage*), la lettre B (*Buanderies*), la lettre C (*Charbon de terre*) ; de telle sorte qu'il y a tel paragraphe qui est répété quatre ou cinq fois. Des tables semblables à celles-ci ne sauraient être trop étendues, car en fait d'ouvrages méthodiques et scientifiques, la table est souvent ce qu'il y a de plus utile.

A.

ABATTOIRS, 458. — des Batignolles-Monceaux, 413. — de Belleville, 414. — Communaux, 412. — Autorisation d'élever dans la commune de Gentilly un —, 458.

ACCIDENS causés par des capsules fulminantes, 370. — de la coloration des liqueurs et pastilles (mesures proposées par le conseil pour prévenir les —), 109.

ACÉTATE DE PLOMB contenu dans l'eau de fleurs d'oranger, 104.

Acides gras (fabrication des bougies avec les), 240.

Administration des secours aux noyés en 1827, 35.

Affinage des matières d'or et d'argent, 197.

Alcool (sur l'emploi de l') provenant de la fabrication des fulminates, 485.

Aldini (emploi des tissus métalliques et d'amiante pour préserver les pompiers dans les incendies, proposé par M. —), 125. — *Lampe* proposée par M., 126.

Alimens (altération des), 372. — *Vases* qui servent à la préparation et à la conservation des —, 380.

Allumettes chimiques, 481.— *fulminantes*, 354. — *fulminantes* (proscription faite par le conseil dans la fabrication des —), 482.— *ignifères*, 432.

Altération des alimens, 372.

Altération du pain par des substances étrangères, 113.

Améliorations importantes dans le régime des prisons (1830 à 1834), 208.— à introduire dans les voieries, le mode de vidange et les fosses d'aisance de la ville de Paris, 283.

Amiante (emploi des tissus métalliques et d') pour préserver les pompiers dans les incendies, proposé par M. Aldini, 125,

Amidon (fabrique d') par un nouveau procédé, 228.

Ammoniac (fabriques de sel), 15.

Amorces (fabrique d'), 230. — *fulminantes*, 347, 484.

Amphithéatre d'anatomie construit sur l'emplacement de l'ancien cimetière dit de Clamart, 208.—de l'*Ecole de Médecine*, 232.

Anévrisme (décès occasionnés par l'), en 1827, 32 ; en 1828, 82; en 1829, 134.

Animaux abattus (nourriture des porcs avec des), 378.

Antérite (décès occasionnés par l'), en 1827, 32; en 1828, 81; en 1829, 135.

Appareils des sieurs Millet et Lhomond, 56.— *fumivores* qu'on peut appliquer aux fabriques de noir d'os, 11.—

mobiles destinés à servir de fosses d'aisances en désinfectant les matières fécales à mesure de leur introduction dans les appareils destinés à les recevoir, 234. — *nouveaux* employés dans la profession de vidangeur, 235. — *Rillieu* pour recueillir le gaz, 19.

APOPLEXIE (décès occasionnés par l'), en 1827, 32 ; en 1828, 81 ; en 1829, 136.

ARCANES (défense qu'il y aurait à faire pour annoncer les), 47.

ARCET (fourneaux de M. d') pour brûler les côtes du tabac, 101. — mémoires de M. d'—, sur l'assainissement des ateliers de doreurs, 439.

ARGENT (affinage des matières d') et d'or, 197. — (enlèvement de l'—) sur les vieux plaqués et sur les bronzes, 248.

ARTIFICES (marrons d') pour briser la glace, 23.

ASNIÈRES (épizootie dans la commune d'), 182.

ASPHIXIE de trois ouvriers dans un puisard, 237.

ASPHIXIÉS en 1829, 137.

ASSAINISSEMENT des ateliers de doreurs, 439. — des *boulevards* extérieurs, 8. — des *casernes*, 123. — de la *caserne* des Minimes, 468. — de la commune de *Clichy*, 68. — de la ville de *Vincennes*, 63.

ATELIERS de bijouterie, 242. — de *doreur* sur perles en cuivre, 249. — d'*écarrissage* par un nouveau procédé, 255.

AUTEUIL (buanderie d'), 190. — *eaux stagnantes* de la commune d' —, 489.

AUTORISATIONS (mesures à prendre au sujet des) accordées pour l'établissement de quelques industries, 17.

B.

BAINS PUBLICS en 1839, 499.

BALANCES (usage des) en cuivre pour peser la pâte avec laquelle le pain est confectionné, 238.

BALEINE (fanons de), 342.
BARAN et Ce (noir animalisé exploité par MM.), 428.
BARRUEL, membre du conseil (décès de M.), 452.
BATIGNOLLES-MONCEAUX (abattoir de), 413.
BELLEVILLE (abattoir de), 414.
BESLAY (système de M.) pour prévenir les explosions des machines à vapeur, 480.
BILLANCOURT (buanderie de), 190.
BITUMES, 471. — Examen de divers procédés concernant la confection des —, 443.
BLANCHISSERIES, eaux savonneuses qui en découlent. — procédé d'assainissement des —, 488.
BOIS (vinaigre de), 469.
BONBONS COLORIÉS, 376.
BORNES-FONTAINES en 1829, 155.—(mesuses à prendre pour que les —) soient le plus utiles possible, 156.
BOUGIES (fabrication des) avec les acides gras, 240.— plaintes contre les —, dites du Soleil, 242.
BOULANGERS (réservoirs en plomb à l'usage des), 203.
BOULEVARDS extérieurs (assainissement des), 8.
BOYAUDERIE, 492. — ateliers de, 242.
BRAISE (dangers des vapeurs de la), 56.
BRONZES (enlèvement de l'or et de l'argent sur les vieux plaqués et sur les), 248.
BUANDERIES d'Auteuil et de Billancourt, 190. — chauffage des—, avec le charbon de terre, 243.—ordinaires. (avantages des —) à la vapeur, 60.

C.

CADAVRE (moyen de reconnaître sans difficulté le nom de chaque personne dont le) aurait été inhumé dans les fosses communes, et d'entretenir le corps sans beaucoup de peine, 262.— exhumation de —, dans l'église de St-Eustache, 186.— Moulage de —, 369.

CAFÉS (plaintes portées contre les laboratoires et cuisines des) de Paris, 244.
CAMBACÈRES (demande faite par M.) pour un clos d'écarrissage communal au chemin de Paris à Aubervilliers, 416.
CANAL DE LOURCQ (eaux du), 252.
CANCER (décès occasionnés par le), en 1827, 32, en 1828, 82.
CAPSULES FULMINANTES (accidens occasionnés par des), 370.
CAS DE MORVE observé chez l'homme, 467.
CASERNES (assainissement des), 123.— de Paris et du département de la Seine, 419. — des Minimes, 468.
CATARRHE PULMONAIRE (décès occasionnés par le); en 1827, 31; en 1828, 81; en 1829, 133.
CÉRUSE (instructions pour les fabriques de), 356.
CERVELLES DE MOUTONS (proposition d'empêcher le commerce de la vente des) en 1836, 313.
CHANDELLES-BOUGIES (fabriques de) 491.
CHARBON DE TERRE (chauffage des buanderies avec le), 243.
CHARCUTERIE, 499.
CHARCUTIERS (soudures de cuivre à des vases en ferblanterie à l'usage des), 382. — établissemens des —, 246.
CHARENTON (gaz de), 425.
CHARLATANS en 1827, 47.
CHARLATANISME en 1828, 78.
CHAUDIÈRES de cuivre rouge (usage des) pour cuire les légumes, 118.
CHAUDRONNERIES (plaintes portées contre une fabrique de), 263.
CHAUFFAGE des buauderies avec le charbon de terre, 245.
CHEMINÉES (emploi de la fleur de soufre pour éteindre le feu des), 92.
CHIFFONS (extension du commerce des), 495.

CHOLÉRA-MORBUS asiatique, mesures de précaution, 210.

CIMETIÈRE DE CLAMART (amphithéâtres d'anatomie et salles de dissection sur l'emplacement de l'ancien), 208. —de l'Ouest, 391.

CLASSEMENT des fours à chaux, 54.

CLASSIFICATIONS d'établissemens en 1837, 339.—de quelques fabriques, 281. — indiquées par le conseil pour plusieurs industries en 1836, 301, 309.

CLICHY (assainissement de la commune de), 68.

CLOS central d'écarrissage, 363, 458.— d'écarrissage communal, 415.

COBALT (incendie occasionné par l'entassement du), 13.

CODE administratif des établissemens dangereux, insalubres ou incommodes par M. A. Trébuchet, 218.

COLLE (fabriques de), 492.

COLORATION des liqueurs et pastillage, 108.

COMMERCE DE COULEURS (dangers du) avec celui de l'épicerie, 108.

COMMISSION SPÉCIALE (demande d'une) pour examiner toutes les causes apparentes ou présumées des incendies qui ont lieu dans la capitale, 483.

COMMUNES RURALES (présence des dépôts d'immondices dans les), 269.

COMPLÉMENT des travaux du conseil en 1827, 29; en 1828, 78; 1829, 120.— nécessaire à la confection du tableau de mortalité de 1828, 84.

COMPTOIRS en marbre à l'usage des marchands de vin, 57.

CONCIERGERIE en 1827, 44.

CONDUITE dans les égouts des eaux qui proviennent de quelques grandes fabriques, 253.

CONSEILS de salubrité des départemens (vœux émis pour que les) publient leurs rapports annuels, 325.

CONSERVATION des viandes fraîches et du Poisson par la glace, 27.

CONSTRUCTION DES HABITATIONS (nécessité de soumettre la) à des règlemens sanitaires, 48.

CONVULSIONS (décès occasionnés par les), en 1827, 33; en 1828, 82.

COQUELUCHE (décès occasionnés par la), en 1827, 33 ; en 1828, 82.

CORNICHONS (préparation des), 247, 374.

CÔTES DU TABAC (brûlement des), 100.

COULEURS (dangers de la réunion du commerce des) avec celui de l'épicerie, 108.—vertes et teintures, 490.

COURBEVOIE (casernes de), 419.

CROUP (décès occasionnés par le), en 1837, 33; en 1828, 82.

CUISINE DES CAFÉS (plaintes portées contre la) de Paris, 244.

CURAGE DES PUITS (modifications proposées aux ordonnances de police concernant le) en 1836, 302.

CUIVRE ROUGE (usage des chaudières de) pour cuire les légumes, 118.

D.

DANGERS des vapeurs de la braise, 56.— de la réunion du commerce des couleurs avec celui de l'épicerie, 108.

DAVESSENS ET RECHET (appareil Rillieu exécuté par MM.), 19.

DÉBACLE (expériences faites dans la vue de diminuer sur les rivières et les fleuves l'effet de la) des glaces occasionnée par le dégel, 22.

DÉCATISSEURS, 491.

DÉGEL (expériences faites dans la vue de diminuer sur les rivières et les fleuves l'effet de la débacle des glaces occasionnée par le), 22.

DÉRAISSEURS, 491.

DEMANDES D'AUTORISATIONS en 1837, 328.

DENTITION (décès occasionnés par la), en 1827, 33; en 1828, 82.

DÉPOTS d'eaux minérales, en 1827, 43; en 1828, 89; en 1829, 189.—d'engrais (fabriques et—), 198, 388. — d'immondices (présence de —) dans les communes rurales, 269.— de fumiers, 388.— dans les habitations, 390. — de chiffons, 493.— de boues, 494.— de sang, 494.

DÉROCHAGE (causes d'insalubrité qu'offre le), 487.

DEYEUX, membre du conseil (décès de M.), 399.

DISPENSAIRES des filles publiques, en 1827, 40; en 1828, 90; en 1829, 136.— améliorations à introduire, 91.

DISTILLATEURS (étamage des vases des) 381.

DISTILLATION DES RÉSINES, 340.

DISTILLERIES DES RÉSINES, 472.

DRÊCHES (mesures prescrites pour les trous à) dans les vacheries), 365.

DURIOS (moyen de M.) pour rendre incombustibles les toiles, cordages, papiers, bois qui entrent dans la construction des théâtres, 411.

E.

EAU de fleurs d'oranger (acétate de plomb coulant dans l'), 104.— (Inconvéniens de préparer l') dans des vases de cuivre non étamés ou mal étamés, 383.

EAUX (écoulement des) pluviales, 10. — minérales (dépôt d'), en 1827, 43; en 1828, 89. — contenues dans des réservoirs existant chez des porteurs d'eau, 252. — du canal de l'Ourcq, 252.— qui proviennent de quelques grandes fabriques, conduites dans les égoûts, 253. — de la Seine (examen des) causes qui les rendent troubles, 434.— cuivrées jetées sur la voie publique, 488. —stagnantes de la commune d'Auteuil, 489.

ECARRISSAGE (atelier d') par un nouveau procédé, 255. — (clos central d'), 363.— (clos communal d'), 415.— (clos central d') en 1839, 458.

ECLAIRAGE (gaz hydrogène employé à l'), 18. — (résidus de la fabrication du gaz pour l'), 199. — de la Halle au beurre par le gaz, 258. — établissemens de gaz portatif pour l', 271. — usines à gaz pour l', 473.

ECOULEMENT DES EAUX PLUVIALES, 10.

EGOUTS (des) en 1829, 151. — (nécessité de recevoir dans les) les eaux fournies par chaque maison, 153. — (conduite dans les) des eaux qui proviennent de quelques grandes fabriques, 253. — particuliers, 421.

ELÈVES en droit et en médecine (maladies épidémiques signalées chez des), 259.

EMMERY, membre du conseil (décès de M.), 500.

EMPLOI de la fleur de soufre pour éteindre le feu des cheminées, 92. — du mailchior pour les instrumens de tables et des cuisines, 385. — des tissus métalliques et d'amiante pour préserver les pompiers dans les incendies, proposés par M. le professeur Aldini, 125.

EMPOISONNEMENT causé par du papier colorié en vert-pomme, 194.

ENFANS MORTS NÉS en 1827, 33 ; en 1828, 82.

ENGRAIS (fabriques et dépôts d'), 198. — factices, 494.

ENLEVEMENT des boues de Paris en 1827, 44. — de l'or et de l'argent sur les vieux plaqués et sur les bronzes, 248.

EPICERIE (dangers de la réunion du commerce des couleurs avec celui de l'), 108.

EPIDÉMIES en 1838, 77.

EPIZOOTIE sur les porcs en 1829, 121. — dans la commune d'Asnières, 182. — en 1837, 393. — sur les vaches laitières (cocotes), en 1839, 462.

EPURATION des plumes et duvets, 344.

ETABLISSEMENS de charcutiers, 246. — du gaz portatif pour l'éclairage, 271. — dangereux, insalubres et incommodes (code des), par M. Trébuchet, 218.

ETAIN (utilité qu'il y a d'étamer à l') l'intérieur des robinets en cuivre pour les liquides potables, 120.

Etain fin (les ustensiles ordinaires de cuisine doivent être étamés à l'), 119.

Etamage (il n'est pas nécessaire pour les grands chaudrons ou bassines de cuivre rouge dont on se sert pour cuire les légumes), 119. — des vases de distillateurs, 381.

Examen du pain des prisonniers, 110. — des causes qui soulevèrent les plaintes de diverses classes d'industrie, en 1837, 337. — des causes qui font naître la mauvaise odeur dans le marché aux poissons, 430. — des causes qui rendent trouble l'eau de la Seine, 434. — des moyens à employer pour éviter la fumée des machines à vapeur et celles des fourneaux, 478.

Exhumation de cadavres dans l'église St-Eustache, 186, 260. — médecin inspecteur chargé des —, 260. — du cimetière de l'Ouest, 391.

Expériences faites dans la vue de diminuer sur les rivières et les fleuves l'effet de la débâcle des glaces occasionnée par le dégel, 22.

Explosions (machines à vapeur considérées sous le point de vue des), 476. — des machines à vapeur (système de M. Beslay pour préserver des), 480.

F.

Fabrication de produits chimiques en 1828, 52. — du gaz hydrogène, 54. — du pain (sulfate de cuivre exclu de la), 116. — du gaz pour l'éclairage (Résidus de), 199. — de pièces d'artifices, dites de sûreté, 237. — des bougies avec les acides gras, 240. — et vente des farines de moutarde et lin (proposition du conseil concernant la), 313. — d'allumettes ignifères, 432.

Fabrique de noir d'os, 11. — de sel ammoniac, 15. — de parchemin, 197. — et dépôt d'engrais, 198. — de céruse, 201. — d'amidon par un nouveau procédé, 228. — d'amorces, 230. — de chaudronnerie (plaintes portées contre une), 263. — de produits chimiques, 278. — Classification des, 281. — de chandelles-bougies, 491. — de colle —, 492.

Falsification du sel marin, 116. — des sels de cuisine, 192.

Fanons de baleine, 342.

Farine mêlée de fécule (moyens de distinguer la), 262. — (préparation du pain avec la) mêlée d'un 7e de farine de riz, 276. — de riz (préparation du pain avec la farine mêlée du 7e de), 276. — de lin (proposition du conseil concernant la fabrication de la) en 1836, 313. — de moutarde (proposition du conseil concernant la fabrication de la) en 1836, 313.

Fécule (moyen de distinguer les farines mêlées de), 262. — (préparation d'un pain avec la farine mêlée de), 277.

Fer (zincage du), 435.

Feu de cheminées (emploi de la fleur de soufre pour éteindre le), 92.

Fièvres (décès occasionnés par les) en 1827, 32; en 1828, 82.

Filles publiques en 1827, 36; en 1829, 136. — (projet d'une maison de refuge pour les), 39. — Age auquel il convient d'enregistrer les —, 39. — Méthode anti-phlogistique appliquée au traitement des —, 91.

Filtres établis dans diverses prisons, 265.

Fleur d'oranger (acétate de plomb renfermé dans l'eau de), 104. — Mesures à prendre pour ne pas trouver de l'acétate de plomb dans l'eau de —, 107.

Fleur de soufre (emploi de la) pour éteindre le feu des cheminées, 92.

Fleuves (expériences faites dans la vue de diminuer sur les) et rivières l'effet de la débâcle des glaces occasionnée par le dégel, 22.

Fonderie d'acier de sir Henry, 487. — de fer. Elles pour ront, sans inconvénient, s'établir à la proximité des habitations, 487.— des suifs en branches, 491.

FONTE DES MÉTAUX, 8.

FOSSES D'AISANCES (appareil mobile destiné à servir de), 234.— Vidange des—, par des nouveaux procédés, 266. — Amélioration des —, de la ville de Paris, 283.

FOUR à chaux, 53.— de M. d'Arcet pour éviter les inconvéniens résultant du brûlement des côtes de tabac, 101.

FRUITS VERTS (vente des) sur les marchés de la capitale, 267.

FULMINATE (transport du), 485.

FUMÉE considérée comme un des graves inconvéniens des machines à vapeur, 477.

FUMIER (dépôt de) dans les habitations, 390.

FUMIVORE (appareil) qu'on peut appliquer aux fabriques de noir d'os, 11.

FUSHS (moyen de M.) pour rendre incombustibles les toiles, cordages, etc., employés dans la construction des théâtres, 412.

G.

GANNAL (moyen proposé par M.) pour empêcher la congélation des réservoirs destinés à fournir de l'eau en cas d'incendie des théâtres, 410.

GARÇONS ET FILLES morts par faiblesse de naissance en 1827, 33.

GARE DE CHARENTON, 423.

GASTRITE (décès occasionnés par la) en 1827, 32; en 1828, 81; en 1829, 135.

GAUTHIER DE CLAUBRY (moyen proposé par M.) pour empêcher la congélation des réservoirs destinés à fournir de l'eau en cas d'incendie des théâtres, 411.

GAZ hydrogène employé à l'éclairage, 18. — Manière ingénieuse de recueillir le —, 19. — portatif pour l'éclairage (production du), 19. — Fabrication du —, 54. — pour l'éclairage (résidus de la fabrication du), 199. — éclairage au (de la Halle au beurre), 258. — établissement de — (portatif), 271. — Usines à — (portatif), 473.

Gazomètre, 473.

Gérard, membre du conseil (décès de M.), 322.

Gentilly (proposition du conseil concernant des causes d'insalubrité dans la commune de) en 1836, 313. — Autorisation pour établir un abattoir dans la commune de —, 458.

Glaces (expériences faites dans la vue de diminuer sur les rivières et les fleuves l'effet de la débâcle des) occasionnée par le dégel, 22. — Conservation des viandes fraîches et du poisson par la —, 27.

Gluck (moyen de M.) pour briser la glace des fleuves et rivières, 23.

Gravelle (fabrique d'amidon établie à), 228.

Grippe en 1837, 395.

H.

Habitations (nécessité de soumettre la construction des) à des règlemens sanitaires, 48. — Nécessité d'une loi qui règle la construction des —, 158. — Dépôt de fumier dans les —, 390.

Halle au beurre (éclairage de la) par le gaz, 258.

Henry (sir), fonderie d'acier de —, 487.

Huile de résine, 340.

Huzard, membre du conseil (décès de M.), 452.

I.

Incendie occasionné par l'entassement du cobalt, 13. — Emploi de tissus métalliques et d'amiante pour préserver les pompiers dans l'— proposé par M. Aldini, 125.

— des tuyaux de zinc, 371.— Moyens proposés contre l'— des théâtres, 408.

Inconvéniens du séjour de l'eau de fleur d'oranger dans des vases de cuivre non étamé ou mal étamé, 383.

Individus (sûreté des) en 1837, 369.

Industries qui ont pour objet l'extraction de certains produits au moyen de la décomposition des matières organiques par la chaleur, 469.

Inflammation des poumons (décès occasionnés par l'), en 1827, 32; en 1828, 81; en 1829, 136. — du cerveau (décès occasionnés par l'), 81.

Inquiétudes du conseil sur la centralisation dans Paris de certaines industries, 331.

Instrumens de table et de cuisine (emploi du mailchior pour les), 385.

Instruction pour les fabriques de céruse, 356.

L.

Laboratoires (plaintes portées contre les) de Paris, 244.

Lait (altération du), 7. — Falsification du —, 51.

Lampe de mineur, proposée par M. Aldini, 126.

Lavoir Saint-Laurent, 489.

Lefèvre (fabricant de produits chimiques), 53.

Légumes (chaudières de cuivre rouge pour cuire les), 118.

Lenoir (expériences faites chez M.) pour l'emploi de la glace, 27.

Lépine (appareil de M.) pour la production du gaz, 55.

Leroux (notice nécrologique de M. le professeur), 219.

Liqueur de Wanswieten, 91.— Coloration des —, et pastillages, 108.— potables (usage des robinets en cuivre pour les), 120.

M.

Machines a vapeur, 8, 474. — Classifications proposées pour les ordonnances de police concernant la construction des) en 1836, 308.—considérées sous le point de vue des explosions, 476.

MAILCHIOR, 236.— Propriétés du —, 436.

MAISON de refuge (projet d'une) pour les filles publiques, 39.— de sevrage en 1827, 42; en 1828, 89.— de bains publics en 1827, 43 ; en 1828, 89 ; en 1829, 189.— de santé (nécessité de consulter le conseil sur les) lorsqu'il s'en établit de nouvelles, 139.

MALADIES épidémiques qui ont régné en 1829 dans certains quartiers de Paris et dans quelques casernes, 122.— épidémiques signalées chez des élèves en droit et en médecine, 259.— des ouvriers, 356.— épidémique, en 1837, 393.

MALAGUTTI (moyens proposés par M.), contre l'incendie des théâtres, 409.

MANIÈRE ingénieuse de recueillir le gaz, 19.

MARC, membre du conseil (décès de M.), 501.

MARCHANDS DE VIN (comptoirs en marbre à l'usage des), 57.

MARCHE CROISSANTE DE L'INDUSTRIE en 1827, 5.

MARCHÉS de la capitale (vente des fruits verts sur les), 267.— au poisson (examen des causes qui font naître la mauvaise odeur dans les), 430.

MARRONS D'ARTIFICE pour briser la glace, 23,

MASTIC HYDROFUGE de MM. Thénard et d'Arcet pour couvrir les comptoirs des marchands de vin, 60.

MATIÈRES d'or (affinage des) et d'argent, 197. — fécales (appareil mobile destiné à servir de fosses d'aisances en désinfectant les), 234. — puantes (transport dans Paris des), 431. — fécales (voirie de), 494.

MÉLASSE (purification de la), 343.

MESURES à prendre au sujet des autorisations accordées pour l'établissement de quelques industries, 17.— proposées par le conseil pour prévenir les accidens de la coloration des liqueurs et pastillages, 109.— indiquées par le conseil pour qu'il y ait toujours bonne qualité de farine dans le pain à donner aux prisonniers, 112. — d'assainissement pour les casernes, 123. — hygiéniques applicables aux fabriques de céruse, 201.— de salubrité que le conseil a cru devoir adopter en 1836, 301. — prescrites pour les trous à drèches dans les vacheries, 365.

Métallurgie, 486.

Méthode antiphlogistique pour le traitement des filles publiques, 91.

Meudon (proposition du conseil concernant des causes d'insalubrité existant dans la commune de) en 1836, 313.

Mode de vidange, 283.

Modifications à apporter à plusieurs ordonnances, 300. — proposées aux ordonnances de police concernant le curage des puits en 1836, 302. — proposés aux ordonnances de police concernant l'emploi des vases et ustensiles de cuisine en 1836, 307. — proposées aux ordonnances de police concernant la construction des machines à vapeur en 1836, 308.

Mortalité (tableaux de) en 1827, 30. — Complément nécessaire à la confection du tableau de — en 1828, 84.

Motif du conseil pour éloigner des communes qui servent de lieux de plaisance aux habitans de Paris les établissemens industriels, 406.

Moulage des cadavres, 369.

Moyens de distinguer les farines mêlées de fécule, 262. — de reconnaître, sans difficulté, le nom de chaque personne dont le cadavre aurait été inhumé dans les fosses communes et d'entrouver le corps sans beaucoup de peine, 262. — proposés contre l'incendie des théâtres, 408. — de M. Durios pour rendre incombustibles les toiles, cordages, papiers, et bois qui entrent dans la construction des théâtres, 411.

Musée Dupuytren, 232.

N.

Nécessité de soumettre la construction des habitations à des réglemens sanitaires, 48. — d'ouvrir une grande place au centre de chaque quartier de Paris, 156. — d'une loi qui règle la construction des villes, des villages et des habitations, sous le double rapport de la salubrité publique et privée, et qui prescrive les améliorations dont leur état actuel est susceptible, 158.

Nettoiement des rues de Paris en 1827, 44.

Noir d'os (fabrique de), 11, 470. — animalisé, 428. — de fumée, 469.

NOMBRE DE RAPPORTS FAITS AU CONSEIL.

	Préfets.	Nombre de rapports.	Rapporteurs.	Pag.
En 1827	MM. de Belleyme	240.	MM. Petit	6.
En 1828	Mangin.	300.	Petit	50.
En 1829	M. Gisquet.	270.	Petit	96.
En 1830, En 1831, En 1832, En 1833, En 1834	M. Gisquet.	1971.	Juge	163.
En 1835	M. G. Delessert.	406.	Chevalier	222.
En 1836	M. G. Delessert.	395.	Lecanu	289.
En 1837	M. G. Delessert.	423.	Beaude	326.
En 1838	M. G. Delessert.	502.	Emery	403.
En 1839	M. G. Delessert.	480.	Bussy	455.

Notice nécrologique de M. le professeur Leroux, 219.

Nourriture des porcs avec la viande de cheval, 273. — avec des chairs d'animaux abattus, 378.

Nouveaux appareils employés dans la profession de vidangeur, 234.

Noyés en 1827, 35 ; en 1828, 84 ; en 1829, 136.

O.

Or (enlèvement de l'). sur les vieux plaqués et sur les bronzes, 248.

Os (fabriques de noir d'), 11.— (Noir d'), 470.

Ouvriers cérusiers (maladies des), 356.

P.

Pain des prisonniers (examen du), 110. — Altération du — par des substances étrangères, 113. — Préparation du — avec la farine mêlée d'un septième de farine de riz, 276. — Préparation d'un — avec la farine mêlée de fécule, 277. — ferrugineux, 498.

Papier colorié (empoisonnement causé par du) en vert-pomme, 194.

Parchemin (fabrique de), 197.

Parent-Duchatelet, membre du conseil (décès de M.), 322.

Paris (amélioration des fosses d'aisances de la ville de), 283. — Casernes de — et du département de la Seine, 419.

Pastillages (coloration des liqueurs et), 108.

Pate de Pain (usage des balances en cuivre pour peser la), 238.

Paulin (procédé de M.) pour assainir l'industrie des doreurs, 439.

Pavage de Paris en 1829, 154. — Critique du système suivi pour le — , 154.

Payen (produit de M.), 52.

Payen, Buran et **Cambacérès** (établissemens de MM.), 256.

Péritonite (décès occasionnés par la), en 1827, 32 ; en 1828, 81 ; en 1829, 136.

Perles de cuivre (atelier de doreur sur), 249.

Petite vérole (décès occasionnés par la) en 1827, 33 ; en 1828, 82.

Phthisie pulmonaire (décès occasionnés par la) en 1827, 31 ; en 1828, 81 ; en 1829, 133. — Vente de la chair des animaux morts de la —, 184.

Plaintes contre les bougies dites du Soleil, 242. — portées contre les laboratoires et cuisines de Paris, 244. — portées contre une fabrique de chaudronnerie, 263. — portées au conseil en 1837, 334.

Place (nécessité d'ouvrir une grande) au centre de chaque quartier de Paris, 156.

Pinparet (exploitation par M.) du nouveau moyen de désinfecter les matières fécales, 430.

Pièces d'artifice (fabrication de) dites de sûreté, 236.

Plomb (réservoirs en) à l'usage des boulangers, 203.

Plumes (épuration des), 344.

Poisson (conservation des viandes fraîches et du), 27.

Pompiers (emploi des tissus métalliques et d'amiante pour préserver les) dans les incendies, proposés par M. Aldini, 125.

Porcs affectés de ladrerie, 186. — Il n'y a aucun inconvénient de tolérer la vente des —, 186. — Nourriture des — avec la viande de cheval, 273. — Nourriture des — avec des chairs d'animaux abattus, 378.

Porteurs d'eau (eaux contenues dans les réservoirs existant chez les), 252.

Poudre fulminante, 347, 484. — Fabriques de —, 230.

Poudrette, 494.

Poules (épizootie sur les) en 1829, 121.

Précautions à prendre dans le cas de décès par suite de variole en 1836, 320.

Préparation des cornichons, 247, 374. — du pain avec la farine mêlée d'un 7e de farine de riz, 276. — d'un pain avec la farine mêlée de fécule, 277.

Présence de dépôts d'immondices dans les communes rurales, 269.

Prison de la rue de Clichy, 140. — de la Roquette ou prison modèle, 140. — Examen des constructions de la — de la Roquette sous les rapports sanitaires, 144. — Et dépôt de mendicité, 1830 à 1834, 208.

Prisons en 1827, 43 ; en 1828, 76 ; en 1829, 141. — Mortalité des —, 147. — de 1830 à 1834, 208. — Filtres établis dans diverses —, 265.

Prisonniers (examen du pain des), 110.

Production du gaz portatif pour l'éclairage, 19.

Produits chimiques, 480. — Fabrique de —, 278.

Proposition du conseil concernant des causes d'insalubrité existant dans les communes de Meudon et de Gentilly en 1836, 313. — concernant la fabrication et la vente des farines de moutarde et de lin en 1836, 313. — concernant le raffinage et la vente du sel en 1836, 313. — concernant la vente des langues et des cervelles de moutons en 1836, 313.

Propriétés (sûreté des) en 1837, 369.

Proscription faite par le conseil dans la fabrication des allumettes fulminantes, 482.

Puisard (asphyxie de trois ouvriers dans un), 237.

Puits (modifications proposées aux ordonnances de police concernant le curage des) en 1836, 302.

Purification de la mélasse, 343.

Q.

Quartiers de Paris (nécessité d'ouvrir une grande place au centre de chaque), 156.

R.

Raffinage et vente du sel (proposition du conseil concernant le) en 1836, 313.

RAPPORTS (nombre des) faits par le conseil en 1827. — sur des objets généraux de salubrité en 1837, 368.

RÉFLEXIONS GÉNÉRALES SUR L'INDUSTRIE, 94.

REGISTRE pour inscrire les suicides avec l'indication de leurs causes, 118. — Proposition pour prévenir les cas d'asphyxie par immersion dans l'eau ou par des gaz nuisibles, 188.

RÉSERVOIRS en plomb à l'usage des boulangers, 203. — d'eau pour les cas d'incendie des théâtres, 410, 411. — Moyen pour empêcher la congélation des — destinés à l'incendie, 410, 411.

RÉSIDUS de la fabrication du gaz pour l'éclairage, 199.

RÉSINE (distillation du), 472. — Huile de —, 340. — Distillation des —, 340.

RÉTRIBUTION exigée des filles publiques et des maîtresses de maison, 38.

RILLIEU (appareil) pour recueillir le gaz, 19.

RIVIÈRES (expériences faites dans la vue de diminuer sur les) et les fleuves l'effet de la débâcle des glaces occasionnée par le dégel, 22.

ROBERT (moyens proposés par M.) contre l'incendie des théâtres, 409.

ROBINETS EN CUIVRE (usage des) pour des liqueurs potables, 120.

ROCHES ET DAVESSENS (appareil Rillieu exécuté par MM.) 19.

ROUGEOLE (décès occasionnés par la) en 1827, 33 ; en 1828, 82.

S.

Saint-EUSTACHE (exhumation des cadavres dans l'église), 186.

SALINES DU MIDI (sel des), 280.

SALLES DE DISSECTION construites sur l'emplacement de l'ancien cimetière dit de Clamart, 208.

SALMON (procédé de M.) pour désinfecter les matières fécales, 428.

SALUBRITÉ DE LA VOIE PUBLIQUE en 1837, 388.

SEL (proposition du conseil concernant le raffinage et la vente du) en 1836, 313.

SEL MARIN (falsification du), 116.

SELS DE CUISINE (falsification des), 192. — falsifiés, 279.

SELS DES SALINES DU MIDI, 280.

SELS DE VARECH (exclusion de la vente de tout sel marin qui serait mélangé avec les), 118.

SEVRAGE (maison de) en 1827, 42 ; en 1829, 188. — Ordonnance du 9 août 1828 sur les maisons de — , 189.

SOREL (procédé de M.) pour le zincage du fer), 435.

SOUDURE DE CUIVRE à des vases en fer battu pour l'usage des charcutiers, 382.

SQUIRRE (Décès occasionnés par le) en 1827, 32, en 1828, 82.

SUBMERSION (Récapitulation générale des eaux de) pendant l'année 1828, 95.

SUBSTANCES ALIMENTAIRES, 497.

SUCRE INDIGÈNE, 345, en 1837.

SUICIDES, en 1828, 87 ; en 1829, 137.

SUIFS EN BRANCHES (fonderie de), 491.

SULFATE DE CUIVRE (vitriol bleu) exclu de la fabrication du pain, 116.

SURETÉ DES INDIVIDUS et des propriétés, 369.

T.

TABLEAUX DE MORTALITÉ en 1827, 30 ; en 1828, 80 ; en 1829, 131. Utilité d'avoir par quartier et même par rue les —, 132. — nosographiques (1830 à 1834), 205.

Tannerie, 492.

Teinture, couleurs et vernis, 490.

Teinturiers, 491.

Théatres (moyens proposés contre l'incendie des), 408.

Thénard et d'Arcet (mastic de MM.), pour les comptoirs des marchands de vin, 60.

Tissus métalliques (de l'emploi des) et d'amiante pour préserver les pompiers dans les incendies, proposés par M. Aldini, 125.

Transport dans Paris des matières puantes, 431. — du fulmintae, 485.

Travaux (complément des) du conseil , en 1827, 29

Trébuchet (Code administratif des établissemens dangereux, insalubres et incommodes par M.), 218.

Tuyaux de zinc (incendie), 371.

U.

Usage des chaudières de cuivre rouge pour cuire les légumes, 118. — des robinets en cuivre, inconvéniens de s'en servir pour des liqueurs potables, 120. — des balances en cuivre pour peser la pâte avec laquelle le pain est confectionné, 238.

Usine à gaz pour l'éclairage, 473.

Ustensiles en cuivre (modifications proposées aux ordonnances de police concernant l'emploi des vases et) en 1836, 367.

V.

Vaches laitières (épizootie sur les), 462.

Vacheries, en 1827, 6 ; en 1828, 50; en 1829, 96. — Mesures prescrites pour les trous à drêches dans les —, 365.

Vapeur (machines à), 474.

VARIOLE en 1837, 398. Précautions à prendre dans le cas de décès par suite de —, en 1836, 320.

VASES ET USTENSILES EN CUIVRE. Modifications proposées aux ordonnances de police concernant l'emploi des —, en 1836, 307.

VASES servant à la préparation et à la conservation des alimens, 380. — des distillateurs (étamage des), 381. — en fer battu (soudures de cuivre à des) pour l'usage des charcutiers, 382. — de cuivre (inconvéniens du séjour de l'eau de fleur d'oranger dans des) non étamés ou mal étamés, 383.

VENTE de la chair des animaux morts de la phthisie, 184. — de fruits verts sur les marchés de la capitale, 267. — de langues de mouton (proposition du conseil concernant la) en 1836, 313.

VERNIS, COULEURS ET TEINTURE, 490.

VIANDES fraîches et du poisson (conservation des), 27. — de cheval (nourriture des porcs avec la), 273.

VIDANGEUR (nouveaux appareils employés dans la profession de), 235.

VIDANGE des fosses d'aisances par de nouveaux procédés, 266, — en 1839, 494.

VIEUX PLAQUÉS (enlèvement de l'or et de l'argent sur les), 248.

VILLAGES (nécessité d'une loi qui règle la construction des), 158.

VILLES (nécessité d'une loi qui règle la construction des), 158.

VINAIGRE DE BOIS, 469.

VINCENNES (assainissement de la ville de), 63.

VISITES auxquels il faudrait soumettre les filles publiques 41.

VŒUX émis pour que les conseils de salubrité établis dans les départemens publient leurs rapports annuellement, 325 et 407.

VOIE PUBLIQUE (salubrité de la), 388.

VOIRIES en 1828, 74. — Améliorations à introduire dans le mode des vidanges et des fosses d'aisances de la ville de Paris, 283. — des matières fécales, 494.

W.

WANSWIÈTEN (liqueur de), 91.

Z.

ZINC (incendie des tuyaux de), 371.
ZINCAGE DU FER, 435.

FIN DE LA TABLE DU SECOND VOLUME.

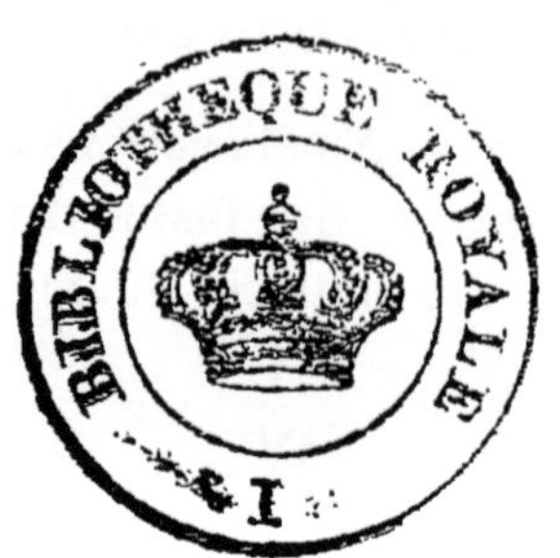
BIBLIOTHEQUE ROYALE
I

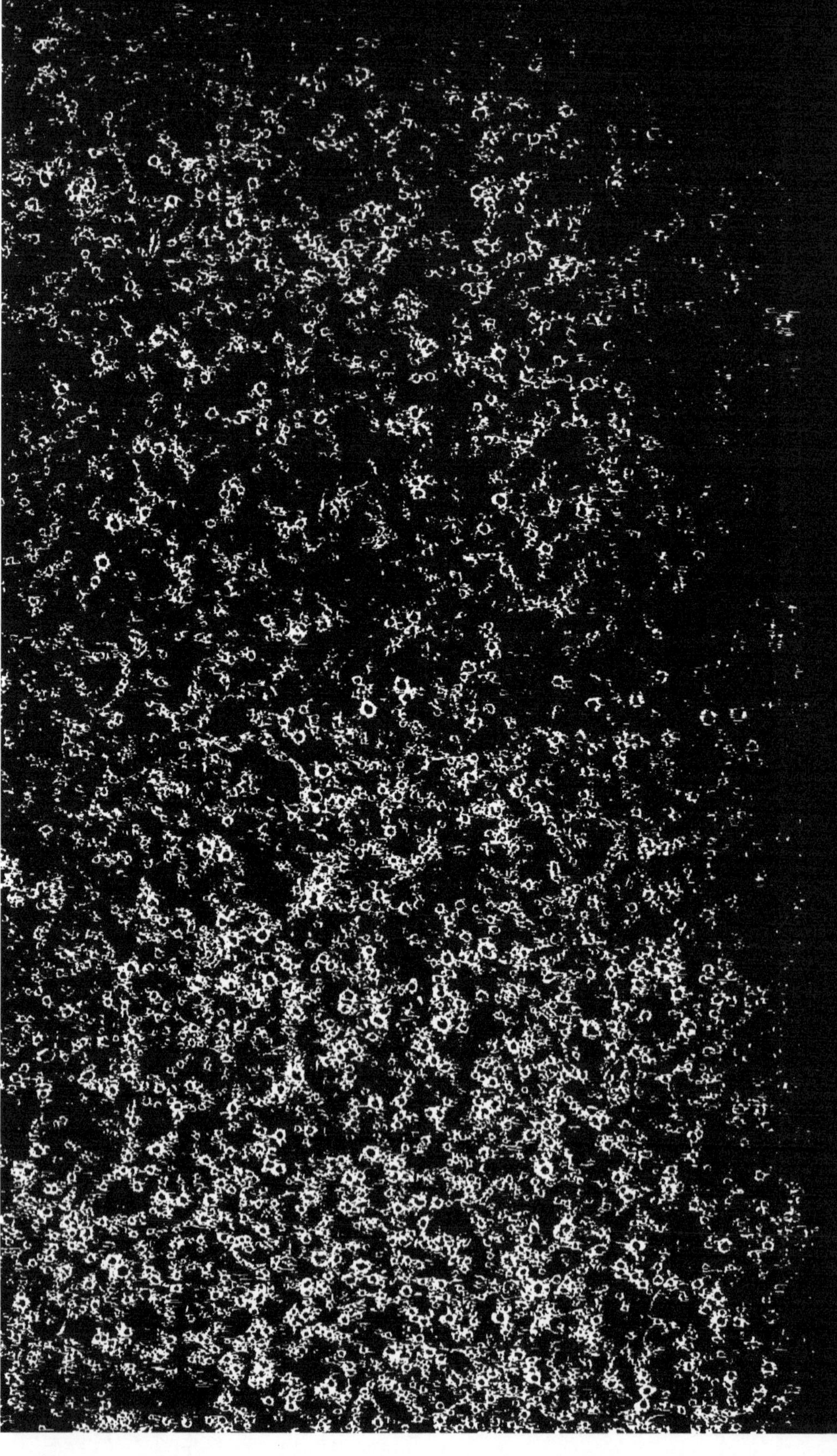

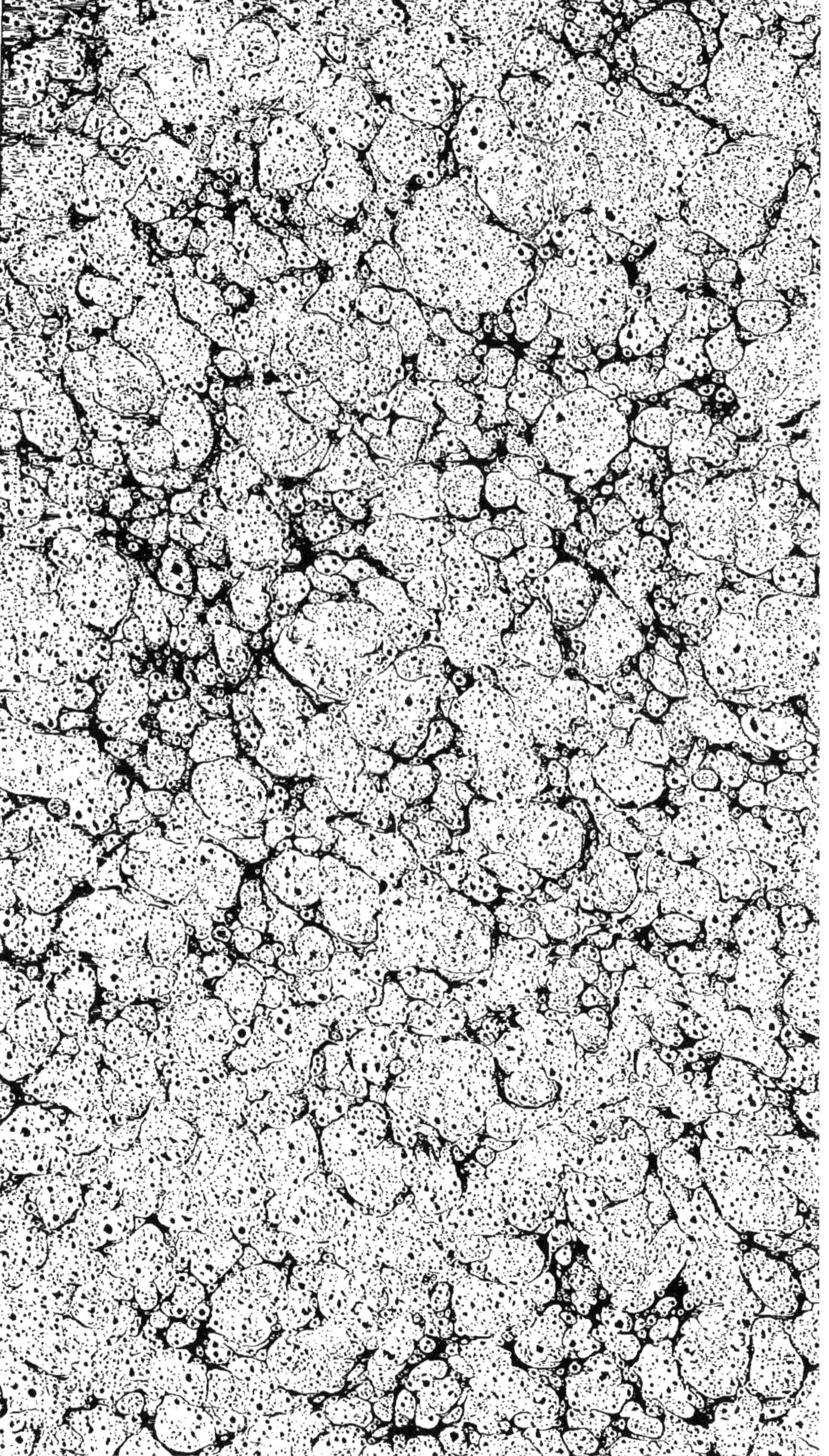

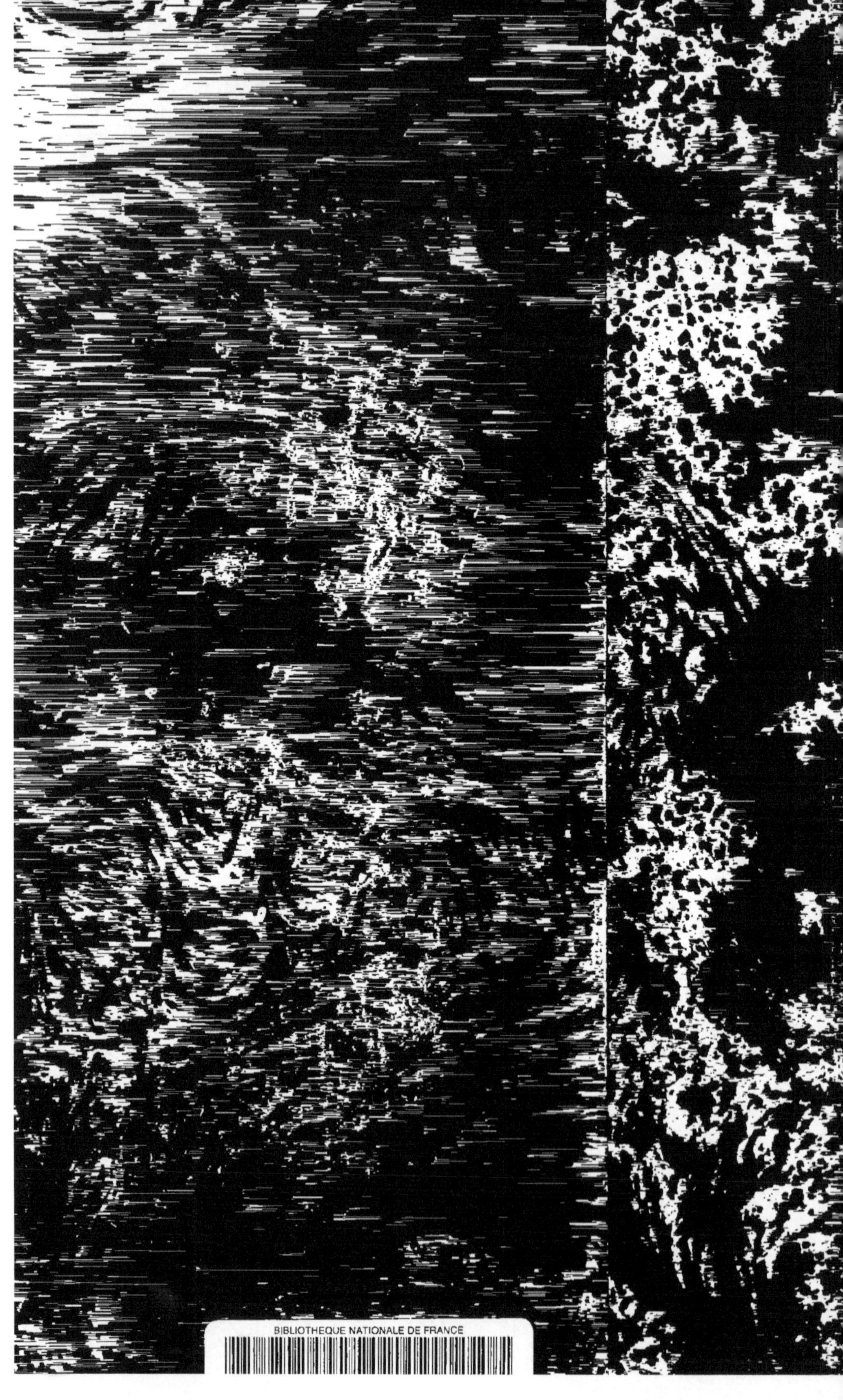

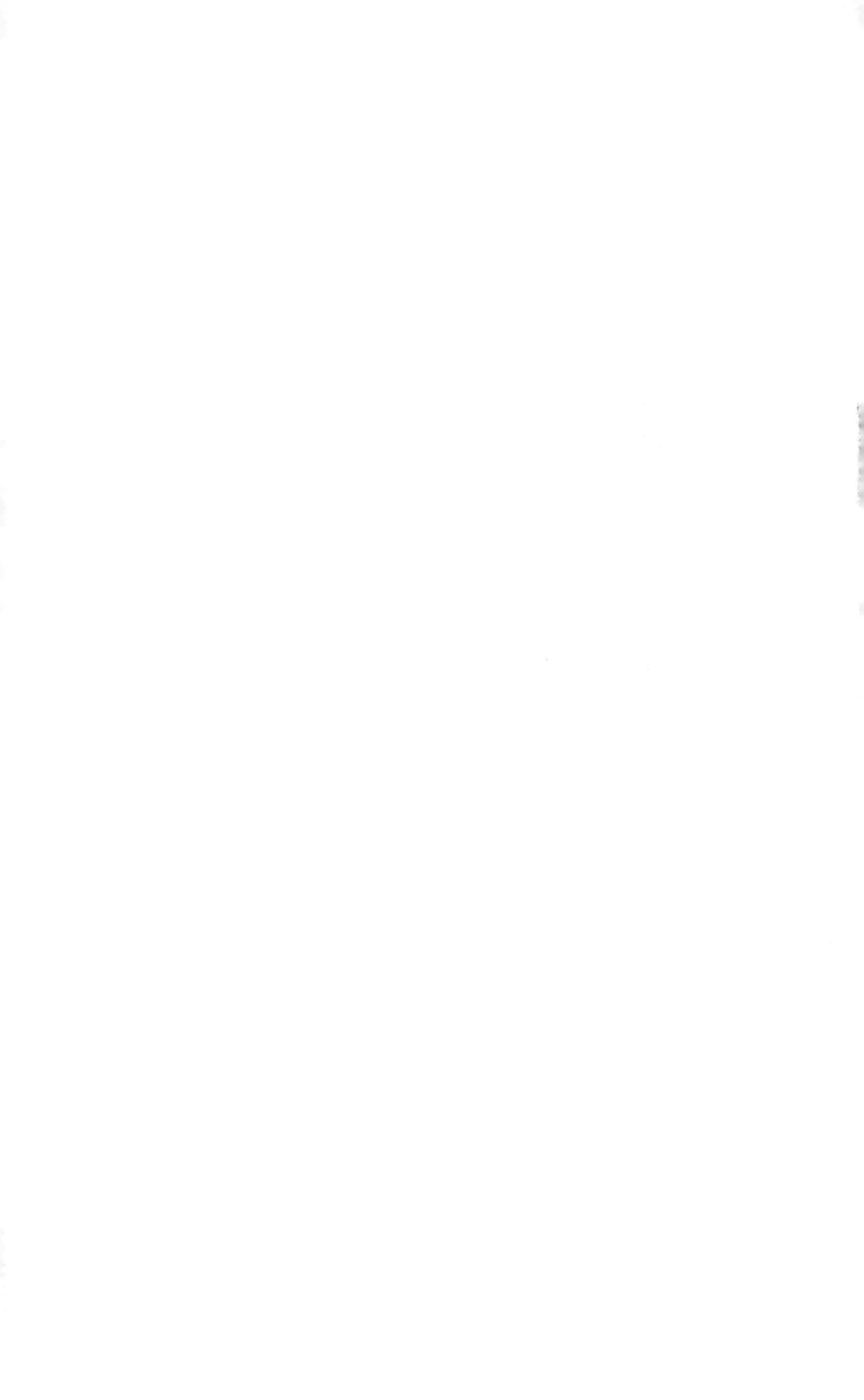

www.ingramcontent.com/pod-product-compliance
Ingram Content Group UK Ltd.
Pitfield, Milton Keynes, MK11 3LW, UK
UKHW022320190726
13856UKWH00001B/107

9 782011 758521